腹腔镜外科进阶培训教程

主 编 陈 凛 卫 勃 郗洪庆

U0230541

科学出版社

北 京

内 容 简 介

本书详细讲解了腹腔镜进阶式培训方法、技巧、策略，旨在帮助青年外科医生缩短学习曲线，快速掌握腹腔镜外科操作技能。

目前市面上尚未见腹腔镜技能操作培训方面的教程，编者将十余年的腹腔镜培训经验进行细化梳理，并编撰本书，以满足广大腹腔镜外科医师的成长需求。本书最大的特点是内容按照结构化、进阶培训模式编排，从腹腔镜的基本理论到初级水平的模块操作培训，再到模拟器下对动物组织器官的手术训练，然后通过动物实验进行实战操作，最后回归到临床手术实践。本书内容详细、可读性强，并配有大量的图片进行诠释，尤其是在最后一个章节列举了适合青年医师主刀的腹部常见典型病例，详细讲解了腹腔镜外科手术处理技巧，实用性强。同时本书还聚焦了近几年腹腔镜微创外科领域的新进展、新技术。

本书适合青年腹腔镜外科医师及医学生学习，对腹腔镜培训指导老师亦有参考价值。

图书在版编目（CIP）数据

腹腔镜外科进阶培训教程 / 陈凛，卫勃，郗洪庆主编 . —北京：科学出版社，2022.8

ISBN 978-7-03-072524-0

Ⅰ . ①腹… Ⅱ . ①陈… ②卫… ③郗… Ⅲ . ①腹腔镜检 – 外科手术 – 教材 Ⅳ . ① R656.05

中国版本图书馆 CIP 数据核字（2022）第 100955 号

责任编辑：戚东桂 董 婕 / 责任校对：张小霞
责任印制：赵 博 / 封面设计：龙 岩

科学出版社 出版
北京东黄城根北街16号
邮政编码：100717
http://www.sciencep.com

北京九天鸿程印刷有限责任公司 印刷
科学出版社发行 各地新华书店经销

*

2022年 8 月第 一 版 开本：787×1092 1/16
2022年 8 月第一次印刷 印张：11 3/4
字数：259 000
定价：128.00元
（如有印装质量问题，我社负责调换）

《腹腔镜外科进阶培训教程》
编写人员

主　编　陈　凛　卫　勃　郗洪庆

副主编　陈志达　梁文全　高云鹤　崔建新

　　　　　张珂诚　唐　云

编　者（以姓氏汉语拼音为序）

曹　博　常正尧　陈　凛　陈志达

崔　昊　崔建新　杜俊峰　高云鹤

胡　鹏　李少卿　梁文全　刘　怡

刘国晓　卢婷婷　鲁意迅　吕　远

孟翔飞　逄　川　孙大川　唐　云

田　爽　王　闯　卫　勃　郗洪庆

谢天宇　许　勇　张珂诚　庄紫伟

序

腹腔镜外科发展至今已有 100 余年历史，经历了诊断腹腔镜、手术腹腔镜及现代腹腔镜 3 个阶段。大量的临床研究和临床实践证实，腹腔镜外科手术具有解剖更加精细、术后恢复更快、创伤小及切口美观等优势。现阶段，我国腹腔镜外科技术已逐步得到普及和应用，众多基层医院都已开展了该项业务。

麻醉、无菌术、输血被誉为 19 世纪外科学领域最伟大的三项成就，而腹腔镜的发明无疑是 20 世纪外科领域的又一座里程碑。1901 年前后，德国德累斯顿市的 Kelling 医师集成食管内镜检查技术、膀胱镜检查技术、腹腔内空气灌注技术，以及套管针穿刺等多项技术创造了腹腔镜。1986 ～ 1989 年，腹腔镜胆囊切除术经历了从动物实验到临床探索阶段，随后即应用于临床。腹腔镜手术的成功震动了全球外科界，国内外迅速兴起腹腔镜手术热潮。21 世纪，腹腔镜技术已成为外科医师必备的技能之一。

1901 年，Kelling 已预见到腹腔镜操作是一项复杂技术，建议培训年轻医师时应先进行模拟练习，然后才能在患者身上进行操作。目前，我们训练用的人体模型与内镜先驱者所处时代使用的设备已有天壤之别。年轻外科医师可以通过现代化、规范化的培训，准确掌握腹腔镜技术的基本理论和基本操作技能，快速成长为微创外科专家。但是，我国现阶段继续教育体系中，缺乏系统的教学材料与课程设置，不利于腹腔镜技术的推广和普及。

解放军总医院普通外科是国家重点（培育）学科、国家临床重点专科、北京市重点学科，也是首批挂牌中国医师协会腹腔镜外科医师培训基地。《腹腔镜外科进阶培训教程》编者团队通过系统总结腹腔镜培训经验，接轨国际先进技术潮流，形成了一整套腹腔镜外科医师系统化培训课程、培训方法和量化考核体系，并将此编著成书。该书包括 4 章 23 节，涵盖了腹腔镜概述、腹腔镜模拟训练和动物实验训练、腹腔镜临床初步实践训练及腹腔镜常见临床术式训练和创新技术的应用。该书内容丰富、结构层次分明，可以帮助年轻一代外科医师缩短学习曲线，快速成长，是一部很好的外科医师腹腔镜训练进阶式培训教程。我由衷期望青年医师们通过学习该书，打好腹腔镜技术基础，为掌握微创外科手术迈好关键一步。

中国工程院院士

郑静晨

2021 年 11 月于北京

前　　言

　　腹腔镜技术起源于 20 世纪初，鉴于初期医疗科技的局限性，腹腔镜操作技术复杂，手术耗时冗长，应用范围相对有限。进入 21 世纪，随着科技的进步和医学的发展，腹腔镜设备不断更新换代，再加上外科医生对腹腔镜技术越来越熟练，腹腔镜技术在临床的应用也日趋广泛。同时，围绕腹腔镜技术的临床研究也取得了系列丰硕成果，推动了腹腔镜技术适应证的不断拓展，最终使更多患者从微创手术中受益。

　　近年来，腹腔镜技术因其精准、微创的独特优势，已经成为腹部常规手术的首选方式。操作的模式化也为腹腔镜技术的基层推广提供了基础，现阶段腹腔镜设备以高清腹腔镜、3D 腹腔镜为主，单孔腹腔镜、经自然腔道内镜、裸眼 3D 视野等新技术方兴未艾，不断向前发展的趋势也对腹部外科医师的技术能力提出了更高的要求。我国腹部外科同道致力发展腹腔镜外科技术，提升腹腔镜技能的国际竞争力，在国际微创舞台唱响了中国声音，并通过各种形式的推广、培训，关注和强化腹部外科的生力军——青年医师的腹腔镜技能培养。尽管如此，现阶段的继续教育体系中腹腔镜规范化教学相对薄弱，尤其是缺乏相关培训指导教程，建设完备的腹腔镜外科进阶培训体系尤为重要，更有利于青年医师培训、考核，筑牢基础能力，缩短其学习曲线。为此，我们编写了《腹腔镜外科进阶培训教程》一书，将填补腹腔镜培训著作领域的空白，满足青年外科医师快速提升腹腔镜操作水平的迫切需求。

　　解放军总医院普通外科是国家重点（培育）学科、国家临床重点专科、北京市重点学科，也是中国医师协会腹腔镜外科医师培训基地。在国内其最早开展腹腔镜和机器人胃肠肿瘤根治性手术，涌现出一大批业内领军人物和培训导师，承担多项国家、省部级腹腔镜方向课题，在腹腔镜技能培训方面积累了大量经验。本书由解放军总医院普通外科医学部中坚骨干参与编写，从青年外科医师的角度出发，分系统、分模块化地规范展示腹腔镜基础理论及临床应用操作技巧，重点阐述腹腔镜基本操作的科学训练方法，规范手术助手的临床注意事项，增强本书的实用性和参考性，重点面向开展腹腔镜外科手术的初级、中级外科医师及处于学习期的外科规培医师、研究生、本科实习生等人员，希望能为年轻医师和临床医学生提供较好的学习参考。

本书内容虽经多次讨论、审校，但由于编写时间紧张，书中可能会出现不足和疏漏之处，敬请广大读者不吝指正，以便于我们进一步改进。

陈　凛　卫　勃　郗洪庆

2021 年 11 月 21 日

目　　录

第一章　腹腔镜概述

第一节　腹腔镜技术发展简史

"微创"一直以来都是外科学领域所追求的一种境界，其早在几千年前即被提出。微创外科治疗是在保证疗效的前提下，最大限度地减少手术对患者的创伤和痛苦，达到生理和心理尽快康复的目的。伴随着医学的发展、科技的进步，新型的微创外科手术设备不断投入使用，微创手术已得到广泛开展，这也是外科手术发展的必然趋势。微创外科手术是一项系统工程，已经成为常规手术不可或缺的一部分，是 21 世纪医学的发展方向之一。其已从最初的模糊电视画面发展到现在的 4K 高清显示，从最初的二维平面视觉发展到现在的三维立体视觉。如今，微创外科手术在经历了快速的发展阶段之后，已经逐渐趋于平台期。然而纵观医学发展的长河，离不开一代又一代外科人的不懈努力，以腹腔镜为基础的微创外科经过 30 多年的发展，取得了长足的进步，特别是在胃肠外科领域，手术数量不断攀升，腹腔镜手术率也逐年提高。目前，已经建立了戳孔、手术入路、淋巴结清扫、消化道重建、全腔镜手术、3D 腹腔镜及机器人手术等一系列的手术规范、指南和专家共识。

腹腔镜手术蓬勃发展，微创技术日新月异、日趋成熟，具有传统开腹手术所不能及的优势。腹腔镜手术切口较小、更加美观、疼痛较轻，最主要的优势在于手术更加精细化，手术创伤更小，患者恢复更快。微创外科手术种类和领域不断拓宽，仅就腹腔镜而言，其手术领域几乎覆盖了所有的腹腔和盆腔手术，甚至腹膜后部位的手术也日趋广泛开展。

一、腹腔镜的起源及腹腔镜微创外科的发展

（一）腹腔镜的起源

微创外科（minimally invasive surgery，MIS）是由腹腔镜外科引申而来的。其最早于 1983 年由英国泌尿外科医生 Wickham 提出，直至 1986 年德国外科医生 Muhe 完成了世界上首例腹腔镜胆囊切除术（laparoscopic cholecystectomy），1987 年法国妇产科医师 Philippe Mouret 在成功完成世界首例电视腹腔镜胆囊切除术后，微创外科的理念才逐渐被认识并得到认可和丰富。所以说在腹腔镜外科的基础上，出现了"微创外科"的概念。

在医学史上，开展微创外科具有划时代的意义。以内镜外科为代表的微创外科已经拓展到传统外科的各个专业领域，可谓"无孔不入、有腔必达"。就腹腔镜技术而言，它是光电领域现代高科技与现代外科学有机结合产生的外科领域新技术，也是现代外科发展史上的一座新的里程碑，被誉为 21 世纪外科最辉煌的成就之一。作为从事腹腔镜外科的同

仁们深知自己是站在巨人的肩膀上的，所以认真学习腹腔镜的发展历史，对于把握微创外科的未来有着重要的意义。

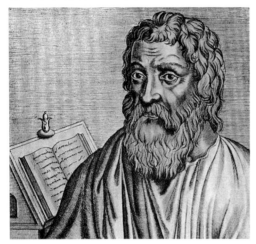

图 1-1-1　希波克拉底（Hippocrates）（公元前460—前377）

早在公元前 5 世纪就已经有学者开始探索研究腔镜技术，用于疾病的诊断和治疗。古希腊时期的希波克拉底（图 1-1-1）最早提出使用直肠镜来检查直肠病变，因此他被后人视为内镜鼻祖。内镜的起源可以追溯到古巴比伦的《犹太法典》，文中描述了一种漏斗状用于引流的器具，具有弯嘴样结构，木质的出口，两部分都能插入阴道，然后在回撤过程中首先见到的内脏器官就是宫颈外口，由此能鉴别出血是来自宫腔还是阴道。叙利亚妇科医师 Apameia（公元前 117—前 95）在罗马行医时提出了自然发生学说。他使用一个通过宫颈的镜子做检查，并且以此评估了妇科各种不同触诊方式，以及外部和内部检查方法的准确性。第一个内镜检查光源可以追溯到 1587 年，一个名叫 Giulio Cesare Aranzi（1530—1589）的意大利人应用暗箱聚光成束技术检查鼻腔，他在暗室中把一个充满水的球形玻璃瓶放在一个遮光器的孔前面，将光反射聚焦后检查鼻腔。

　　1711 年，Hale 医生采用铜管、塑料管对马进行了心脏导管插入术。1806 年德国法兰克福医生 Philip Bozzini 发明了一种名为"光梯"的仪器（图 1-1-2），其通过细铁管观察动物膀胱和直肠内部结构，开辟了内镜的起源，标志着内镜仪器从旧时代到新时代的转折，因此被称为第一个内镜的发明者，这一器械使用蜡烛作为光源，尽管光源太弱，视野太小，但在随后的 70 年里，所有为膀胱镜改良所做的进一步尝试都无一例外地依据了 Bozzini 的体外光源反射原理。

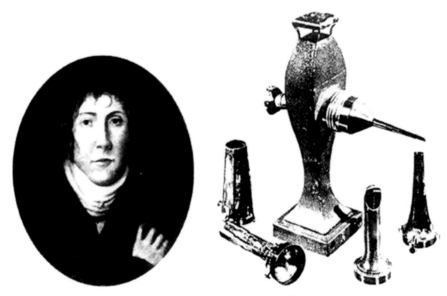

图 1-1-2　Philip Bozzini（1773—1809）和他展示的"光梯"

　　1853 年，法国外科医生 Desormeaux 首次将 Bozzini 的内镜经改进后用于泌尿系统疾病患者，因此有人称其为"内镜之父"。改进后的内镜光源为燃油的火焰，因此烧伤成为其主要并发症。1874 年，德国医生 Theodore Stein 发明了最早的照相内镜，加速了内镜的应用步伐。内镜检查技术起始于妇科，但是发展趋向完美是在膀胱镜检查出现后。1879 年德国柏林泌尿外科医生 Max Nitze（图 1-1-3）用 Edison（图 1-1-4）发明的灯泡作为光源，发明了膀胱镜，以循环冰水避免损伤，并可获得较清晰的图像并逐渐引入操作管道。

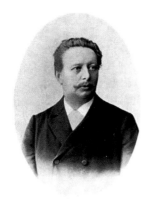 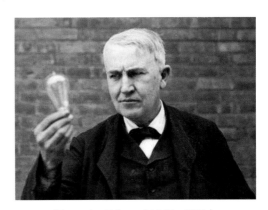

图 1-1-3　Max Nitze　　　　　图 1-1-4　Edison（1847—1931）
（1848—1906）

　　1881 年 Mikulicz 和 Leiter 采用 Nitze 的硬管光学系统成功地制成了第一个适用于临床的胃镜，1898 年 Killian 制成并成功使用了第一个支气管镜。谈及腹腔镜，不得不提到两位人物，一位是来自德累斯顿的 Georg Kelling（图 1-1-5），他在 1901 年运用 Nitze-Leiter 膀胱镜对一只犬进行了腹腔检查，并且在检查过程中对犬的腹腔进行了充气，试图将该技术用于解决胃肠道出血无法准确定位的问题，这是人类历史上最早的腹腔镜手术。正是由于他对胃肠道解剖学及生理学的深入研究，加上对腹部充气知识的学习探索，使他成为最早开发名为"腹腔镜检查"手术的人。并且他还制订了腹腔镜手术的各种基本原则，展现出惊人的远见卓识。另一位就是瑞典内科医生 Hans Christian Jacobaeus（图 1-1-6），他是真正地将腹腔镜手术技术应用到临床的重要人物。公认的是，Hans Christian Jacobaeus 在

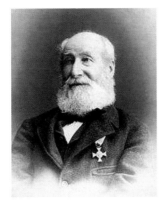 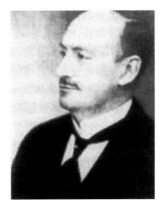

图 1-1-5　Georg Kelling　　　　图 1-1-6　Hans Christian
（1866—1945）　　　　　　Jacobaeus（1879—1937）

1910 年首次用膀胱镜在无气腹情况下进入结核性胸腔内粘连患者的胸腔进行诊断检查，由此开创了胸腔镜诊断技术的先河。同年，Hans Christian Jacobaeus 还为 17 例腹水患者施行腹腔镜检查以诊断腹水。截至 1911 年他已经进行了 115 例腹腔镜检查，并在检查过程中使用了穿刺套管和穿刺锥。随后腹腔镜检查迅速在欧洲传播开来。1912 年，Hans Christian Jacobaeus 出版了一本 170 多页的技术专著，准确地描述了 1910～1912 年他所做的 97 例腹腔镜手术。晚年的他致力于胸腔镜手术。由于 Georg Kelling 和 Hans Christian Jacobaeus 二人对腹腔镜发展做出了巨大贡献，被认为是腹腔镜外科的鼻祖，自此，腹腔镜外科就这样应运而生了。

（二）腹腔镜外科的发展

20 世纪初，随着无菌技术和麻醉医学的快速发展，如何在保证治疗效果的前提下，更好地减少创伤成为外科学发展的焦点。因此，腔镜和腔镜外科的发展如鱼得水。腹腔镜外科就在此背景下诞生并得到迅速发展。腹腔镜外科的发展经历了诊断性腹腔镜、治疗性腹腔镜及现代腹腔镜 3 个阶段。每一次大的发展都离不开人们不断地创新及探索。

发展腹腔镜技术是减少外科手术创伤的重要一步。为使腹腔镜在疾病诊断和治疗中得到更好的应用，许多专家致力于腹腔镜及其应用技术的改进和革新工作。1918 年 O. Goetz 介绍了一种使用安全的自动气腹针；1920 年美国的 Orndoff 设计了锥形套管针以方便穿刺；1924 年瑞士的 R. Zollikofer 利用二氧化碳造气腹来研究肝病患者，发现二氧化碳效果优于过滤的空气或氮气；德国腹腔镜学院的奠基人 Heinz Kalk 设计了一种 135° 视角的窥镜，1929 年他率先提倡在腹腔镜检查中运用双套管针穿刺技术，这为腹腔镜手术的发展开辟了道路。腹腔镜技术作为诊断肝脏和胆囊疾病的方法，具有很高的诊断准确率，他还成功地使内科诊断腹腔镜标准化，早期的腹腔镜多在内科用于结核病及肝病的诊治，因此他被称为诊断性腹腔镜检查术的发明人。1932 年德国人 Schindler 与器械制作师 Wolf 合作研制出第一个半屈曲式胃镜，其特点是前端的可伸缩性很好，即在胃内有一定弯曲度，这样术者就能清晰地看到胃黏膜的图像。另外，该胃镜前端有一光滑金属球，可方便插入胃内，同时也减少了黏膜损伤。1934 年美国内科医生 John Ruddock 发明的带有活检钳及单极电凝的腹腔镜，有助于异位妊娠的检查和治疗。1936 年，德国的 Bosch 首次用腹腔镜单极电凝技术进行了输卵管绝育术。1944 年，法国医生 Raoul Palmer 将腹腔镜应用于妇科疾病诊治，操作时采用头低足高（Trendelenburg）体位，提出术中注入空气应该是连续的，并可以自动控制，同时应监测腹腔压力的变化。他在巴黎完成了首例腹腔镜绝育术。1952 年 Fourestier 制造出"冷光源"玻璃纤维照明装置，该装置可提供低温照明，不会造成热灼伤。此后，Hopkins 设计出柱状石英腹腔镜，这种腹腔镜的光传输能力是过去的两倍，图像更加清晰。1963 年 Seldinger 成功实施腹腔镜下盆腔脏器粘连松解术和电凝绝育术。另外，德国的 Kurt Semm 教授（妇科医生）发明了自动二氧化碳气腹机、气腹压力监测系统、盆腔冲洗泵、腔内电凝器等，为腹腔镜器械的发展做出了重要贡献。他在 1980 年完成了第一例腹腔镜阑尾炎切除手术，手术中他使用了内套圈结扎技术、钩型剪刀、组织粉碎钳等，他还设计了腹腔镜手术模拟器来训练腹腔镜手术技术，完成了内凝固输卵管绝育术、输卵管切开术、卵巢切除术、输卵管松解术、肿瘤切除术、网膜粘连松解术、肠管缝合术、异位内膜凝固术等手术。但是，当时的腹腔镜手术并没有受到外科专家的重视，随着医学技术不断发展，腹腔镜在外科手术中的优势和价值逐渐被认识和证实。1979 年德国的 Freimberger 首次使用腹腔镜在猪身上完成了胆囊切除术。

20 世纪 80 年代是腹腔镜技术在普通外科领域应用的奠基年代，电子内镜与电视成像相结合给腹腔镜手术带来了革命性变化。1983 年英国外科医生 John E. A. Wickham 首先提出微创外科（minimally invasive surgery，MIS）的概念。1985 年德国的 Erich Muhe（图 1-1-7）使用 Semm 的设备及他自己设计的手术腹腔镜 "galloscope" 首次完成了腹腔镜胆囊切除术（laparoscopic cholecystectomy，LC）。但是，在那个年代，腹腔镜胆囊切除术并没有得到主流医生的认可。

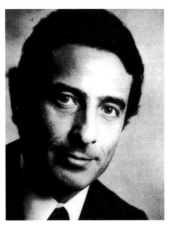

图 1-1-7　Erich Muhe
（1938—2005）

接下来提到的两位法国专家——Philippe Mouret（图 1-1-8）和 Francois Dubois（图 1-1-9），他们在一定程度上推动了腹腔镜外科的进一步发展。1987 年 Philippe Mouret 为一名女性患者成功实施了电视腹腔镜胆囊切除术，并发布了手术录像，引起了世界外科学界的轰动。这对微创外科的发展具有划时代的意义，标志着腹腔镜外科蓬勃发展的时代即将来临。无独有偶，Francois Dubois 在 1988 年完成了他的第一例临床腹腔镜胆囊切除术，并于次年发表相关论文。随后腹腔镜胆囊切除术在世界范围掀起热潮，被誉为腹腔镜外科发展史上的里程碑。仅在美国，腹腔镜胆囊切除术从 1988 年的不足 10 例，到 1993 年已接近 50 万例。短时间内多种腹腔镜手术相继出现，如食管切除术、胃部分切除术、脾切除术、肾上腺切除术、经胆囊管胆管造影术、胆总管切开取石 T 管引流术、结肠切除术等。

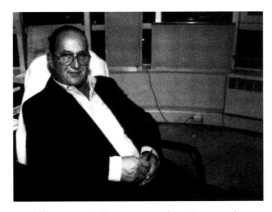

图 1-1-8　Philippe Mouret（1938—2008）

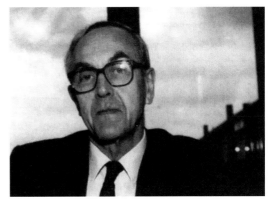

图 1-1-9　Francois Dubois

尽管在当时腹腔镜外科的发展遇到很多困难，但一些外科医生依然致力于该项技术的研究和推广。1988 年，在内镜先驱的努力下，首届国际外科内镜会议在德国柏林召开，来自世界各地的约 500 位专家聚集一堂，会议取得圆满成功。这次会议奠定了内镜技术在外科领域的地位，迅速在医学界掀起学习先进腹腔镜技术的热潮，促进了腹腔镜技术的进一步发展。目前几乎所有的普通外科手术都可以在腹腔镜下完成。以腹腔镜外科为代表的微创外科，连同器官移植和重症医学已经成为 21 世纪临床医学的三大重点课题。

二、腹腔镜胃肠外科的发展

（一）欧美发达国家腹腔镜胃肠外科的发展

回顾腹腔镜在普外科的发展历程，大致可分为 3 个阶段：一是以腹腔镜胆囊切除术、阑尾切除术等为代表的良性疾病手术；二是以胃肠肿瘤为代表的恶性疾病的微创手术；三是在之前基础上手术技术改进及仪器设备更新带来的突破。微创外科在 1987 年世界上第一例腹腔镜胆囊切除术后迅速发展，腹腔镜胆囊切除术成为胆囊切除的金标准术式。1991年美国医生 Jacobs 成功完成了第一例腹腔镜下右半结肠切除术，随后消化性溃疡穿孔修补术、胃部分切除术、炎症性肠病病变肠段切除术等几乎所有常见胃肠手术都可以在腹腔镜下成功完成。1992 年首次完成全腹腔镜下胃大部切除及胃空肠吻合术。1994 年日本学者Kitano 等首次报道了腹腔镜早期胃癌根治术，腹腔镜手术治疗早期胃癌在日本和韩国得到了快速发展。由于那时能量设备是单极电凝器，损伤范围较大，对血管的精细裸化操作比较困难，无法保证其对恶性肿瘤的根治性，以致腹腔镜下对恶性胃肠肿瘤的治疗处于缓慢发展状态。1996 年随着超声刀的出现，使得这些难题变得迎刃而解，医生可以安全地在血管表面清扫淋巴组织和脂肪组织，改善了根治效果。术中切割分离等操作也变得简单，显著提高了手术安全性和手术效率。由于对早期胃肠肿瘤手术疗效满意，人们逐渐将目标对准了进展期胃癌，进展期胃癌 D2 根治术于 1997 年由 Coh 等完成，使得腹腔镜在胃癌治疗中的指征从早期胃癌扩大到了进展期胃癌。在对腹腔镜胃癌手术进行了多次临床研究后，日本临床肿瘤研究组（JCOG）将腹腔镜胃癌根治术作为早期胃癌的首选治疗方法；韩国腹腔镜胃肠外科研究组（KLASS）也发起了多项与腹腔镜胃癌根治术相关的临床研究，并制订了腹腔镜胃癌的诊疗规范；2006 年版美国国立综合癌症网络（NCCN）指南将腹腔镜结肠癌根治手术作为可选手术方案之一。

近年来，腹腔镜胃肠肿瘤手术已经得到了广泛开展，操作技术也日趋成熟。多项临床研究表明，腹腔镜手术在治疗胃肠肿瘤方面有着与开腹手术相当的远期疗效，且具有以下优势：患者切口小，术后疼痛明显减轻，术后胃肠功能恢复较快，术后平均住院日也显著缩短。腹腔镜胃肠外科的快速发展与设备及手术技术的更新是分不开的，如腹腔镜视觉系统持续改进，从单晶片到三晶片，从标清到高清，再到超高清，从二维到三维，再到4K，使得手术视野三维立体，纵深感和立体感更好，在淋巴结清扫、消化道重建等方面具有优势，价格也相对适中，市场前景广阔。再加上现代虚拟现实（VR）技术的研发应用，结合 3D 腹腔镜技术，将腹腔镜微创外科带上了一个新的高度，操作者只要带上 VR 眼镜，便可以身临其境地感受手术过程，对初学者进行腹腔镜操作训练大有裨益。

不断创新的手术器械使手术操作更加安全方便，对患者的创伤更小，而且进一步缩短了手术时间，加速了患者的康复。直线切割闭合器械的应用和性能不断提高，使完全腹腔镜下消化道重建更具有可行性，操作更加方便，安全性更高。完全腹腔镜下消化道重建手术不是简单地追求小切口，更主要的原因是全腹腔镜消化道重建视野更好，操作空间更大，且离断部位无过度牵拉和扭转。近年来，新一代缝线产品投入临床应用，可以在腹腔镜下轻松完成精细的缝合操作。随着腹腔镜操作器械的不断改进、设备的不断革新，单孔腹腔镜手术、经自然腔道内镜手术（natural orifice transluminal endoscopic surgery，NOTES）、经肛门全直肠系膜切除术（transanal total mesorectal excision，TaTME）等术式也应运而生，技术也不断成熟。

（二）我国腹腔镜胃肠外科的发展

我国的腹腔镜胃肠外科虽然起步较晚，但发展迅速。我国在20世纪70年代后期才开始引进腹腔镜技术。早在1980年，郎景和就发表了《腹腔镜在妇科临床诊断上的应用》。荀祖武于1991年2月完成了我国首例腹腔镜胆囊切除术，这也是我国第一例腹腔镜外科手术。仇明在1993年完成了我国首例腹腔镜下胃次全切除术，同年郑民华完成了我国首例腹腔镜乙状结肠癌根治术。1999年，柯重伟等首次报道了腹腔镜胃癌手术。本书主编陈凛团队在国内率先开展了腹腔镜胃癌根治术，并于2004年在《中华胃肠外科杂志》上发表论文，被评为"中华医学百篇优秀论文"。20世纪90年代，胃肠外科医生利用腹腔镜进行手术数量较少，导致腹腔镜技术在胃肠外科中的应用进展缓慢，其中有诸多原因：一是技术尚不成熟，由于与胃相邻的重要器官和大血管多，解剖层次复杂，当时国内外尚未形成有效的腹腔镜手术操作规范；二是缺乏有效和适用的手术器械；三是临床医生担心腹腔镜手术操作会造成恶性病变扩散；四是购置设备较为昂贵，手术费用相对较高。近十年来，随着业界专家不断致力于对腹腔镜手术技术的深入研究和推广，腹腔镜胃肠手术的优越性日益在临床上得到证实。微创手术也越来越受到广大患者的认可和青睐。

回顾20年来的发展，艰辛与成就并存。2007年中华医学会外科学分会腹腔镜与内镜外科学组公布了我国第一版《腹腔镜胃癌手术操作指南（2007版）》，进一步推动了腹腔镜胃癌根治术的规范化。特别是2010年后，在中华医学会外科学分会腹腔镜与内镜外科学组及其他相关学术团体的推动下，国内胃肠外科专家先后制订了如穿刺孔布置、手术入路、淋巴结清扫、消化道重建、全腹腔镜手术、免切口手术等系列的指南和专家共识。成立于2008年的中华结直肠外科学院，致力于对结直肠外科医师腹腔镜操作技术的系统培训。2018年，由中国医师协会内镜医师分会腹腔镜外科专业委员会牵头组织，在全国各地区挂牌成立80余家腹腔镜外科医师培训基地。腹腔镜培训工作也越来越规范，这在一定程度上促进了年轻医师腹腔镜技能的迅速提高，为进一步推进腹腔镜胃肠手术的发展培养了年轻后备人才。近几年来，单孔腹腔镜手术、经自然腔道内镜手术、双镜联合手术、3D腹腔镜手术相继在国内开展并迅速推广应用。随着迷走神经保护技术、荧光示踪技术、新的腹腔镜手术入路、新的消化道重建方式的不断深入研究并应用，腹腔镜胃肠肿瘤手术在规范化操作的基础上，进一步向精准化和功能保护方向发展。相对于开腹胃肠手术，腹腔镜手术微创、安全和有效等优势已被许多的高级别临床机构所证实。

在我国，腹腔镜胃肠手术在经历尝试、起步、成熟、规范等阶段后，已经发展到较高水平。以中国腹腔镜与开放式远端胃切除术治疗局部进展期远端胃癌前瞻性、随机、对照临床研究（CLASS-01）为代表的一系列高级别前瞻性临床研究，已经取得了可喜的成果，并引起国际同行的广泛关注。此外，我们还需要正视我国腹腔镜胃肠外科局部发展不平衡的问题，规范化和标准化的理念和技术仍需继续推广到边远地区和基层医院；腹腔镜胃肠肿瘤手术方面的临床研究还需进一步加强，以研究促提高。

三、机器人辅助腹腔镜手术的发展

在过去的很长一段时间里，机器人外科手术系统的研发及不断更新完善一直是一个热点。20 世纪 70 年代至今，先后开发出了不同形状、功能和性能各异的机器人系统。1999 年，美国 Intuitive Surgical 公司研制的达芬奇机器人外科手术系统和 Computer Motion 公司研制的宙斯（Zeus）系统分别经欧洲共同体（CE）认证，后又被美国食品药品监督管理局（FDA）批准应用于临床，标志着手术机器人的诞生，从此微创外科开启新的航道。进入 21 世纪，以达芬奇机器人外科手术系统为代表的手术机器人，以其全新的理念和前所未有的技术优势将手术精确度和可行性提升到一个全新的高度，被认为是外科发展史上的一次新革命。下面就以达芬奇机器人外科手术系统为例，介绍一下手术机器人的发展史。

（一）手术机器人发展史

20 世纪 80 年代末，科学家们在斯坦福研究院（SRI）开始外科手术机器人研发。1995 年 Frederic Moll 博士牵头从 SRI 获得知识产权，并成立了美国直觉医疗器械公司（Intuitive Surgical Devices 公司），使其开始走向商用。1997 年 Intuitive Surgical Devices 公司与 IBM、麻省理工学院和 Heartport 公司联手进行了进一步开发，将测试改造的新系统命名为 Lenny（达芬奇幼名），随后出现了 Leonardo 和 Mona 两代更新版本，最终推出的核心产品命名为 Da Vinci 手术系统。自 1999 年的第一代产品至今，达芬奇机器人外科手术系统已经推出四代产品，包括 2005 年的 Da Vinci S，2009 年的 Da Vinci Si，2014 年的 Da Vinci Xi。最初的达芬奇机器人是 3 条臂，到 2003 年增加了第 4 条臂；Da Vinci S 是对手术台车进行改进，使其更轻巧灵活，增加触摸屏。Da Vinci Si 改进了操控台，使之更加符合人体工程力学，展观更高清的三维成像，并且配有双医生操控台。最新款的 Da Vinci Xi 又再次改进手术台车，悬吊式的机械臂更细，更小的占据空间和更长的手术器械。机器人手术的不断开展和腹腔镜手术的普及应用，使得外科手术更加微创化和精细化，但是对于进一步的微创治疗需求没有停步。单孔机器人平台也开始研发并尝试应用。目前 Da Vinci sp（单孔机器人平台）已经进入临床应用，单孔手术的优点明显，可减少手术创伤，兼顾美容效果。但其也有不足之处，即缺乏专用器械和设备，形成直线视野（in-line view），互相干扰，手术盲区大。2017 年发布第五代 Da Vinci X 系统机器人，添加了声音系统、激光引导系统及轻量级内镜等新功能，机械臂的体积也更小。

（二）手术机器人的组成

1. 外科医生控制台　主刀医生坐在控制台旁，位于手术室无菌区之外，使用双手（通过操作两个主控制器）及足（通过脚踏板）来控制器械和一个三维高清内镜。正如在立体目镜中看到的那样，手术器械尖端与外科医生的双手同步运动。

2. 床旁机械臂系统（patient cart）　是外科手术机器人的操作部件，其主要功能是为器械臂和摄像臂提供支撑。机械臂系统腕部可以进行 7 个自由度（前、后、左、右、旋前、旋后和转换 360°）的活动，已明显超过人手部的活动范围，因此，机器人手术操作更加灵活。床旁助手负责更换器械和内镜，协助主刀医生完成手术。为了确保患者安全，助手医生比主刀医生对于床旁机械臂系统的运动具有更高优先控制权。

3. 成像系统（video cart）　内装有外科手术机器人的核心处理器及图像处理设备，在手术过程中位于无菌区外，可由巡回护士操作，并可放置各类辅助手术设备。外科手术机器人的内镜为高分辨率三维镜头，对手术视野具有 10 倍以上的放大倍数，能为主刀医生展现患者体腔内三维立体高清影像，使主刀医生较普通腹腔镜手术更能把握操作距离，更能辨认解剖结构，提升了手术精确度。

（三）手术机器人的应用

随着科学技术日新月异的发展，外科手术正经历由传统开放手术到腹腔镜微创手术，再到机器人辅助手术的变革。以达芬奇机器人外科手术系统为代表的机器人手术已经引领了微创外科的新潮流。2000 年，达芬奇机器人被 FDA 批准投入使用，使其成为美国第一个可在手术室使用的机器人系统。早期手术机器人主要用于腹部外科，开展一些比较简单的手术。2002 年日本学者 Hashizume 等最先使用达芬奇机器人外科手术系统实施胃癌根治术，之后外科手术系统机器人逐渐应用于胃肠手术，应用较广泛的国家有日本、韩国、美国、意大利等。2006 年解放军总医院引进了我国大陆第一台达芬奇手术机器人，并于 2007 年完成了我国第一例机器人不开胸微创心脏手术。到 2010 年由余佩武等率先报道了应用机器人手术完成胃癌根治术。本书主编陈凛团队也在国内较早开展机器人手术，并实施了北京市首例达芬奇机器人胃癌根治术。

2014 年美国拥有 2200 余台机器人腹腔镜手术系统，而同期我国仅 29 台。在过去的两年中，我国机器人手术系统装机量逐年增加，粗略统计截至 2018 年 9 月，全球安装达芬奇手术机器人 4814 台，其中美国 3110 台、欧洲 821 台、亚洲 629 台等，我国有超过 83 家医疗单位开展机器人手术，主要分布在经济发达的大城市（北京、上海、广州、重庆等）及大型教学医院或附属医院。机器人外科手术系统成了中国大型医院的必备设备之一，受到不少手术专家推崇，越来越多的患者也开始逐渐接受这种新的手术方式。目前手术机器人已被广泛地应用于普通外科、心胸外科、泌尿外科、妇科、耳鼻喉科等多个学科，无疑将微创外科的发展推向了新的高度。

（四）手术机器人的优势

机器人外科手术系统由于过滤了手部震颤，稳定性高，具有高清晰三维立体视野、可移动的手术器械和其精确的定位操作、术中出血少、手术创伤小、患者恢复快等优点，在外科领域发展中具有重要地位，且无须专门扶镜手，另外机器人还能使医生在长时间的手术中节省体力。其对神经丛的辨认、吻合血管等方面具有明显优势，对于在手术范围相对狭小或相对固定的区域或进行较多精细操作和缝合操作，也具有一定的优势，有效地解决了腹腔镜手术操作的技术难点。例如，运用机器人行肝叶切除、复杂胆道重建、胃旁路减重、内脏动脉瘤切除吻合、细口径的胆管空肠吻合、复杂的腹腔内淋巴结清扫等。

另外机器人手术系统还开创了远程手术的概念，医生可以远距离实施精密的手术，使远程手术成为现实。

虽然机器人外科手术系统有很多优点，但也有一定缺陷，如体积庞大，安装调试复杂，机械臂固定后操作范围有限。但是阻碍其普及的最大原因在于其购置、维护和使用成本高，每条机械臂使用10次后就需要更换，每次手术根据需要需多条机械臂。这就意味着，接受机器人手术的患者需要支付更高的医疗费用。随着科技的进步，未来的机器人外科手术系统将会向更加智能化、简易化、小型化方向迈进。随着5G网络的应用普及，远程手术将会得以实现。随着机器人外科手术系统的国产化，购置和维护成本有望降低，也使更多的患者能够从机器人手术中获益。

四、总结与展望

回首腹腔镜胃肠外科手术30余年的发展历程，从标清到高清再到超高清，从二维到三维再到4K，如今机器人手术的开展也越来越多，这与前辈们不断探索未知领域、大胆创新的科学研究密不可分。目前，以腹腔镜、机器人为代表的微创手术已经进入了发展快车道，随着腹腔镜技术在胃肠外科领域中不断普及应用，外科医生手术技能不断提高，对于手术指征的把握也在不断明确，其独特的微创优势将进一步惠及我国广大患者，其应用前景更加广阔。

（王 闯　卢婷婷　陈 凛）

第二节　腹腔镜的组件及手术配套器械

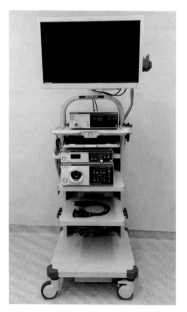

图 1-2-1　腹腔镜系统

腹腔镜手术的基本工作模式：外科医生通过建立气腹制造腹腔内操作空间，通过成像系统的显示器观察术野，将各种长柄手术器械经腹壁戳卡通道伸入腹腔，进行切割、分离、结扎、缝合等手术操作。近年来，随着科学技术和材料工程的进步，腹腔镜手术设备和器械也不断改进和完善。腹腔镜的主要组件和手术配套器械（图1-2-1）：①气腹形成系统；②摄像成像设备；③能量平台设备；④切割闭合设备；⑤结扎、缝合设备；⑥其他手术配套器械。

一、气腹形成系统

良好的术野显露是腹腔镜手术成功的关键，充分的气腹空间则是其中重要的一环。气腹形成系统主要由气腹机和二氧化碳（CO_2）气体等构成。

（一）气腹机

气腹机（图 1-2-2）的主要作用是持续提供 CO_2。在进行腹腔镜手术过程中为了达到一个空腔的效果，需要持续将 CO_2 作为支撑物注入患者腹腔内形成空腔。选用 CO_2 建立气腹主要原因是其性质稳定、不易燃、安全无毒且容易获取，同时被机体吸收后可通过正常的碳酸代谢途径排出。

充分的气腹来自良好麻醉下松弛的腹肌及持续稳定的 CO_2 气体注入，成人的气腹压力一般维持在 10 ～ 13mmHg，儿童一般维持在 9 ～ 12mmHg 时可提供较为良好的腹腔内空间。气体一般可通过气腹针（Veress 针）或穿刺套管充入腹腔内，通过气腹机的压力感受装置判断腹腔内气腹压力而调节 CO_2 流量等参数。

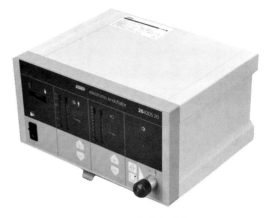

图 1-2-2　气腹机主机

（二）气腹针

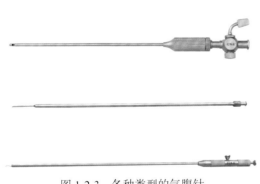

图 1-2-3　各种类型的气腹针

建立气腹通常需要使用气腹针（图 1-2-3），长度为 10 ～ 15cm，外径为 2mm，内有针芯，前端圆钝，一般前端有侧孔，可通过针芯注水、注气和抽吸。针芯尾部有弹簧保护装置，在穿刺腹壁时，圆钝的针芯遇阻退回针管内，由外鞘的锋利边缘切割皮肤及皮下组织并刺入腹壁，在穿透腹壁进入腹腔的瞬间，由于阻力消失，圆钝的针芯头弹出，超过外鞘顶端，从而避免损伤腹腔内器官组织。

（三）戳卡

戳卡是建立腹壁通道的主要装置，主要由穿刺锥芯和套管两部分组成（图 1-2-4）。穿刺锥芯尖端呈三角形或圆锥形，有的还带有伸缩刀片；套管尾端设有可调控的进气阀门，用于 CO_2 进入腹腔。套管管口一般设有弹性活瓣，可容腹腔镜器械穿过，在器械退出后即因弹性回弹闭合，以保证腹腔气密性。目前常用的套管直径有 5mm、10mm、12mm 等款式。传统的金属戳卡，其穿刺锥芯头端锋利，操作不当时容易损伤腹腔内器官组织和大血管。目前市面上一次性的戳卡，其穿刺锥芯头端呈钝圆形，使用更加安全。部分塑料套管为了增强部件强度，可在尖端补充以伸缩刀片；另有一些款式套管外壁带有螺纹，可以增加其与腹壁的摩擦力，防止操作过程中套管滑脱，在腹腔镜镜头戳卡置入完成后，可通过腹腔镜观察并引导其他戳卡的置入，以最大限度地避免损伤腹腔内器官。

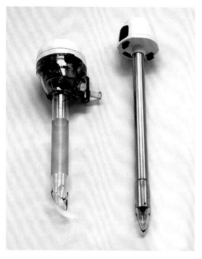
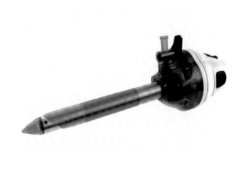

图 1-2-4　戳卡的穿刺锥与套管

二、摄像成像设备

摄像成像设备主要由腹腔镜镜头、光源、光缆、光电信号转换器和电视监视器组成。

（一）腹腔镜镜头

常见的腹腔镜镜头（图 1-2-5）按镜头直径分为 3mm、5mm、10mm 三种，而胃肠道

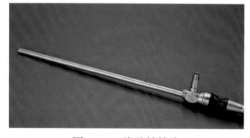

图 1-2-5　腹腔镜镜头

手术中通常采用 10mm 的镜头。腹腔镜镜头按其物镜平面角度有 0° 和 30° 镜两种，其中 30° 镜可沿镜身长轴旋转变换观察角度，加上镜头本身位置的调整，可以实现多方位和多角度观察的目的。对于 30° 镜来说，扶镜手需进行一定阶段的训练学习才能更好地发挥其优势。

（二）光源

腹腔镜均使用冷光源，目前多使用 300W 氙灯，它具有接近自然光的发光光谱，范围包括从紫外线到红外线。冷光源启动后需要自动或手动调整"白平衡"，以保证成像色彩更加真实。

（三）光缆、光电信号转换器和电视监视器

腹腔镜镜头与光缆相连，形成的电信号被光电信号转换器转换为视频信号，从而输出到电视监视器上，术者通过观察电视监视器进行操作（图 1-2-6）。目前常用的高清分辨率摄像头和显示器可以提供高清宽屏图像。而 4K、8K 等更加高清的摄像头及监视器也在逐步推广应用中。

三、能量平台设备

能量平台设备主要包括超声刀、电凝器械、Ligasure 血管闭合系统等设备。

（一）超声刀

超声刀是腹腔镜胃肠外科手术最重要的器械之一。其主要组成部件包括主机、刀头、刀柄、转换线、脚踏开关等（图 1-2-7）。发生器将电信号传导到手柄，通过换能器转换成超声振动机械能，可使超声刀刀头以 55.5kHz 的频率进行机械振荡，机械能转换为热能，可使组织凝固，从而达到切割、分离及止血的目的。

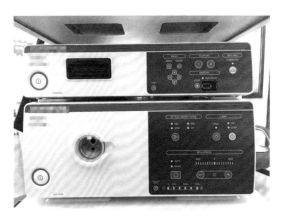

图 1-2-6 腹腔镜光电信号转换器主机（上）和光源（下）

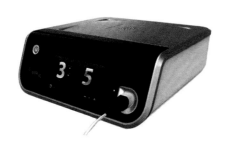 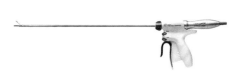

图 1-2-7 超声刀主机与超声刀手持部分

（二）电凝器械

腹腔镜常用的电凝器械有电凝钩等，工作原理与普通单极电刀类似（图 1-2-8）。其操作杆较长，适应于腹腔镜操作，一般用于组织的分离、切割和电凝止血，其杆身绝缘，仅尖端带电。其他常用的电凝器械还有电棒、电刀、电铲等。部分电棒可带吸引冲洗功能，在电凝止血的同时可以进行吸引冲洗，保持术野清晰。

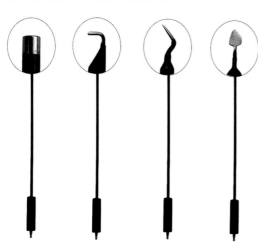

图 1-2-8 不同类型的腹腔镜电凝器械

（三）Ligasure 血管闭合系统

Ligasure 血管闭合系统（图 1-2-9）也称为电脑反馈控制双极电刀系统（feedback-controlled bipolar），是对双极电刀系统改进的产品，刀头与组织的接触面积明显大于传统双极电刀，因此可以使更大的电流通过。主机可以通过反馈控制系统感受刀片之间组

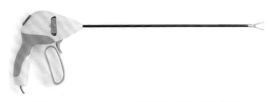

图 1-2-9 Ligasure 血管闭合系统手持部分

织的电阻抗，当组织凝固到最佳程度时，系统即自动断电。Ligasure 血管闭合系统可通过输出高频电能，结合电刀片之间的压力，使组织胶原蛋白和纤维蛋白熔解变性，从而使血管壁熔合形成一透明带达到永久闭合的效果。

四、切割闭合设备

切割闭合设备主要包括了直线切割闭合器、圆形吻合器等。

（一）直线切割闭合器

直线切割闭合器主要用于切割和关闭胃肠道等空腔器官，以及闭合大血管等（图 1-2-10）。直线切割闭合器激发时，钉合钉将组织钉合，同时钉仓中的刀片将组织锐性切开。切割闭合器的钉仓长度有30mm、45mm、60mm 等规格，用于不同宽度组织的钉合。钉脚亦有不同规格，可根据

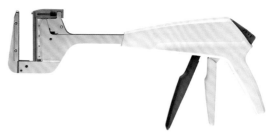

图 1-2-10 直线切割闭合器

组织厚度个体化选用，以保证确切的闭合效果。切割闭合器的头端一般可以弯曲，以供术者调整角度，以达到最佳的闭合效果。临床上常用的直线切割闭合器是手动激发的，在操作的过程中，需要保持稳定性，否则会造成组织牵拉、撕脱。现在已有电动直线切割闭合器应用于临床，操作医生可以通过扣动激发按钮，进而电动机械装置自动出刀，降低了手动操作时的器械头端晃动和手部疲劳，具有较高的稳定性和安全性。

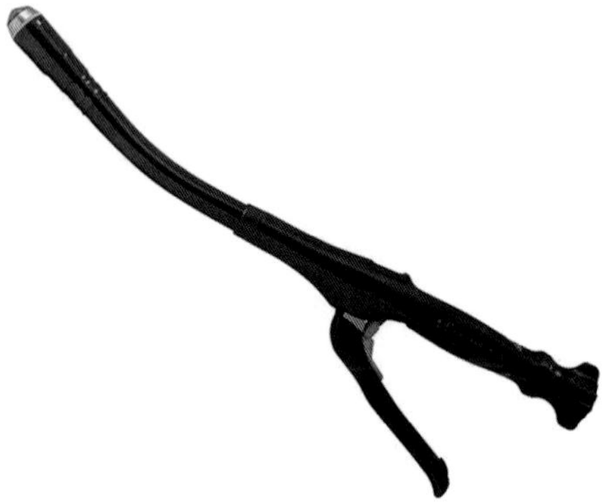

（二）圆形吻合器

圆形吻合器主要用于空腔器官之间的吻合，如胃空肠吻合、结直肠吻合等（图 1-2-11）。吻合器的闭合直径从 24mm 至 31mm 不等，钉脚有不同规格以适合不同厚度的组织。根据轴身弯曲与否可分为直轴型和弯轴型，胃肠外科中常用的是弯轴型。此外，圆形吻合器还带有组织压缩厚度的指示窗，可观察吻合组织的压缩情况。吻合完成后钉合钉成型侧面呈 B 形，止血及吻合效果可靠。

图 1-2-11 圆形吻合器

五、结扎、缝合设备

（一）血管夹

血管夹主要用于血管或其他管道结构的处理，一般用于中、小血管和小管道（如较细的阑尾根部）的结扎，临床常用的血管夹材质包括金属材料（钛夹）、合成材料（Hem-o-lok）、可吸收材料（可吸收夹）等（图 1-2-12）。

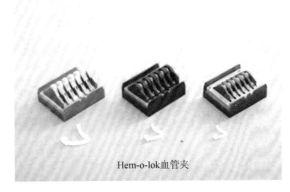

Hem-o-lok血管夹

可吸收夹与可吸收施夹器

普通施夹器

Hem-o-lok施夹器与Hem-o-lok夹

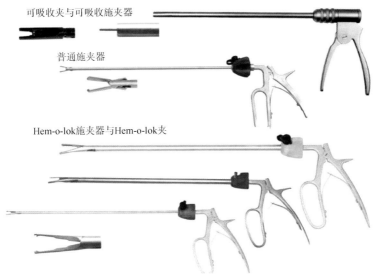

图 1-2-12　不同型号的 Hem-o-lok 血管夹与施夹器

腹腔镜用的血管夹需要与施夹器配合使用，施夹器主要由钳头、手柄和延长杆组成，材质为不锈钢，杆身直径有 5mm 和 10mm 两种，端头均可 360° 旋转，方便从各种角度放置血管夹。钳头有一倒钩，夹闭后不易滑脱。施夹时需判断拟夹闭的结构是否已完全置入夹闭范围，应尽量使血管夹长轴与拟夹闭的管道垂直，闭合前需检查是否误夹或带入其他组织。有些血管夹可以不必将血管完全裸化游离，也可以切实夹闭，降低了分离血管的难度。结扎重要的血管时近端可放置两个血管夹双重闭合，以保证手术安全。血管夹距断端应有一定距离，以免脱落。

（二）镜下缝合针线

免打结缝线是一种单向或者双向带倒刺的缝线，可免去外科手术中烦琐的打结操作。

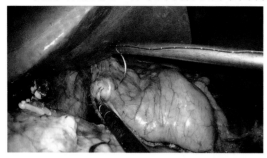

图 1-2-13　腹腔镜下免打结缝线加固残胃断端

缝线表面分布着 DNA 螺旋式倒刺，倒刺间距小于 1mm，可实现连续缝合，并通过倒刺锚定组织，拉紧后即无须打结（图 1-2-13）。

腹腔镜自动缝合器也可在一定情况下简化镜下缝合操作，该器械通过端头两持针臂交替接针完成缝合，避免了普通持针器操作角度受限的困难，但是需要在平面上连续缝合时，尚不能完全替代传统持针器。

六、其他手术配套器械

其他手术配套器械主要包括分离钳、无创抓钳、剪刀、拉钩、持针器、取物袋、冲洗设备、吸引器等。

（一）分离和钳夹器械

分离和钳夹器械一般由手柄、可旋转的杆和各种端头组成（包括分离钳、无创肠钳和抓钳等）。端头可随杆做 360° 转动，器械都可用手柄单手操作。手柄和器械杆一般为绝缘材料，而在手柄上有接电器件，通电后金属端头亦可进行电凝止血、电切组织等手术操作。分离钳是较为常见的器械，有直钳、弯钳等，用于钳夹、钝性分离、打结等操作。抓钳主要用于钳夹、抓持组织，有无创和有创两种，一般钳口咬合部有锯齿状结构。无创抓钳主要用于抓持肠管、系膜等组织；而有创抓钳主要用于钳夹粘连结构、需要切除的器官组织等（图 1-2-14）。

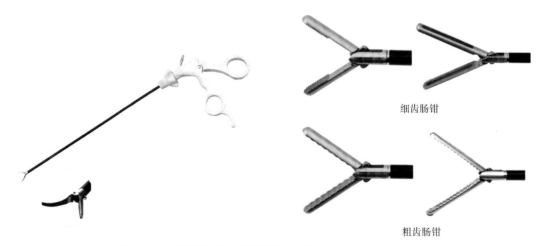

细齿肠钳

粗齿肠钳

图 1-2-14　不同型号的腹腔镜用分离钳（左）和肠钳（右）

（二）腹腔镜拉钩

腹腔镜拉钩常用于手术中显露术野，常用的有扇形拉钩，其手柄后端旋钮可改变前端扇形的展开度和弯曲角度，适用于较为固定和有一定接触的器官，如肝脏和女性的子宫等。小肠长度长，游离度大，在胃肠外科手术中常影响视野显露，但目前尚无适宜的适合小肠的拉钩，一般通过无创抓钳和改变体位调整小肠位置以获得较好术野（图1-2-15）。

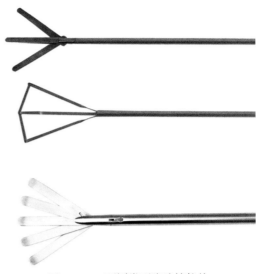

图1-2-15 不同类型腹腔镜拉钩

（三）腹腔镜剪刀

胃肠外科手术中，腹腔镜剪刀也是常用器械，剪刀头可有各种不同形状，并可接电极，在剪断的同时进行电凝止血或电切组织（图1-2-16）。

（四）腹腔镜吸引器

腹腔镜吸引器一般需要有足够的长度，通过套管进入腹腔，可探及术野各个部位，后端连接吸引管和冲洗管，通过单手可控的双向阀门进行吸引和冲洗功能转换（图1-2-17）。

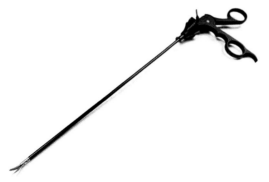

图1-2-16 腹腔镜剪刀

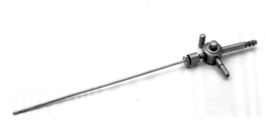

图1-2-17 腹腔镜吸引器

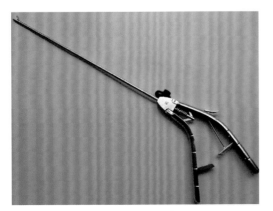

图1-2-18 腹腔镜持针器

（五）腹腔镜持针器

腹腔镜持针器的操作杆较长，手柄末端处有锁定装置，扣紧后端头可稳定抓持缝针（图1-2-18）。

（六）腹腔镜手术专用纱条

腹腔镜手术专用纱条是腹腔镜手术的必备器材，其内有钽线（X线显影），折叠整齐，可通过5mm或10mm套管，并在术中用来

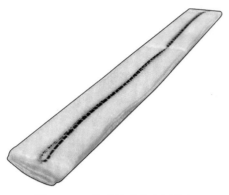

图 1-2-19 腹腔镜手术专用纱条

吸附出血、压迫止血或协助挡开肠管等组织器官，显露视野。但因专用纱条体积较小，进出腹腔时应注意计数（图 1-2-19）。

（七）标本袋

腹腔镜手术中切除的肿瘤或感染标本必须装入标本袋后再取出，以避免造成肿瘤种植或感染扩散。标本袋可经折叠后经套管送入腹腔，袋口设置有活结线绳，可经器械牵拉以收紧袋口，以保障取出过程中标本袋的密闭性。

（八）腹腔镜器械袋

腹腔镜手术需使用多种长柄器械，腹腔镜器械及超声刀、电凝钩还需连线，专用的器械袋可以方便主刀医生随时更换及放置器械，避免掉落或影响台上操作。器械袋可有专用的，亦可由无菌巾合理折叠固定而成。

（高云鹤　卫　勃）

第三节　常见腹腔镜类型及特点

近年来，随着科技的进步和医学的发展，"微创外科"的理念已深入人心。腹腔镜手术作为微创外科手术中的典型代表，在临床实践中开展的比例不断增高，受到广大外科医生和患者的青睐。腹腔镜手术一般配备高清成像设备，具有术野显露更加清晰、解剖操作更加精细、切口更小更美观、术后疼痛轻、恢复快、术后并发症少等优势。此外，部分腹腔镜系统还具有录像功能，可以将术中操作的每个细节进行录像储存，更有利于手术质量的后期评价、手术教学等。

目前腹腔镜手术已在我国得到广泛开展，腹腔镜设备也历经了多次更新迭代、不断改进完善。腹腔镜系统可以从多个层次进行分类。按照成像原理，可将腹腔镜分为 2D 腹腔镜及 3D 腹腔镜；按照腹腔镜的成像分辨率可将腹腔镜分为标清、高清、全高清、超高清腹腔镜。

关于 2D 腹腔镜和 3D 腹腔镜在不同腹部手术中的优劣，目前已有多项正在开展的相关对比研究。总体来说，2D 腹腔镜在手术中可清晰地分辨解剖层次，减轻了术中的出血和损伤，使肿瘤的淋巴结清扫和消化道重建等更为安全，但 2D 腹腔镜的弊端在于其术野为平面图像，对腹腔内脏器和组织距离需依靠器械及周围组织之间关系变化来间接判断，这对于初学者或经验尚不丰富的年轻医师来讲，掌握腹腔镜下组织及血管的立体解剖关系通常需要较长的学习曲线。3D 腹腔镜技术的出现使外科医生在术中空间定位更加准确，对解剖与淋巴结清扫的层次理解更深入，可有效缩短初学者的腹腔镜手术学习曲线，但

3D 腹腔镜按照双目成像原理，双镜头不能够像 2D 腹腔镜那样，通过旋转来改变视角，失去了腹腔镜多视角优势，且由于需佩戴眼镜，以及 3D 腹腔镜所具备的放大高清立体效果，使得扶镜手轻微的手部震颤或小幅度的镜头调整都会使显示器里的视野晃动更为显著，初始操作者会有眩晕感觉。

目前临床上主要开展的腹腔镜手术类型：

（1）胆道外科：①腹腔镜胆囊切除术。②腹腔镜胆囊造瘘术。③腹腔镜胆总管探查术。④腹腔镜胆总管十二指肠吻合术。

（2）肝脏手术：①腹腔镜肝囊肿手术，如先天性肝囊肿及创伤性肝囊肿开窗术，肝包虫内囊摘除术。②腹腔镜肝脓肿引流术。③腹腔镜肝叶切除术。④腹腔镜肝动脉结扎术。⑤腹腔镜肝活检术。⑥腹腔镜肝破裂修补术。

（3）胃肠外科：①腹腔镜迷走神经切断术。②腹腔镜胃大部分切除术。③腹腔镜胃十二指肠溃疡穿孔修补术。④腹腔镜胃空肠吻合术。⑤腹腔镜胃癌根治术。⑥腹腔镜阑尾切除术。⑦腹腔镜结肠与直肠外科手术，如腹腔镜结肠癌根治术、腹腔镜直肠癌切除术（Dixon 术、Miles 术）、腹腔镜直肠悬吊术、腹腔镜移动性盲肠固定、腹腔镜结肠憩室切除术、腹腔镜结肠穿孔修补术。⑧腹腔镜肠粘连松解术。⑨腹腔镜疝修补术，如经腹腹腔镜内环口关闭术，经腹腹膜外腹股沟疝修补术，完全腹膜外腹腔镜疝修补术。

（4）脾脏手术：①腹腔镜脾切除术。②腹腔镜脾囊肿开窗术。③腹腔镜在脾外伤中的应用。

（5）泌尿外科手术：①腹腔镜肾上腺切除术。②腹腔镜肾切除术、腹腔镜肾部分切除术、腹腔镜肾和输尿管全程切除术。③腹腔镜肾囊肿开窗引流术。④腹腔镜肾盂输尿管成形术。⑤腹腔镜肾下垂内固定术。⑥腹腔镜隐睾的腹腔镜诊断和治疗。⑦腹腔镜盆腔淋巴结活检及清扫术。⑧腹腔镜精索静脉结扎术。⑨腹腔镜输尿管切开取石术。⑩腹腔镜输尿管松解术。

（6）妇科手术：①腹腔镜输卵管手术，如腹腔镜输卵管、卵巢粘连分离术，腹腔镜输卵管切除术。②腹腔镜卵巢手术，如腹腔镜卵巢活检，腹腔镜卵巢囊肿剥离术，腹腔镜卵巢切除术，腹腔镜输卵管、卵巢切除术（附件切除术），腹腔镜卵巢癌根治术。③腹腔镜子宫手术，如腹腔镜浆膜下子宫肌瘤切除术、腹腔镜子宫肌壁间肌瘤剜除术、腹腔镜子宫穿孔修补术、腹腔镜子宫切除术、腹腔镜子宫肿瘤根治术等。

本节内容拟介绍目前市面上常见腹腔镜的类型和特点，并着重对比分析 2D 腹腔镜和3D 腹腔镜在腹部手术中的应用价值。

一、2D 腹腔镜

以 2D 腹腔镜为代表的微创技术，自 20 世纪 90 年代起开始应用于腹部手术。1990 年，美国 Jacobs 等完成了首例腹腔镜结肠切除术；1994 年，日本 Kitano 等完成了首例腹腔镜远端胃癌根治术，而后我国也相继完成了 2D 腹腔镜在胃肠手术中的应用。时至今日，随着图像系统、能量平台和手术器械的不断改进，2D 腹腔镜已进入精准手术时代，在适应证范围内逐渐取代传统开腹手术。二维图像虽然从 720P 到 2K，再到 4K，以及即将实现的 8K，其最大弱点仍在于二维平面视野，缺乏手术立体感和空间感，视觉信息相对匮乏。由扶镜手控制的二维图像视野，降低了术者的手眼协调性。当今的 2D 腹腔镜已进入高清时代,分辨率更高、光亮度更强、成像更清晰、动态图像更稳定、色彩还原更真实。

(一)标清腹腔镜

20世纪80年代,随着计算机集成电路微型摄像机的出现,腹腔镜显像发生了根本性变化。初始的腹腔镜仅能满足胆囊及阑尾切除等手术,腹腔镜视野中心的图像是清晰的,周边是模糊的,术中出血后颜色暗淡,图像不清晰。随着手术的方式和类型逐渐增加,显像技术的发展,腹腔镜配套系统得到了进一步完善,并发明和改进了许多手术器械。腹腔内图像在电视监视器上不仅得到放大、成像更清晰,而且术者和助手都可同时看到,便于术者和助手的相互配合,共同完成手术,显著推进了腹腔镜手术的发展和普及。标准清晰度(SD)是"Standard Definition"的缩写,其物理分辨率在1280×720像素以下。早期,标清腹腔镜在消化系统肿瘤的应用中仅适用于部分手术,多局限于早期肿瘤的切除术或晚期肿瘤的姑息性治疗。研究显示,其具有损伤小、并发症少、恢复快等优点,但缺乏远期疗效观察等肿瘤学的质控指标。标清腹腔镜的出现在外科医师认识和学习腹腔镜设备、积累腹腔镜手术相关临床经验和完善手术技能等方面发挥了巨大的作用。

(二)高清和全高清腹腔镜

高清腹腔镜系统是一种集先进的内镜技术和图像显示技术于一身的先进医疗设备。其具有视野大、分辨率高、光亮度强、成像清晰等特点。成像系统分辨率主要分为1280×720像素(高清)和1920×1080像素(全高清)两种类型。超200万像素的成像系统,6倍于普通三晶片,图像的清晰度甚至达到10Bit,并且采用逐行扫描技术,产生更高的清晰度、更真实的色彩还原和更稳定的动态图像。图像采集和输出采用16∶9模式,并采用全程数字化信号采集输出,源于摄像头的全数字化传输模式,保证图像高清显示,真实地再现了内镜所采集的图像。高清和全高清腹腔镜一般使用175W氙冷光源提供照明,将腹腔镜镜头通过腹壁戳卡孔插入腹腔内,应用数字摄像技术使腹腔镜镜头拍摄到的图像通过光导纤维传导至后级信号处理系统,并且实时显示在专用监视器上。医生通过观察监视器屏幕上所显示的术区图像来完成手术操作。

(三)超高清腹腔镜

物理分辨率超过1920×1080像素定义为超高清分辨率,目前已应用于临床的超高清分辨率腹腔镜,包括4K和8K超高清分辨率腹腔镜。4K显像技术是由美国数字电影推进联盟修订并推出的行业标准,规定数字影院清晰度分为两级,其中较高一级即数字影院放映DCI-4K(4096×2160像素,每秒24帧)。4K高清腹腔镜比普通腹腔镜清晰度高,可以使手术操作更加精细,解剖层次更加清晰,其分辨率比分辨率1920×1080像素的画面理论上高4倍,比分辨率为1280×720像素的画面高9倍。根据使用范围的不同,4K分辨率也有各种各样的衍生分辨率,如Full Aperture 4K的4096×3112像素、Academy 4K的3656×2664像素及UHDTV标准的3840×2160像素等,都属于4K分辨率的范畴。

8K显像技术分辨率达到7680×4320像素,是4K分辨率的4倍。2017年,8K内镜手术实验在日本成功试用,参与本次实验的日本圣路加国际医院院长表示,该情景就宛如自己钻入体内一样，8K 分辨率让肌肉神经都一清二楚。2019 年中国首次实施 8K 超高清内容的 5G 远程传输，大获成功。由此，内容制作、画面采集端及视频传输技术飞速发展，为 8K 显像技术在医疗领域的应用提供了极大助力。

应用 4K 腹腔镜系统进行手术操作可为术者提供更加清楚的手术视野及生动画面，显著增强的真实度与充分的放大倍数可为术者带来更加良好的定位和定向力，从而提高手术的精细度。4K 高清显像技术下清晰的解剖成像可协助提高术者的解剖辨识度，提高手术精确性，从而更加顺利完成精细解剖。例如，腹腔镜视野对神经、血管、系膜、淋巴结等的辨识度增加，在此基础上的精细解剖游离可减少术中出血、保护重要神经功能。因此，4K 腹腔镜系统较传统高清腹腔镜系统辨识度更高，发生操作错误概率更低，可协助手术医师轻易辨认重要解剖结构与周围组织关系。此外，4K 腹腔镜系统的放大优势，可使眼疲劳程度较传统高清腹腔镜有所缓解。目前腹腔镜已成为外科手术中必须掌握的技能，配合 4K 腹腔镜系统这样硬件配置的飞跃式的进步，将显著降低腹腔镜手术难度，不增加患者的医疗负担，并且缩短手术时间，提高手术效率，可使患者获益最大化。4K 高清画面能够为术者提供清晰的大画面、大视野，能够满足术中局部放大的需求，并且具有更加优异的色彩处理能力，较全高清腹腔镜明显降低了反光，丰富的色彩还原有助于术者清晰分辨术中组织边界，让医生实现精细、精准的手术操作。这是腹腔镜手术技术的又一个里程碑，将开启一个外科手术的新时代！

二、3D 腹腔镜

三维成像技术出现于 20 世纪 90 年代初。1991 年，von Pichler 等率先进行了 3D 腹腔镜与传统 2D 腹腔镜操作的对比研究，结果显示 3D 腹腔镜手术系统可以有效缩短腹腔镜下各项操作的训练时间，提高训练效果。1993 年，国际上首次报道了 3D 腹腔镜应用于胆囊切除术。由于早期科技水平所限，3D 腹腔镜手术系统存在诸多缺陷，如手术画面不够清晰、设备体积庞大、术者易疲劳等，这些问题限制了其广泛应用。随着科技不断发展，3D 腹腔镜技术在微创手术中的应用日趋广泛。与传统 2D 腹腔镜相比，3D 腹腔镜可提供手术视野的三维立体感和手术操作的空间纵深感，弥补二维图像在空间定位和辨认解剖结构等方面的不足。但受早期设备和技术等客观条件的限制，20 世纪 90 年代的三维图像分辨率低下，易使术者产生视觉疲劳和不适感，当时在很大程度上影响其在临床的推广。近年来，技术的不断发展使上述缺陷获得极大改善。机器人外科手术系统在欧美应用更为广泛，由于价格高，在国内普及程度尚不高，而 3D 腹腔镜手术系统价格相对适中，且具有三维立体手术视野的优势，因而近年来其在国内得到较快普及，获得广大外科医生的认可。

（一）3D 腹腔镜的优势与不足

以直肠癌根治术为例，3D 腹腔镜基本操作技术与 2D 腹腔镜相似，但 3D 腹腔镜具有以下优势。①手术立体层次感强，间隙辨认清晰：传统 2D 腹腔镜仅提供二维平面视野，对深度的感知主要依赖术者经验，因此术中组织结构的辨认和定位的精确性受到一定限制。

相比之下，3D 腹腔镜能够提供立体层次感，使术者操作更为精准，从而减少术中出血量及操作时间。例如，3D 腹腔镜在操作过程中，更容易辨认肠系膜下动脉及其与左结肠动脉的关系，更高质量地行第 253 组淋巴结清扫，保留左结肠动脉，且能够更好地辨认并保护盆腔神经丛。此外，在低位直肠癌手术的操作过程中，3D 腹腔镜提供的立体视野有助于更精确、细致地进行直肠周围间隙、Denonvilliers（狄氏）筋膜、盆底神经辨识、解剖、保护、游离，最大限度地降低输尿管、前列腺、阴道后壁损伤，减少血管、神经丛损伤，降低并发症发生率，提高手术质量。②空间定位准确，利于定向操作：3D 腹腔镜有利于术者更准确地判断肿瘤与预切缘之间的距离，便于术者对切除范围的判断，以保证足够切缘。此外，在 3D 腹腔镜的立体视野下，针对术者吻合过程中的一些精细定向操作如腹腔镜下手工缝合、吻合等，其提供的纵深优势更加明显。有学者对比了 3D 腹腔镜与 2D 腹腔镜直肠癌深部闭孔淋巴结清扫手术的临床疗效后发现，3D 腹腔镜手术组操作准确性更高，错抓次数及手术时间少于 2D 腹腔镜手术组，显示了 3D 腹腔镜手术系统具有的深度感觉和空间方位优势。③学习曲线短：3D 腹腔镜手术系统呈现出的立体视野，能够使初学者更快适应视野的变化，更准确地判断腹腔内各脏器、各组织间的层次和距离等，从而更快掌握腹腔镜直肠癌根治手术操作技巧。研究表明，与 2D 腹腔镜手术相比，初学者更容易掌握 3D 腹腔镜手术的相关操作技巧，手术时间更短。因此，对于腹腔镜直肠癌根治术的初学者而言，3D 腹腔镜具有一定优势，能够更快地提高术者的操作技能和技巧，从而有效地缩短手术学习曲线。同时，还有研究显示，具有一定腹腔镜手术经验的医师能够迅速完成 2D 腹腔镜向 3D 腹腔镜手术的过渡，并且其表现要优于 2D 腹腔镜手术。

尽管 3D 腹腔镜直肠癌根治术存在上述优势，但仍存在以下几点不足。① 3D 腹腔镜手术系统本身存在缺陷：应用 3D 腹腔镜进行手术操作时，由于镜头具有的高清放大立体效果，扶镜手手部的轻微震颤或小幅度的镜头调整都会使显示器里的视野晃动更为明显，这就对扶镜手提出了更高的要求。有研究表明，3D 腹腔镜手术中术者双眼疲劳度及眩晕度与 2D 腹腔镜手术相比均更为明显。同时，3D 腹腔镜的双镜头不能像带有 30° 镜头的 2D 腹腔镜那样通过旋转来改变视野角度，失去了多视角的优势。此外，3D 腹腔镜较 2D 腹腔镜价格高 2 ～ 3 倍，这在一定程度上限制了其推广与普及。②视觉习惯改变对术者造成一定影响：对于多数习惯了 2D 腹腔镜直肠癌手术的医师来说，需要注意 3D 腹腔镜的景深增加效果，尤其是对于缺乏经验者可能会由于对平面判断失误导致组织分离、缝合过深或过浅。③缺乏高级别循证医学证据：3D 腹腔镜直肠癌根治术的推广及普及需要高质量的临床研究提供坚实的理论基础，虽然我国学者发表的关于 3D 腹腔镜直肠癌根治术的临床研究数量逐年增多，但进一步分析可以发现，这些研究以术后短期疗效观察报道为主，且多为单中心、小样本回顾性研究，缺乏高质量多中心前瞻性研究。

（二）3D 腹腔镜的分类

1. 普通 3D 腹腔镜　3D 腹腔镜成像系统利用了人眼的仿生学原理。3D 腹腔镜的镜头具有独特的左右分离式的双通道镜片系统，能对同一物体收集左、右两束具有极小差别的影像。利用特殊的视频信号控制器可以同时将左、右两路视频信号快速、交替、无交叉地在显示器上建立左右图像，并通过改变液晶调制屏的偏振状态，同时将两幅图像分别以水平偏振光和垂直偏振光在显示器上播放。当医师佩戴一副左右眼与液晶屏幕偏振状态一致的无源偏振眼镜时，左右眼可分别接收到左右镜片系统内的图像，使外科医生形成立体视觉，产生三维视觉效果。

3D腹腔镜设计的初衷是希望恢复外科医生的立体视觉，但早期3D腹腔镜极易导致术者眼睛疲劳，一直未得到推广。随着腹腔镜成像设备的快速发展，最新的3D腹腔镜系统收集处理图像更加快捷，通过特殊的视频信号控制器使图像快速交替无交叉地显示出来，外科医生仅需一副眼镜就能像开腹手术一样获得物体的空间纵深感觉。3D腹腔镜优势在于可还原真实的手术视野，组织间隙的显露具有层次感，便于保护血管、神经和重要的器官。成像近似于真实术野，加速了腹腔镜下缝合的过程，使初学者学习曲线缩短。淋巴结扩大清扫时，可以良好地显示淋巴结、脂肪、筋膜、神经等精细的组织结构，进行立体的解剖和游离，避免手术的副损伤。

在传统2D腹腔镜手术系统中，解剖结构的前后关系和深度信息在显示屏上无法直接体现，原本有前后层次关系的器官、组织、血管呈现在同一平面上，手术中难免产生与眼不协调的情况。术者必须通过运用"透视投影"、"遮挡效应"或"运动视差"等技巧来间接判断解剖关系，对于腹腔镜初学者，在对器官大小和距离不熟悉时，通过长柄手术器械操作会丧失深度感觉，出现视觉错位，导致手术时间延长，甚至增加并发症发生率，影响手术效果。三维高清技术可改善外科医生对深度的感知，在最小创口的基础上还原了体内的三维结构，并具有4倍的放大效果，可以最大限度地实现手术的精确操作，减少血管和神经损伤，缩短手术时间。总之，3D腹腔镜的优势在于真实手术视野重现、立体感更强、解剖层次观察更加清晰。

2. 裸眼3D腹腔镜　第一代3D腹腔镜手术系统于20世纪90年代应用于临床，但因其技术的局限性，图像分辨率低下，使用者极易产生视觉疲劳和不适感，无法在微创手术中显示优势。第二代3D腹腔镜手术系统即目前广泛使用的基于偏振式眼镜呈现的三维显像技术，其清晰度与刷屏率均能达到微创手术要求，特别是其能在胃肠手术中体现优势，其高清图像结合3D腹腔镜手术系统的纵深感，使解剖层次更清晰，手术更安全，尤其是能部分解决腹腔镜手术中经常困扰外科医师的镜子起雾问题。近年来，多项荟萃分析和系统评价对眼镜式3D腹腔镜在微创外科手术中应用的可行性、安全性进行了研究，并进一步确认了3D腹腔镜在提高手术安全性、缩短手术时间等方面较传统2D腹腔镜存在优势。然而，外科医生手术中佩戴的偏振式眼镜具有光衰减作用，显示屏幕的亮度衰减将导致图像失真，影响对解剖结构的精准判断，周围环境的亮度衰减将导致术者与屏幕外环境互动时似在不同视觉感受间切换，容易出现头晕等不适。长时间佩戴眼镜，以及技术本身带来的双目辐辏调节冲突等原因容易导致术者视觉疲劳。此外，术者呼出的水蒸气容易在镜片上凝结成水雾，影响图像的清晰度，进而影响手术的流畅程度。针对以上缺陷，基于视障光栅与柱透镜阵列技术及人眼或人脸跟踪技术而实现的免眼镜式3D显像技术——裸眼3D显像系统应运而生，并于2008年首次应用于腹腔镜手术中。尽管经过近十年的发展及设备改进，裸眼3D技术临床应用的报道仍相对少见。国内有报道将裸眼3D技术应用于经口腔入路的甲状腺切除术，并与眼镜式3D技术进行比较，结果显示，两者手术相关指标及治疗效果相当，裸眼3D组手术时间与眼镜3D组间差异无统计学意义。裸眼3D组术者眼疲劳主观评分显著低于眼镜 3D 组。有研究显示，利用裸眼 3D 胸腔镜开展包括肺癌根治术的多项复杂胸腔手术，均取得满意的手术疗效。与传统 2D 腹腔镜比较，裸眼 3D 腹腔镜在缩短下纵隔淋巴结清扫时间、提高腔镜下血管缝合质量等方面展现出明显优势。此外，裸眼 3D 技术在缩短初学者学习曲线方面也具有一定临床价值。

三、单孔腹腔镜

腹腔镜技术发展于 20 世纪 90 年代初，与传统开腹手术方式相比，腹腔镜手术创伤相对较小，患者住院时间较短，恢复更快。单孔腹腔镜手术（laparoendoscopic single-site surgery，LESS）是近几年逐渐兴起的一种新型外科手术技术，一般情况下是做单一小切口完成全部手术操作，属于当前最为可行的"无瘢痕"手术方式之一。LESS 通过脐周建立单一穿刺孔完成手术操作，具有美容效果好、术后疼痛轻、恢复快等优势。人体脐部属于一个天然瘢痕，选择此处切口有较好的美容效果。但有学者认为由于角度原因，经脐部对直肠进行离断处理十分困难，很难实现垂直切割。此外，部分研究显示，在耻骨联合上方选择切口，用于完成单孔腹腔镜结直肠手术，患者术后以衣物掩盖，则能够实现体表无瘢痕效果。该位置低于骶骨岬位置，其处于盆腔区域，并不会受到骶骨岬的影响。与此同时，部分学者对单一切口入路设置在预定回肠造口位置或者结肠造口位置。

LESS 须经穿刺孔置入多把手术操作器械，要求操作平台具有优良的气密性，目前常用的操作平台有 SILS™ Port 平台（含 3 个操作孔道及 1 个单独气腹孔道）、GelPOINT 平台（凝胶密封盖及切口保护器通过门闩方式连接，器械通道可建立在密封盖任意位置）。多项 RCT 研究证实，LESS 与常规腹腔镜结直肠癌切除术相比，二者近期疗效（手术时间、出血量、中转开放手术率、并发症发生率、住院天数）类似。Miyo 等回顾性研究显示，LESS 的 3 年无病生存率、总生存率与腹腔镜组相比差异无统计学意义。LESS 亦有其局限性，如视野局限、手术器械易互相干扰的"筷子效应"等，在一定程度上限制了 LESS 的推广。

四、荧光腹腔镜

近年来，荧光腹腔镜手术系统投入临床应用，通过向肿瘤瘤体周围注射吲哚菁绿，而后应用荧光腹腔镜镜头激发荧光显像，可以更好地示踪淋巴结，引导外科医生更加彻底地清扫淋巴结。尽管近年来有多项临床研究证实使用吲哚菁绿在胃肠道肿瘤术中行淋巴结示踪定位技术安全、可行，且有一定临床应用价值，但也存在以下问题：①该技术对肿瘤转移淋巴结显示无特异性，对精准化的淋巴结清扫或避免不必要的扩大淋巴结清扫意义亦有限。②该技术实施方法有待规范，吲哚菁绿注射部位（黏膜下或浆膜下）、注射时间（术前或术中）、注射浓度、注射剂量、淋巴结活组织病理学检查方式尚存在较大争议。且由于吲哚菁绿对淋巴结示踪的准确性及敏感性随肿瘤 T 分期的进展逐渐下降，故其对早期肿瘤的诊断意义可能大于进展期肿瘤。因此，如何精准判断肿瘤 T 分期（CT 检查、MRI 检查、

EUS 检查等）成为确定把握该技术是否应用的关键。

此外，吲哚菁绿因其与血浆蛋白结合的能力较强，经静脉注射后能在血管内维持一定时间，因此，能较好地实时显示组织内灌注情况。已有大量的临床研究结果显示，在结直肠癌手术中使用吲哚菁绿显影可实时反映吻合肠管的血供情况，帮助外科医生选择合适的吻合肠段并判断吻合口血运情况，这对于选择性保留血管及降低术后吻合口漏相关并发症具有一定的临床意义。

（梁文全　郝洪庆）

参 考 文 献

布部创也，2020. 日本 4K 时代腹腔镜胃癌手术标准 [J]. 中华消化外科杂志，19（5）：491-495.

陈建思，1998. 电视腹腔镜在消化系肿瘤治疗中应用的现状与进展 [J]. 广西医学，（4）：107-109.

陈凛，2004. 腹腔镜在胃癌手术中的应用 [J]. 中华胃肠外科杂志，7（3）：170-171.

陈凛，王宁，卫勃，2010. 腹腔镜胃癌根治术进展 [J]. 中华普外科手术学杂志（电子版），4（2）：140-143.

陈凛，郝洪庆，申伟松，2013. 达芬奇机器人手术系统在胃癌手术中的应用 [J]. 中华腔镜外科杂志（电子版），6（5）：5-7.

陈路川，2017. 膜层次 3D 腹腔镜下胃癌 D2 根治术 [J]. 消化肿瘤杂志（电子版），9（4）：286-287.

董振环，张海燕，李铁军，2016.3D 腹腔镜与 2D 腹腔镜临床应用优势比较 [J]. 中国医学装备，13（8）：35-38.

杜晓辉，赵允杉，2011. 机器人手术系统在胃肠外科领域的应用 [J]. 中华胃肠外科杂志，4（5）：389-390.

高杨，2020. 腹腔镜胃癌根治或 2D、3D 腹腔镜胃癌根治术的临床疗效观察 [J]. 中国医疗器械信息，26（8）：36-37.

郭欣，吕小慧，张珂诚，等，2017.3D 与 2D 腹腔镜直肠癌根治术的疗效对比分析 [J]. 中华胃肠外科杂志，20（10）：1190-1191.

洪希周，2016.3D 腹腔镜系统与 2D 腹腔镜系统在结直肠手术临床应用价值随机对照研究 [D]. 上海：上海交通大学.

洪希周，马君俊，余超然，等，2019.4K 和 3D 腹腔镜结直肠癌根治术中主观感受调查研究 [J]. 中国实用外科杂志，39（10）：1077-1080.

黄志强，2010.21 世纪外科从 2D 到 3D——从腹腔镜到机器人 [J]. 中华普外科手术学杂志（电子版），4（3）：226-234.

季加孚，武爱文，2017. 对微创外科在直肠癌应用现状及未来趋势的思考 [J]. 中华外科杂志，55（7）：481-485.

雷坤，2016. 腹腔镜手术器械组成与系统设备故障维修 [J]. 医疗装备，29（4）：35-36.

李乐，余家康，关思茜，等，2019. 对胆总管囊状扩张症患儿进行 3D 腹腔镜手术与 2D 腹腔镜手术的效果对比 [J]. 当代医药论丛，17（15）：79-81.

梁文全，张珂诚，陈凛，2019. 胃癌外科的微创技术策略 [J]. 中华腔镜外科杂志（电子版），12（4）：199-202.

龙建华，李建军，罗志刚，等，2019.3D 与 2D 腹腔镜在男性根治性膀胱切除及标准盆腔淋巴结清扫术中的效果比较 [J]. 广东医学，40（14）：2075-2078.

吕平，刘芳，戚昭恩，2001. 腹腔镜外科百年发展史 [J]. 中华医史杂志，31（4）：217-220.

潘凯，杨雪菲，2016. 腹腔镜胃肠外科手术学 [M]. 2 版. 北京：人民卫生出版社，2016：1-20.

苏向前，杨宏，2013. 胃癌微创治疗之路 [J]. 中国肿瘤临床，40（22）：1361-1366.

谭海颂，汤晓晖，吴震杰，等，2017. 行 3D 腹腔镜与 2D 腹腔镜肾部分切除术的临床比较 [J]. 第二军医大学学报，38（2）：239-243.

万智恒，秦杰，邓绍庆，1996. 腹腔镜手术在普外科应用的历史、现状和展望 [J]. 包头医学院学报，12（1）：79-82.

王序杰，周岩冰，2020. 机器人直肠癌手术现状 [J]. 临床外科杂志，28（5）：489-492.

卫洪波，黄江龙，2020.3D 与 2D 腹腔镜直肠癌根治术中对膜解剖优势所在 [J]. 中华普外科手术学杂志（电子版），14（4）：329-332.

文飞，吕真冰，2019.3D 与 2D 腹腔镜结肠癌完整结肠系膜切除术的临床对比 [J]. 四川医学，40（2）：109-112.

叶颖江，申占龙，王杉，2014. 微创技术在胃肠外科中的应用现状和进展 [J]. 国际外科学杂志，41（7）：437-440.

余佩武，郝迎学，2016. 我国腹腔镜胃癌手术现状与未来发展 [J]. 中华外科杂志，54（1）：2-5.

余佩武，李政焰，2020. 中国胃癌机器人手术开展的现状与思考 [J]. 中华胃肠外科杂志，23（4）：332-335.

余佩武，罗华星，2016. 达芬奇机器人手术系统在消化外科的应用与展望 [J]. 中华消化外科杂志，15（9）：861-867.

余佩武，罗华星，2017. 达芬奇机器人在胃肠手术中的应用与发展 [J]. 中华普外科手术学杂志（电子版），11（1）：1-4.

臧潞，2015. 2D 腹腔镜手术目前更符合我国国情. 中华胃肠外科杂志，（8）：768-769.

张驰，胡祥，2020. 早期、进展期胃癌的腹腔镜治疗及机器人手术 [J]. 外科理论与实践，25（3）：189-194.

张军，田景中，季恩敏，等，2019. 3D 与 2D 腹腔镜在右半结肠癌全结肠系膜切除术中的应用效果比较 [J]. 安徽医学，40（11）：1256-1258.

张鹏程，吉振帅，谢程，等，2019. 3D 与 2D 单孔后腹腔镜肾上腺切除术的比较研究 [J]. 东南国防医药，21（6）：643-645.

郑民华，2009. 腹腔镜胃肠肿瘤手术发展之 20 年及展望 [J]. 外科理论与实践，14（6）：583-585.

郑民华，马君俊，2018. 中国微创胃肠外科的创新与发展 [J]. 中华消化外科杂志，17（1）：33-36.

郑民华，马君俊，2019. 微创外科相关科技创新热点及其在胃肠外科中的应用 [J]. 中华消化外科杂志，18（5）：419-422.

郑民华，马君俊，2020. 腹腔镜手术技术平台的现状与发展趋势 [J]. 外科理论与实践，25（3）：181-183.

郑民华，马君俊，2020. 理念革新：微创外科新视角 [J]. 中华消化外科杂志，19（5）：478-481.

郑志远，2015. 腹腔镜手术器械组成与系统设备的故障维修思路探究 [J]. 中国卫生标准管理，（13）：30-31.

中国研究型医院学会机器人与腹腔镜外科专业委员会，中国医师协会内镜医师分会腹腔镜外科专业委员会，中华医学会外科学分会腹腔镜与内镜外科学组，2020. 胃癌 4K 腹腔镜手术操作标准专家共识（2020 版）. 中华消化外科杂志，19（Z1）：1-10.

中国研究型医院学会机器人与腹腔镜外科专业委员会，中国医师协会内镜医师分会腹腔镜外科专业委员会，中华医学会外科学分会腹腔镜与内镜外科学组，2020. 结直肠癌 4K 腹腔镜手术操作标准专家共识（2020 版）[J]. 中华消化外科杂志，19（5）：465-477.

中华医学会外科学分会腹腔镜与内镜外科学组，中国医师协会外科医师分会微创外科医师委员会，2019. 3D 腹腔镜手术技术中国专家共识（2019 版）[J]. 中国实用外科杂志，39（11）：1136-1141.

de Manzoni G，Roviello F，Siquini W，2014. 胃癌外科相关综合治疗——国际进展与循证医学证据 [M]. 陈凛，李涛，梁美霞，译. 北京：人民军医出版社.

Antoniou SA，Antoniou GA，Koutras C，et al，2012. Endoscopy and laparoscopy：a historical aspect of medical terminology[J]. Surg Endosc，26（12）：3650-3654.

Arezzo A，Vettoretto N，Francis NK，et al，2019. The use of 3D laparoscopic imaging systems in surgery：EAES consensus development conference 2018[J]. Surg Endosc，33（10）：3251-3274.

Buia A，Farkas S，2018. 3 D Laparoskopie versus 2 D laparoskopie：An up to date evaluation[J]. Chirurg，89（10）：777-784.

Fisichella PM，Demeester SR，Hungness E，et al，2015. Emerging techniques in minimally invasive surgery. Pros and Cons[J]. J Gastrointest Surg，19（7）：1355-1362.

Hatzinger M，Badawi JK，Häcker A，et al，2006. Georg Kelling（1866–1945）：the man who introduced modern laparoscopy into medicine[J]. Urologe，45（7）：868-871.

Hatzinger M，Fesenko A，Büger L，et al，2013. Dimitrij Oscarovic Ott（1855-1929）"Ventroscopy"：His contribution to development of laparoscopy[J]. Urologe，52（10）：1454-1458.

Hatzinger M，Fesenko A，Sohn M，2014. The first human laparoscopy and NOTES Operation：Dimitrij Oscarovic Ott（1855-1929）[J]. Urol Int，92（4）：387-391.

Lane T，2018. A short history of robotic surgery[J]. Ann R Coll Surg Engl，100（6_sup）：5-7.

Mettler L，2011. From air insufflation to robotic endoscopic surgery：a rocky road [J]. J Minim Invasive Gynecol，18（3）：275-283.

Pugin F，Bucher P，Morel P，2011. History of robotic surgery：From AESOP® and ZEUS® to da Vinci®[J]. J Visc Surg，148（5 Suppl）：e3-e8.

Tuliao PH，Kim SW，Rha KH，2014. New technologies in robotic surgery：the Korean experience [J]. Curr Opin Urol，24（1）：111-117.

第二章 腹腔镜模拟训练和动物实验训练

第一节 空间移动与定位能力训练

腹腔镜手术是在一个相对密闭的空间中进行操作，良好的空间移动能力和协调能力是成功完成腹腔镜手术操作的必要条件。良好的空间移动能力和协调能力主要通过手眼协调训练、双手协调训练和空间定向适应训练等几个方面实现。腹腔镜操作训练模块包括精准夹豆、加难夹豆、双手传递套圈、图案剪裁、梅花桩夹豆和双手穿线等。本节主要围绕这些培训模块、训练要点和考核要点展开阐述，这些模块的训练是腹腔镜外科医师培训的基础课程。对于青年外科医师而言，只有形成一个良好的镜下立体感觉和协调配合意识，才能从容应对后续的中高级训练的挑战。

一、整体训练目标、培养能力

希望通过本部分的训练，帮助学员完成两个方面的转变：第一是肉眼直视下的立体视觉过渡到视频显示器的平面视觉，进行定向和协调的适应；第二是腹腔镜长轴距器械代替双手的手术触感的转变，以及各种器械操作技巧的熟悉及应用。为了避免腹腔镜初学者独自摸索体会，本节详细阐述手法内容和训练要点，以提高整体训练效率。此外，还设置分阶段考核标准，进而提高学员培训质量。

二、手眼协调训练

（一）精准夹豆

1. 手法介绍 精准夹豆模块是腹腔镜操作培训的入门项目，着重培养学员的手眼协调能力。本模块训练要求学员右手使用分离钳，弯面向下，依次夹取彩色练习豆，从视频显示器视野左侧的圆形平盘中，移动到视频显示器视野右侧的圆形平盘上方，并将练习豆轻轻放置于平盘中，然后再使用分离钳到左侧的平盘中夹取练习豆，循环以上过程（图 2-1-1）。

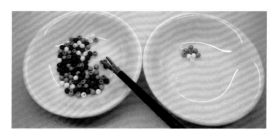

图 2-1-1 右手精准夹豆
学员右手持分离钳夹取练习豆移动到右侧的平盘中

2. 训练要点　本模块重在训练学员的精准定向能力和移动能力，随着训练的进行，加深对分离钳的熟悉和力度控制。本模块的训练要点在于右手需克服练习豆球体光滑导致的移动途中脱落问题，将分离钳钳尖快速定位到平台目标位置，与此同时，控制分离钳手指协同稳定用力。

3. 考核标准　夹取同一色系豆子放入另一平盘中，右手呈离心运动夹取，60 秒内夹取 20 个豆子即为合格，夹取颜色错误或者脱落则不计入成绩。

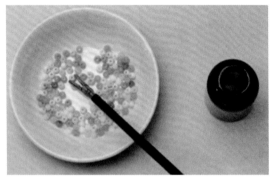

图 2-1-2　加难夹豆

学员右手持分离钳夹取练习豆移动到右侧的窄口瓶中

（二）加难夹豆

1. 手法介绍　加难夹豆模块是在精准夹豆项目基础上的延续训练项目，除了精准夹豆的操作要领外，改变了练习豆的放置位置，即由圆形平盘改为 20～25cm 高度的窄口瓶，窄口瓶的瓶口直径约为 3cm，从而对放置高度和位置有了更高的要求（图 2-1-2）。

2. 训练要点　参与本模块训练时，学员已经初步具备一定的定向能力和移动能力，所以在完成本模块训练时，重点在于学员更好地控制分离钳的精准度，加强手眼配合的密切程度，更好地体会物品在镜下移动的高度和距离反映在视频显示器的细微变化，不断校正用力和操作角度，进而提高空间定位和移动能力。

3. 考核标准　夹取同一色系豆子放入窄口瓶中，右手呈离心运动夹取，60 秒内夹取 20 个豆子即为合格，夹取颜色错误或者脱落则不计入成绩。

三、双手协调训练

（一）双手传递套圈

1. 手法介绍　双手传递套圈模块是双手协调训练项目，是培养锻炼学员镜下双手协调配合的基础训练，重点在于提高非利手使用长轴距器械的能力。双手之间的不断磨合，为之后的双手协调配合操作打下基础。本训练要求学员左手使用分离钳，弯面向下，依次夹取彩色套圈，从视频显示器视野左侧的圆形平盘中提起，悬空传递到右手所持的分离钳中，右手将获得的彩色套圈，以合适的角度，从套圈的中心套放于视频显示器视野右侧的立柱上，然后再次使用左手持分离钳从左侧的平盘中夹取套圈，循环以上过程，将套圈放在不同立柱上，直至放满（图 2-1-3）。

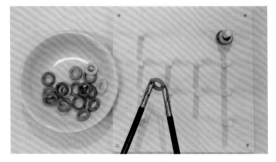

图 2-1-3　左向右传递套圈

学员双手持分离钳在空中传递套圈

2. 训练要点 本模块训练的难点重在非利手的启蒙，主要在两个过程，即套圈的夹取和悬空传递过程。学员在体会长轴距器械的夹持力度的同时，需加强非利手的稳定性。另外，视频显示器视野右侧的立柱呈散在分布，位于不同位置，意在模拟手术过程中的不同位点，所以在不同循环过程中，避免将套圈集中安放于同一立柱，即将套圈放在不同立柱上，以此来锻炼体会右手的远近距离感觉及快速定位能力。

3. 考核标准 夹取并传递套圈，垂直从中心套入不同的立柱上。80秒内套圈15个即为合格，夹取多个或彩圈掉落不计入成绩。

（二）图案剪裁

1. 手法介绍 图案剪裁模块也是培养双手协调能力的项目，是培养锻炼学员镜下双手协调配合的基础训练，重点在于提高右手使用长轴距器械剪刀灵活走行的能力。左手持分离钳通过不断地调整角度和位置，间接锻炼非利手的配合度，为之后的双手协调配合操作打下基础。本模块训练要求学员左手使用分离钳，夹持待剪裁体，右手持镜下剪刀，沿着待剪裁体提前标记的图案进行剪裁，最终将目标图案所在的剪裁体保留，目标图案边界以外的剪裁体去除（图2-1-4）。

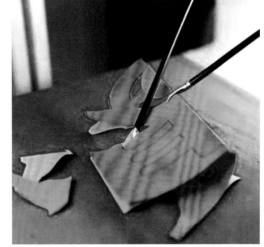

图 2-1-4 图案剪裁
左手持分离钳调整角度和位置，右手持剪刀沿图案进行剪裁

2. 训练要点 本模块训练的难点重在非利手的配合和主利手的灵活度，主要在两个过程，即剪裁体的夹持位置、角度的调整和剪刀的走行线路控制。学员在体会长轴距器械的恰当夹持位置的同时，需不断调整加持角度，以便于右手剪刀走行。另外，右手持剪刀要保持良好的稳定性和剪裁的准确性，严格按照标记目标线路走行，避免偏离目标或破坏图形的完整性。

3. 考核标准 夹持待剪裁体并使用镜下剪刀完成目标图案的裁剪，30秒内完成指定图案剪裁即为合格，偏离图案保留大片多余空白或破坏图案完整性不计入成绩。

四、空间定向适应训练

（一）梅花桩夹豆

1. 手法介绍 梅花桩夹豆模块为定向训练项目，是在精准夹豆、加难夹豆培训基础上进一步提高学员的精准定位能力。本模块训练要求学员左手或右手持分离钳，弯面向上，从圆形的平盘中夹取彩色的练习豆，然后放置于散在分布的梅花桩顶端。梅花桩高度不同，顶端为球形凹面设计，方便练习豆安放，然后再次使用分离钳从平盘中夹取练习豆，循环以上过程，直至填满每个梅花桩顶端（图2-1-5）。

2. 训练要点 本模块训练对学员的精准定位能力和持钳稳定性提出了更高的要求，是

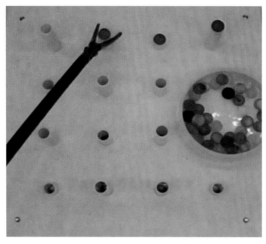

图 2-1-5　左手持分离钳向梅花桩夹豆

左手夹取练习豆并将其安稳放置在不同高度的梅花桩上

远近距离感、高低距离感和复合立体感加强训练，同时也是双手对分离钳夹紧与松开控制的进一步熟悉。在训练过程中，学员在使用分离钳稳定夹取练习豆后，尽量保持弯面向上，将练习豆轻轻安放于目标梅花桩，然后轻轻松开分离钳，确认练习豆稳定后缓慢撤走分离钳，防止分离钳在撤退移动过程中撞击其他梅花桩或练习豆。

3. 考核标准　60 秒内彩色的练习豆填满梅花桩即为合格。同时夹取多个彩色的练习豆或彩色的练习豆掉落不计入成绩。

（二）双手穿线

1. 手法介绍　双手穿线模块是双手协调和定向适应训练项目。通过双手协调作用，夹取一段长 8 ～ 10cm 的软绳，双手交替夹取软绳穿过不同高度的圆孔，一般以横向的 5 个圆孔为一组，每个圆孔之间间距为 2 ～ 3cm（图 2-1-6）。

2. 训练要点　本模块的训练目的是加强学员的双手协调和空间适应能力。要点在于双手分别使用分离钳，需要交替夹取和放松，同时需要带绳做横向移动动作，通过练习，能使定向和协调能力更好地适应新情况，在真实的手术操作中，缩短时间，避免损伤目标以外的器官或组织，减少副损伤的发生。

3. 考核标准　从左至右，双手配合夹取软绳依次通过每一个单元的 5 个圆孔，60 秒内依次穿过高低不同的孔，直至将线全部拉出，才可完成操作。软绳绕开目标圆孔或固定圆孔装置松动视为不合格。

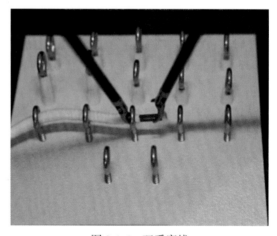

图 2-1-6　双手穿线

双手持分离钳交替夹取软绳移动穿过圆孔

注：本节中全部图片的版权归属于北京博医时代教育科技有限公司。

（陈志达　常正尧）

第二节　腹腔镜下打结技巧及辅助工具使用训练

在腹腔镜手术中，打结一直是最难掌握的技术之一。腹腔镜下打结操作技巧与传统开放手术相比完全不同，一方面体现在腹腔镜下打结时缺少了术者原有的手指触觉反馈，另一方面是腹腔镜操作空间受限，直杆型器械活动度差，易产生"筷子效应"，这使得腹腔镜下打结操作较为困难。腹腔镜外科医生可以通过大量空间思维的锻炼与手法训练，来掌握腹腔镜下各种结的形成规律、打结手法和技巧，可熟练完成腹腔镜下打结，甚至可以达到与在开腹手术过程中打结相当的水平。

本节将介绍腹腔镜下的各种打结手法，重点将腹腔镜下打结技巧进行了体内和体外打结动作、方法和训练要点的细化。此外，本节还对倒刺缝线和辅助打结器的应用原理及操作技巧进行了阐述，使得有一定腹腔镜操作基础的外科医生可以更加高效地完成打结操作。

一、体内打结

1. 手法介绍　腹腔镜下体内打结是最为常见的打结方式。腹腔镜腹部外科手术中，很多情况下都需要使用体内打结，如胆总管切开术、直线切割闭合器离断胃和肠管残端的包埋加固、吻合口加固、完全腹腔镜下消化道重建共同开口的缝合关闭等。体内打结的常见方式是方结，其他的体内打结方式还有邓迪挤塞结、阿伯丁结。

2. 方结的训练要点　腹腔镜下应用器械打方结类似于开放手术打结。一般选择缝线的长度为 8 ～ 15cm，如果缝线过长，器械绕线操作会比较困难，缝线过长会增加缝合或者打结过程中拖拉缝线的次数。缝合操作完成后，线尾建议留短一些并置于线结附近容易抓持到的地方。下述为几种常见的用线绕器械的方法。

第一种绕线方式是将线绕器械两圈，类似打结手法中的传统外科结，这有利于将所打的结头锁紧。无论是绕一圈还是两圈，接下来都用被绕线的器械抓住短线尾并牵拉穿过线圈。尽可能靠近末端抓持线尾有利于拖线过圈。然后用长线尾绕器械打第二个半结，绕线方向与第一个半结相反才能打成方结（图 2-2-1）。腹腔镜下绕线的难度常在于器械进入腹腔的角度，以垂直于持针器轴的方向抓持弯针的末端，这样可以保持合适的角度，有利于绕线，必要时增加一个套管针或者将镜头换个戳卡孔置入也会有所帮助。带角度的镜头及 3D 腹腔镜可以改善视野和方向感。需要注意的是，改变线的长度、使用弯曲辅助抓钳器械及规划好合适的戳卡位置都将有利于体内器械打结。

另一种绕线方法是三捻结。利用持针器抓持缝针的末端，再将持针器 360° 旋转 4 次让线绕在自身轴杆上，松开缝针使其垂下，然后持针器再抓住线尾将其穿过线圈，接下来和拉开的两线尾打成外科结，再多打几个结来确保结头的牢固，但有时因角度问题这种方

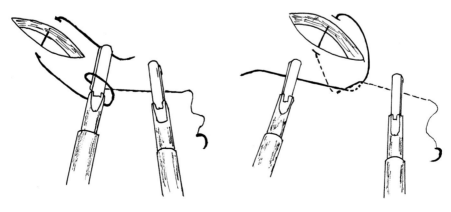

A　　　　　　　　　　　　　　　　　　　B

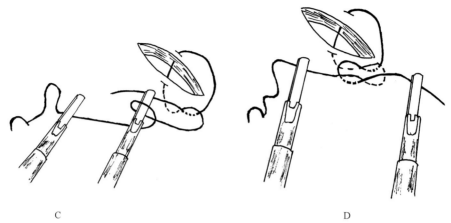

C   D

图 2-2-1 体内打结——方结

A.绕第一个圈；B.第一个半结；C.反方向第二个结；D.方结完成

法很难操作。可以将线摆放在邻近组织表面预先做成一个线圈，然后用抓钳拾起缝线交叉处，第二把抓钳穿过线圈抓住短线尾完成打结。第二个半结也用同样的方法，但方向相反，该线结称作"琼斯插入结"，这种操作在腹腔镜下更容易完成（图 2-2-2）。

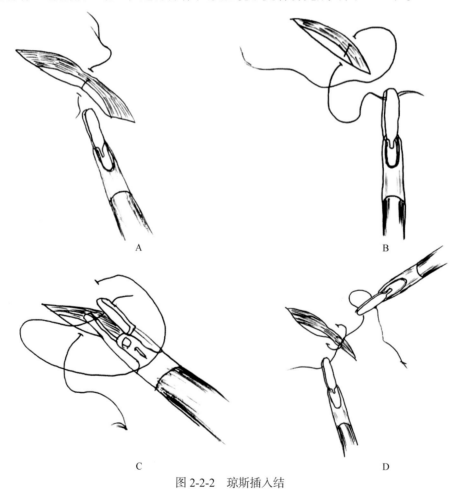

A   B

C   D

图 2-2-2 琼斯插入结

A.组织表面的缝合；B.缝线交叉；C.器械穿过线圈拾起线尾；D.拉紧第一个半结，第二个半结也用同样的方法，但方向相反

3. 邓迪挤塞结的训练要点 这种方法可以先在体外将线尾预制成一种特殊的滑结线圈，类似于倒刺线尾端的线圈。在完成第一针缝合后，将针线穿过该滑结的线圈，拉动缝线直至线圈紧贴住组织，再以与缝线相反方向拉拽线尾收拢邓迪挤塞结，从而收紧该结，最后便可按照常规方式完成缝合（图 2-2-3）。

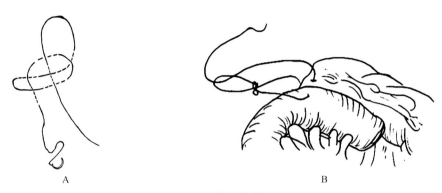

图 2-2-3 邓迪挤塞结

A.体外先预先打好结；B.拉起线尾调整线圈尺寸，将缝针穿过线圈

4. 阿伯丁结的训练要点 阿伯丁结一般在连续缝合结束时使用。操作方法：首先是穿过之前的缝线下方形成第一个线环，再穿过第一个线环形成第二个线环并拉紧第一个线环，将线尾穿过第二个线环收紧结（图 2-2-4）。

5. 体内打结的优缺点 ①体内打结的优点：可以避免杠杆效应，并能避免在体外打结过程中出现拖曳长线及退出同一戳卡时对组织的牵拉作用等情况。②体内打结的缺点：对初学者而言，操作难度较大，尤其是在狭小的空间内，难度会更大。另外在放大视野下，所有的动作都会被放大，此时需要医生注意力高度集中及精确操作，否则将会浪费大量操作时间。

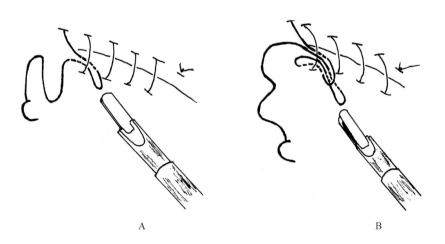

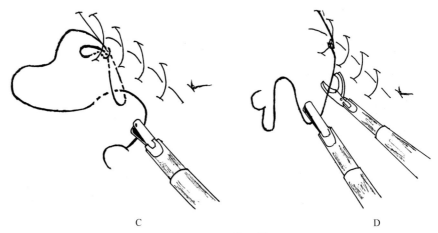

C   D

图 2-2-4　阿伯丁结

A. 第一个线环；B. 第二个线环；C、D. 拾起线尾拉紧线环

二、体外打结

1. 手法介绍　腹腔镜下体外打结是指在腹腔外做衔接，然后应用推结器将结推至术区相应位置，该打结方式适用于结扎血管、拉拢组织、重建器官、手工吻合等。最常应用的打结方式是方结，其他体外打结的方式还有预制结（preformed knot）、路德结（roeder knot）。

2. 方结的训练要点　体外打结中的方结是腹腔镜下最简单也是最可靠的结。在缝过组织后，两线尾都从同一戳卡孔退出体外，然后使用推结器分次打两个半结便成了方结。需要注意的是，两个线结的方向相反才能成为方结（图 2-2-5）。如果两个结都是同向的，打出来的就成了滑结。

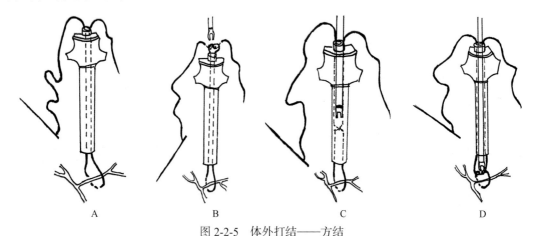

A   B   C   D

图 2-2-5　体外打结——方结

A. 将带针的线尾从引入缝线的同一戳卡退出到体外；B. 打半结时手术助手用手指将线尾分开；C、D. 第一个结用推结器推紧，第二个半结同方向完成滑结、反方向则完成方结

体外打方结操作可以先同方向拉线（左或右），将两个半结变为滑结的方式推结，因为滑结更容易用推结器推至自己需要的紧度。然后再反方向牵拉两线尾将其转变为方结，这就是所谓的滑正结，滑着推进，正着拉紧。与开放手术一样，可以再多打几个半结来完成此次打结（图2-2-6）。体外打结过程中最常见的问题是气腹的迅速丢失。简化打结及提高打结速度将有助于减少气体丢失。因此，有的外科医生习惯将所有的半结预先在体外做好，各留出1cm距离隔开，最后再依次用推结器进行推紧。

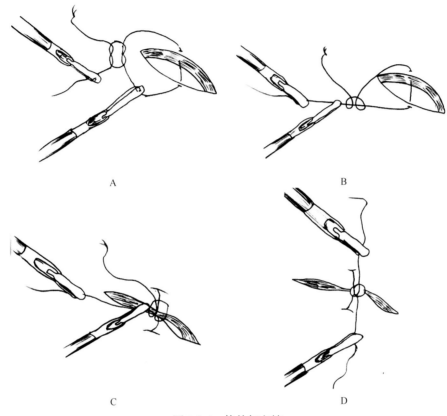

图2-2-6　体外打方结
A.方结；B.滑结；C.推滑结；D.转为方结

体外方结的最大缺点：长线需要从组织穿过，这对组织造成的牵拉张力是不可避免的。因此，这种打结方式更适用于弹性组织的简单缝合，如胃底折叠术中的胃表面等。对于完成体外打结的操作，缝线的材质选择也非常关键。合成缝线更适合于体外打结，因为其表面光滑、更容易滑动及对组织造成的切割等损伤更小。

3. 预制结的训练要点　目前EndoLoop和Surgitie产品都是预制滑结，可以用来结扎蒂状结构，如血管、胆囊管、阑尾根部等。

预制套圈折叠后可由戳卡置入体内，以抓钳穿过套圈抓稳蒂状组织，套圈顺抓持器械下滑套住蒂状物，然后推动推杆塑料末端并且拉紧缝线，将套圈紧紧地结扎在蒂状物上，最后剪断缝线，至少保留5mm长的线尾（图2-2-7）。正确放置套圈的关键就在于将推杆末端正好放在结头最后收紧的位置。

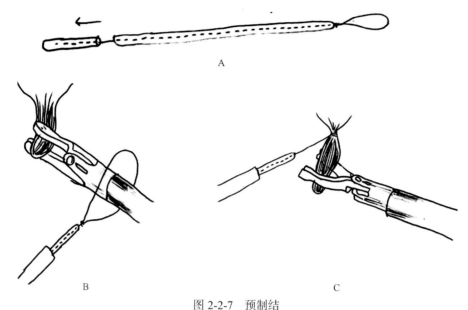

图 2-2-7 预制结

A. 预制套圈；B. 通过套圈分离蒂状物；C. 将套圈滑向适当位置收紧

器械公司 Pre-Tied Endo Knot 生产的是一种带有缝针的预制结。缝线穿过组织后，针和线都将从同一个戳卡中退出腹腔，然后预制结顺着一次性推结器滑下，最后被推结器推入腹腔内。这种预制结是一种改良的路德结，非常安全可靠。

4. 路德结的训练要点 路德结在 19 世纪末至 20 世纪初由 Roeder 首先用于扁桃体摘除术。20 世纪 80 年代德国的 Semm 医生对此种结在腹腔镜操作中的推广发挥了重要作用。

路德结通常使用的是长度在 60 ～ 90cm 的带针缝线。缝合过组织后，缝线的两端都可以从同一戳卡中退出腹腔。

手术时助手将手指按压在戳卡孔上减少漏气并分开两线尾，先做一个半结，用拇指和环指夹住结头，并用游离线尾绕两线三圈，然后将线尾穿过最后做出的线圈。

路德结还有一种变种，就是最后的时候将线尾穿过最先做出半结的线圈，这种方法主要用于合成线的打结，因为合成线材质滑，摩擦力小，打结后容易松开。肠线或丝线遇水会膨胀，打出的结头不需要增加这一步也可以很牢固。将线尾轻轻拉紧便可完成这个结，然后线尾留 5mm 剪断，用推结器推紧结头（图 2-2-8）。很多医生都认为路德结牢固可靠，同时也可以通过加上金属夹或外科夹来进一步确保安全性。

5. 体外打结的缺点 ①体外打结的过程中通常在缝线一头经戳卡拉出体外时，缝线已经穿过了组织，在手术过程中做结与压结的时候操作不当会割裂组织。②引入缝线和拉出缝线的过程中都有可能会导致戳卡漏气，体外打结时助手用手指按压封住戳卡口可以减少漏气，而且使用新型高流量注气机可以迅速补充逸出的气体，弥补气腹的突然丢失。③当使用推结器进行体外推结时，可能会导致患者组织的撕裂。为了避免这种情况，在标准的打结过程中，把结推向组织时不应该带张力牵拉缝线。推结过程中，可以由助手用钳子在组织附近夹住缝线，这将有助于减少缝线的张力。

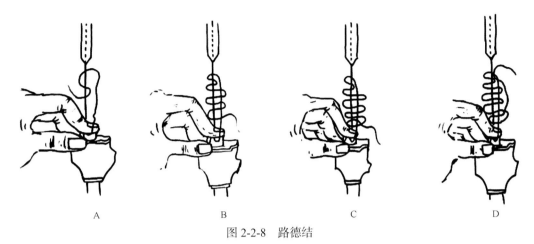

图 2-2-8 路德结

A.缝合完成后量线尾退出戳卡,同时手术助手将其分开;B.完成半结;C.将长线尾围两线绕三圈,然后穿过最后做的线圈;
D.长线尾也可再从最初做的线圈中穿过

三、倒刺缝线

1. 介绍 腹腔镜下缝合是开展腹腔镜手术必备技能之一。对于初学者而言,腹腔镜下缝合打结操作较为困难,需要一定的学习时间,才可熟练掌握这个技术。近年来,倒刺线的研发在临床中获得成功,这种新型缝线材料已被广泛应用于各个手术领域的缝合中。应用倒刺线缝合组织不仅不影响缝合质量,而且倒刺设计沿缝线路径提供了较传统缝线更多的固定点,能够在缝合过程中实现单向收紧,无须辅助推拉或打结固定,简化了传统打结缝合的操作,提高了手术效率,并且出血少、手术效果良好。

倒刺可吸收缝线表面带有与缝合方向相反的微小倒刺,进入组织后可嵌入组织,具有自我锚定功能,保持了均匀的张力,防止缝合过程中因缝线松动导致缝合不严密,与传统缝线相比,其无须助手协助收线,避免了收线过紧导致的组织水肿及撕裂,简化了操作流程,缩短了缝合时间,且倒刺线尾部自带瞄准环,无须打结,简化了腹腔镜下缝合打结技术(图 2-2-9)。

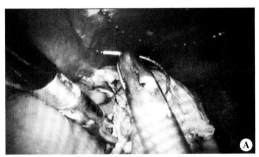
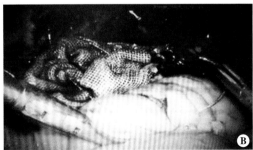

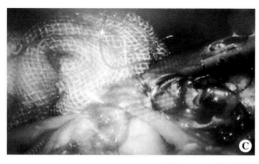
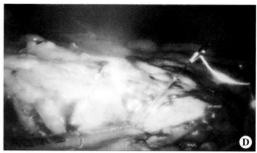

图 2-2-9　使用倒刺线进行消化道重建

A. 胰肠吻合后壁；B. 胰肠吻合前壁；C. 胆肠吻合；D. 胃肠吻合

2. 训练要点　采用单股线全层连续缝合关闭肠切开缺口。第一针在缺口的一端进针，在保证了全层缝合的前提下需要注意不能牵连到后壁，然后将针传递到缺口对侧组织边缘，接着从组织出口点以一个恰当的角度将缝线拉出，完成缺口第一针全程缝合操作。缝针穿过缝线末端的一个线环并收紧缝线，这样便可以避免了打结操作。使用抓钳将靠近出针口的组织推向对侧以减少组织牵引力，避免组织撕裂。因为缝线存在倒刺，所以松开后缝线不存在滑脱，借助倒刺线，在没有手术助手协助的情况下，术者仍可以保持适当的牵引力完成缝合操作。缝合结束后距最后一针的出针点 0.5 ～ 1cm 处剪断缝线即可，不需要再进行打结（图 2-2-10）。

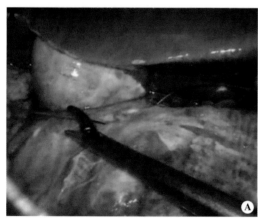
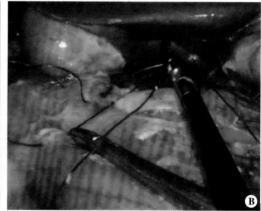

图 2-2-10　胃十二指肠溃疡穿孔的缝合过程

A. 缝线穿过十二指肠球部溃疡穿孔处；B. 缝合穿孔后打结的过程

3. 倒刺线的优点　①倒刺线不需要打结就可以固定组织，缩短了缝合时间，简化了缝合操作，提高了手术效率。②减少了与传统风险相关并发症，如衔接脱落或松弛，排线或感染等。③不同于间断缝合单点结扎，倒刺线缝合张力分布均匀；形成水密屏障，伤口止血效果好；伤口愈合快，疗效更佳。

四、辅助工具（打结器）

1. 背景及原理优点　外科手术操作中的打结，从最早的一般打结法到目前衍生出来各式各样的打结方式，既牢固又高效。而外科手法打结与腹腔镜下的打结又有着明显的区别。在腹腔镜条件下，由于受到手眼协调性、二维平面图像等各种限制，打结的速度明显比开放式手术要慢，从而出现了多种多样、方式不同的腹腔镜打结器来提高腹腔镜下打结效率。国内林建华等设计的腹腔镜打结器是利用慕丝线和现有的鸭嘴钳改制成打结器的推送器，原理是先将线拉出体外，然后应用鸭嘴钳改制的推送器送入腹腔内进行打结，由于推送时丝线滑度不够，容易出现劈裂，因此需用多股编制的慕丝线。王俊等报道的自制简易打结器，同样是需要通过将线拉出体外来进行打结，其设计操作的原理和上述打结器等同，均需要反复进出腹腔，打结效率并不是很理想。随着腹腔镜在外科中的不断广泛应用，腹腔镜下缝合打结技术也至关重要。通过文献调研，目前国内外关于腹腔镜打结器的报道尚偏少，现有文献主要集中在对一些打结方法的探讨。

腹腔镜打结器，遵循微创的原则，取得相关物理参数，其原理就是在器械上形成预先绕好线的模式，将体内的在平面视觉下的反复绕线的操作转换为器械上的自带绕线，器械进入腹腔后，直接利用两把抓钳将线结拉紧即可。这种打结器的应用使腹腔镜下打结操作更加简单和方便，显著提高了打结速度，缩短了手术时间，降低了患者的麻醉风险和麻醉费用，提高了腹腔镜下手术的成功率，使很多在腹腔镜下难以完成的手术变得容易。

2. 训练要点　从导管通道穿过的打结线支撑器，与从导管通道穿过的引线相互配合使用，将打结用的线绕导管形成预先结的一半，把导管的一端从戳卡孔中插入腹腔对着需打结处，然后将打结线支撑器插入导管上的支撑器通道中，把引线插入导管上的引线器通道中，接下来把打结圈推送到结扎部位，用手握紧打结线支撑器上的操纵把，使操纵把上的活动柄运动，撑住打结线，给予一定的支撑力，便于拉紧打结，并用手握紧引线器的操纵把，使夹线钳夹住打结线从导管的引线器通道拉出，最后用手拉着打结线两端用力拉紧，以此完成打结（图2-2-11）。

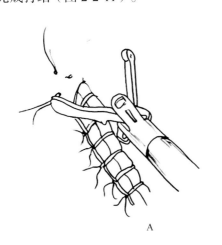
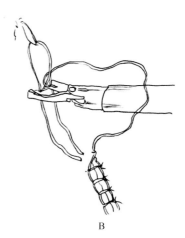

A　　　　　　　　　　　　　　　B

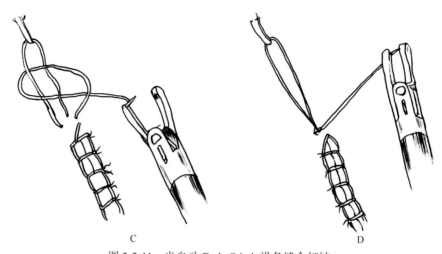

图 2-2-11　半自动 Endo Stitch 设备缝合打结

A. 缝合完毕后留下最后一个线圈；B. 将线圈置于张开的双颚之间，缝针从右向左传递；C. 打第一个半结；D. 关闭双颚，
拉紧绳头，继续交替反向打结

3. 评价　腹腔镜打结器可将打结时绕线的环节提前在器械上预制好，直接通过设计好的通道，将线圈拉下来，然后拉紧，形成线结，从而加快打结的速度，提高手术效率。

五、操作经验小贴士

（1）在手术开始前要熟悉并了解将要操作的组织与器官，选择合适的缝针、缝线及技术进行操作。

（2）在进入手术室实际操作之前，需要先在训练模型上进行反复训练才能保证真实手术的安全性。

（3）需要事先考虑好如何缝合，再选择从哪一个戳卡孔进入腹腔更便于操作。

（4）持针器与辅助抓钳之间夹角在 60°～ 90°。

（5）体内打结时缝线长度 8 ～ 12cm，体外打结时缝线长度需要大于 30cm。

（6）缝合打结时不要抓线过紧，否则会磨损缝线使其损失抗拉强度。

（7）带有 30° 角的镜头更方便操作；3D 腹腔镜因放大倍数更高、视野立体感更强，缝合打结操作比 2D 腹腔镜优势更加显著。

（庄紫伟）

第三节　缝合技术训练

随着腹腔镜技术的不断发展，其创伤小、疼痛轻、恢复快等独特优势不断显露。近年来，腹腔镜手术越来越普及应用，其微创优势也越来越多地被广大患者所认可和青睐。腹腔镜技术不同于传统开放手术技术，具有操作难度大、理论体系复杂、手眼协调要求高、学习曲线时间长及直杆型器械造成的"筷子效应"等特点。2D腹腔镜手术是在二维监视器下完成三维空间的手术操作，而且不能直接接触到腹腔内组织器官，缺少了立体视觉和触觉反馈，对于初学者而言，无法简单地通过观察显示器来捕捉术者腹腔镜下的操作过程和意图，也较难通过理论授课或辅助实践来提高腹腔镜技术，现阶段医学伦理亦反对以患者为练习操作对象。因此为了保证手术安全性，腹腔镜外科初学者需要经过从模块训练到动物实验，再到临床实践的过程。在整个过程中，科学合理而又高效的培训尤为重要。

近年来，随着医疗器械和计算机模拟技术的不断发展，针对腹腔镜基本技能的模拟操作训练技术也日益成熟，这为年轻医生学习腹腔镜技术奠定了坚实的基础。初学者可通过理论学习、技术培训、模拟训练、考核反馈等环节进行系统性训练，熟悉腹腔镜基本操作，进而逐步应用于临床实践中，提高术中腹腔镜操作的有效性和安全性。在腹腔镜模拟训练中，缝合技巧训练是最为基本和核心的内容，镜下缝合本身也在腹腔镜手术中尤为常用，该技术能够通过医疗设备和仿真耗材进行模拟操作，训练成本较低，可重复性较强。目前，国内针对腹腔镜下缝合技术训练尚无统一规范的培训课程，亦无明确的考核评价标准，因此本节旨在详细介绍腹腔镜缝合技术训练的方法要点及评价标准（由我培训中心论证后制订）。

一、培训目标

应用腹腔镜模拟训练箱训练镜下缝合技术，旨在培养初学者腹腔镜下视野转换、手眼协调、动手操作和空间立体塑造的能力，缩短腹腔镜技术学习曲线，增加镜下缝合技术的熟练度和流畅性，避免损伤邻近组织和血管，能够针对不同的切口选择适宜的缝合方法，提高缝合质量；此外，模拟训练还能够帮助操作者熟悉各种腹腔镜器械的工作原理和功能，培养使用腹腔镜器械传递物品的感觉和熟练度，克服失去手触觉和二维平面图像带来的不适感，使得操作过程更加得心应手。培训学员通过各个环节的规范化理论培训和实际操作训练，最终达到腹腔镜下缝合打结的标准化要求。指导老师应善于发现学员在训练过程中的薄弱和不足，进行有侧重的个体化培训，提高培训效率。

二、准备工作

（一）腹腔镜设备

腹腔镜模拟训练箱主要由1个多孔的空腔操作箱和1个带照明光源的视频采集摄像装置（以下统称视频采集器）及操作箱上方的显示器组成。训练者立于空腔操作箱前方，将仿肉模块置入空腔操作箱内，通过视频采集器传送到显示器上，在显示器上呈现出模拟腹腔镜下的手术环境，培训学员通过操作箱表面孔道置入腹腔镜器械，根据训练要求在操作箱内进行缝合操作（图2-3-1）。

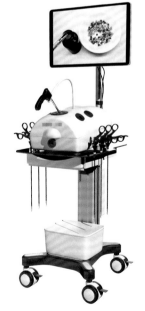

图2-3-1　腹腔镜模拟训练箱

（二）腹腔镜器械

腹腔镜器械包括分离钳、持针器、弯剪等（图2-3-2）。

（三）腹腔镜训练材料

仿肉模块模拟组织不同方向的切口，可多角度进行缝合打结练习，不仅实现了由开腹手术向腹腔镜手术环境的转换，也提高了腹腔镜下操作的准确性和熟练度，为之后真实腹腔镜手术下的缝合打结操作奠定扎实的基础（图2-3-3）。

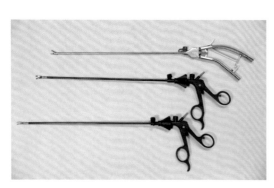

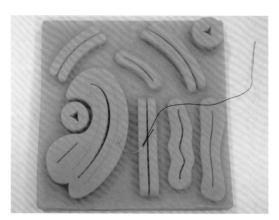

图 2-3-2　腹腔镜器械　　　　　　　　　图 2-3-3　腹腔镜训练材料

三、训 练 内 容

（一）进针与出针训练

腹腔镜缝合操作不同于开放手术，外科医生不仅需要根据显示器的视觉信息反馈来进行手眼配合完成操作，也需要根据不同组织的特性，综合判断进针角度和出针位置，并把握适当的缝合力度，以达到预期缝合目标。本部分内容主要训练进针点和出针点的精准度、控制力及位置控预判能力，并熟练掌握进针、出针的操作方法。

1. 手法介绍　训练时，初学者需严格依据训练手法操作。

（1）预备进针：在操作箱内放入仿肉模块并与底板固定，确保组织不移动。练习者立于操作箱前，双眼平视显示器，左手持分离钳抓持欲缝合组织的边缘并固定，使其保持一定张力，抓持力度不宜过大，避免在实操中损伤组织或邻近血管，右手持持针器夹持缝合针以顺时针方向运用腕关节力量沿针的弧度与组织呈垂直角度进针（图2-3-4）。

（2）进针：在组织的另一侧适当位置出针时应注意预判出针位置并充分显露，避免刺伤对侧组织深层的血管或神经，操作中应避免反复穿刺组织，以相同方法完成切口另一侧组织的进出针动作。若仿肉模块切口皮瓣厚度较薄，也可于一侧进针并在切口另一侧直接出针（图2-3-5）。

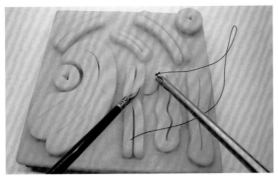
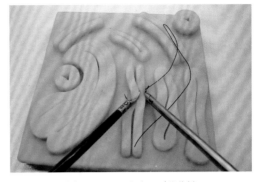

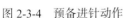

图 2-3-4　预备进针动作　　　　　　　　图 2-3-5　于组织一侧进针

（3）预备出针：出针时，左手持分离钳夹持针体并固定，抓持力度适当，避免夹断针尖（图 2-3-6）。

（4）出针：右手持持针器夹持针尖完成出针动作，避免缝针掉落（图 2-3-7）。

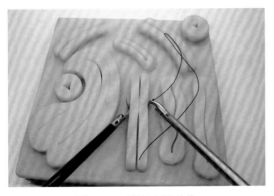
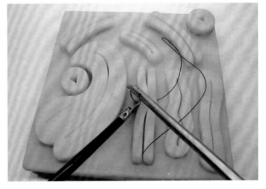

图 2-3-6　预备出针动作　　　　　　　　图 2-3-7　于组织另一侧出针

2. 训练要点　①进针、出针时需按照针的弧度翻腕完成，以减少对组织的牵拉和损伤。②进针、出针时应注意抓持组织，保持一定张力，但抓持力度不宜过大。③出针时应预判出针位置并充分显露，避免刺伤邻近组织或血管。④尽量减少出针时的惯性操作对组织的损伤。⑤判断进针与出针位置时应注意保持缝合边距与针距。⑥所有操作均在视野范围内进行，避免缝针掉落。

3. 考核标准　完成训练时长后，需进行阶段性考核，考核标准如下：①分别完成仿肉模块上纵行、横行切口各 5 针的进针与出针。②每个切口 5 针的进针、出针操作应于 5 分钟内完成，并符合进针、出针的操作规范。③每次拾针与调针时间≤ 10 秒。④考核完毕后检查仿肉模块无损伤，缝针无掉落。

（二）拾针与调针训练

腹腔镜下的拾针和调针全部是在显示器监视下通过双手持器械相互配合完成的，由于长杆型器械触觉反馈差，存在"筷子效应"，且二维平面缺少立体感，因此本操作较在开腹手术环境中操作难度更大。真实腹腔内重要组织器官多、环境复杂，拾针和调针是腹腔镜下缝合打结的第一步，如操作不熟练会导致缝合时间过长、缝合质量较差。因此，学员们应充分重视这一环节的训练，才能对完成缝合操作起到事半功倍的效果。本部分内容主要介绍较为实用的两种拾针与调针训练方法，以便在不同的手术场景灵活应用。

1. 手法介绍 训练时，初学者需严格依据训练手法操作，共两种训练方法，详述如下。

（1）训练方法一

1）调针：左手持分离钳夹持针体，注意不要固定，右手持持针器夹持针体尾部缝合线以调整针的旋转方向，直至旋转到夹持针体的合适位置，使针尖朝上（图2-3-8）。

2）固定：右手持持针器夹持针体尾部2/3处并固定（图2-3-9）。

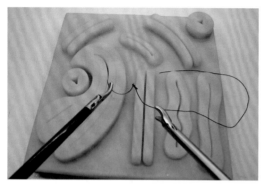

图 2-3-8　利用针尾缝线调针

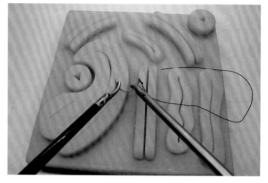

图 2-3-9　持针器固定缝针

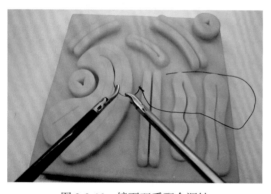

图 2-3-10　镜下双手配合调针

（2）训练方法二

1）调针：双手分别持分离钳及持针器同时夹持针体，不要固定，双手相互配合将针调至合适位置，针尖朝上（图2-3-10）。

2）固定：右手持持针器夹持针体尾部2/3处并固定（见图2-3-9）。

2. 训练要点 ①持针器应夹持针体尾部2/3处，针尖朝上。②需保持持针器与针体方向垂直后再固定，调针过程中不固定，但需注意避免缝针掉落。③拾针与调针时均应尽量减小动作幅度，尽快完成调针动作，避免在调针过程中刺伤周围组织或血管。④所有操作均在视野范围内进行。

3. 考核标准 完成训练时长后，需进行阶段性考核。考核标准：①在仿肉模块上完成5次拾针与调针，三种方法均应考核。②5次拾针与调针应于1分钟内完成，并保持持针器夹持针体尾部2/3处，针尖朝上，针体与持针器垂直。③确保仿肉组织无损伤，缝针无掉落。

（三）单纯间断缝合训练

单纯间断缝合是手术中最常见的缝合方法，应用范围最广，一般用于皮肤、皮下组织、肌肉、腱膜及腹膜等多种组织的缝合。随着腹腔镜外科手术范围的不断扩大，腹腔镜下单纯间断缝合也成为最常用的镜下缝合方法之一。与传统开腹手术相比，镜下的单纯间断缝合与打结均是在左右手器械的相互配合下完成的，具体缝合方法及要求与体外缝合一致，但操作难度明显增大，缝合要点也明显增多，缝合过程涉及拾针与调针、进针与出针及镜下打结等多个步骤，需要学员们在腹腔镜模拟训练箱中反复练习，以提高缝合质量和熟练程度。

1. 手法介绍 训练时，初学者需严格依据训练手法操作。

（1）进针：根据前述训练方法完成拾针和调针动作，左手持分离钳抓持欲缝合组织的边缘并固定，使其保持一定张力，右手持持针器夹持缝合针以顺时针方向运用腕关节力量沿针的弧度与组织呈垂直角度进针，于组织的另一侧适当位置出针，以相同方法完成切口另一侧组织的进出针动作。若仿肉模块切口皮瓣厚度较薄，也可于一侧进针并在切口另一侧直接出针（图 2-3-11）。

（2）打结：将缝针放置在视野范围内，左手持分离钳夹持针尾缝线并逐渐拉出组织直至线尾留存约 5cm（至于尾线的长度可根据个人习惯留存）（图 2-3-12）。

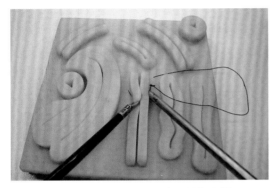
图 2-3-11 单纯间断缝合进针与出针

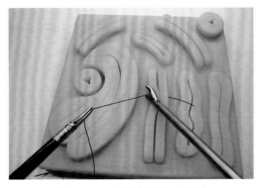
图 2-3-12 单纯间断缝合打结

（3）剪线：在腹腔镜监视下左右手相互配合完成器械打结，方法与体外器械打结方法类同（详见本章第二节），打结完成后使用弯剪剪断缝线（图 2-3-13）。

（4）完成缝合：检查吻合质量，完成多个单纯间断缝合练习（图 2-3-14）。

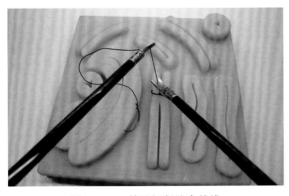
图 2-3-13 单纯间断缝合剪线

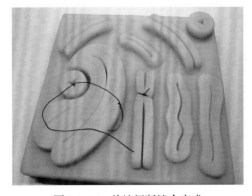
图 2-3-14 单纯间断缝合完成

2. 训练要点 训练时需注意以下要点：①缝合进针时应于距离切口一侧约 0.5cm 处垂直进针，出针后于距离切口另一侧约 0.5cm 处再次进针并出针，注意预判进针与出针位置，注意保持缝合边距，若仿肉模块切口皮瓣厚度较薄，也可于一侧进针并在切口另一侧直接出针。②多次单纯间断缝合训练时应注意保持针距约 1cm，且切口对合完整。③打结收紧拉线时需轻柔，确保无组织切割伤，打结完成后应检查线结的松紧程度，保持线结位于一侧。④打结时应着重注意保持缝针在视野范围内，避免实际操作中缝针在腹腔内丢失，以至于损伤周围器官和组织，缝合完成后应连同缝线一并移出，并直视下检查带线缝针的完整性，避免缝针遗漏在体内。

3. 考核标准 完成训练时长后，需进行阶段性考核。考核标准：①分别完成仿肉模块上横、纵切口各 3 针的单纯间断缝合。②每个切口 3 针缝合应于 10 分钟内完成，并符合单纯间断缝合打结的操作规范。③每个切口 3 针缝合过程中拾针、调针时间≤30 秒。④每个切口 3 针缝合过程中打结时间≤60 秒。⑤缝合完毕后检查仿肉模块，切口对合整齐，组织无损伤，线结松紧程度适中，针距与边距符合缝合标准。

（四）单纯连续缝合训练

单纯连续缝合是用一根缝线自始至终连续地缝合切口，分别在第一针和最后一针处打结，缝合方法与单纯间断缝合类同，主要适用于皮肤、皮下组织、筋膜、血管、胃肠道的缝合，是较常用的缝合方法。该方法在腹腔镜下也较为常用，相比单纯间断缝合无须多次打结和剪线，使用一根缝线连续缝合直至切口关闭，显著简化了操作步骤，缝合较为牢靠，因此在腹腔镜下较长切口的缝合多选择此方法，但需注意切口张力不可过大，首尾两处打结需牢固可靠，否则可能出现一处断裂全部缝线拉脱的风险。

1. 手法介绍 训练时，初学者需严格依据训练手法操作。

（1）进针：根据前述训练方法完成拾针和调针动作，左手持分离钳抓持欲缝合组织的边缘并固定，使其保持一定张力，右手持持针器夹持缝合针以顺时针方向运用腕关节力量沿针的弧度与组织呈垂直角度进针，于组织的另一侧适当位置出针，以相同方法完成切口另一侧组织的进出针动作。若仿肉模块切口皮瓣厚度较薄，也可于组织一侧进针并在另一侧直接出针（图 2-3-15）。

（2）打结：第一针缝合完成后左右手配合完成镜下打结（图 2-3-16）。

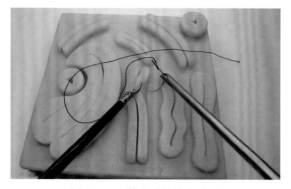 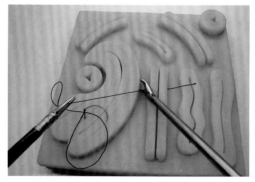

图 2-3-15 单纯连续缝合进针　　　　　图 2-3-16 单纯连续缝合打第一个结

（3）连续缝合：继续沿切口方向连续缝合，缝合过程中注意保持缝合边距和针距（图2-3-17）。在实际操作中助手可通过第三个操作孔使用抓钳帮助术者拉紧缝合线，防止连续缝合过程中缝合线不紧导致切口闭合不佳；若没有助手，术者可在缝合中间暂时用一枚钛夹将缝线夹住，保持缝线收紧，再继续进行连续缝合，直至缝合结束后将钛夹取出。

（4）打结：完成连续缝合后在最后一针处左右手相互配合利用回头线完成器械打结（图2-3-18），也可在末端线结处夹一枚血管夹（钛夹、外科夹或者可吸收夹）代替打结。

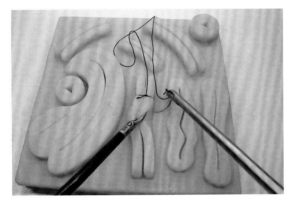

图 2-3-17 继续单纯连续缝合

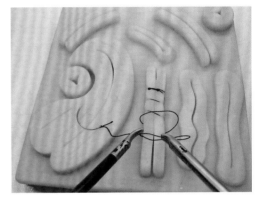

图 2-3-18 单纯连续缝合后利用回头线打最后一个结

（5）剪线：使用弯剪剪断缝线，检查吻合质量（图2-3-19）。

（6）完成单纯连续缝合：持针器夹持缝线尾端连同缝针一同移出，完成单纯连续缝合（图2-3-20）。

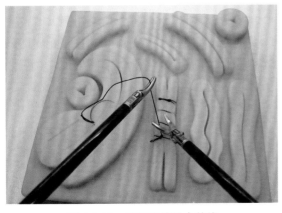

图 2-3-19 单纯连续缝合剪线

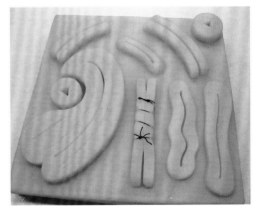

图 2-3-20 单纯连续缝合完成

2. 训练要点 训练时需注意以下要点：①注意在第一针缝合后打结，继而用该缝线缝合整个切口，结束前一针，需利用回头线打结。②缝合进针时应于距离切口一侧约0.5cm处垂直进针，出针后于距离切口另一侧约0.5cm处再次进针并出针，注意预判进针与出针位置，注意保持缝合边距，若仿肉模块切口皮瓣厚度较薄，也可于一侧进针并在切口另一侧直接出针。③训练时应注意保持针距约 1cm，且切口对合完整。④打结收紧拉线时动作轻柔，确保无组织切割伤，打结完成后应检查线结的松紧程度，保持线结位于一侧。⑤打结时应着重注意保持缝针在视野范围内，避免实际操作中缝针在腹腔内丢失，以至于损伤周围脏器和组织，缝合完成后应连同缝线一并移出，并直视下检查带线缝针的完整性，避免缝针遗漏在体内。⑥连续缝合过程中注意保持缝线收紧，缝合完成后也可在末端线结处夹一枚血管夹（钛夹、外科夹或者可吸收夹）代替打结。

3. 考核标准 完成训练时长后，需进行阶段性考核，考核标准：①分别完成纵、横切口各 5 针的单纯连续缝合。②每个切口 5 针单纯连续缝合应于 10 分钟内完成，并符合缝合打结的操作规范。③每个切口 5 针缝合过程中拾针、调针时间 ≤ 50 秒。④每个切口 5 针缝合过程中打结时间 ≤ 40 秒。⑤缝合完毕后检查仿肉模块，切口对合整齐，组织无损伤，线结松紧程度适中，针距与边距符合缝合标准，无缝线脱落。

（五）连续锁边缝合训练

连续锁边缝合法又称毯边式缝合法，与单纯连续缝合法类似，均使用一根缝线进行连续缝合，区别在于连续锁边缝合法需要在每次缝合出针后在同一侧将缝线交锁固定再缝合下一针，以此依序完成缝合。这种缝合的特点是保证每一针缝线在进行下一针缝合前就得以绞索固定，保持一定的缝线紧张度，适用于较长的直线型切口和张力较大的残端切口。腹腔镜下此种缝合方法能够确认切缘对合更加良好，保持缝线紧张度，止血效果好，操作方法与腹腔镜下的单纯连续缝合类似，省时方便，因此多用于直线型切口和活动性较大、组织厚度较薄的缝合部位，如胃肠道残端的闭合。练习者在仿肉组织上练习时需注意每一针缝合出针的方法和位置，保证缝线在一侧形成交锁。

1. 手法介绍 训练时，初学者需严格依据训练手法操作。

（1）进针：根据前述训练方法完成拾针和调针动作，左手持分离钳抓持欲缝合组织的边缘并固定，使其保持一定张力，右手持持针器夹持缝合针以顺时针方向运用腕关节力量沿针的弧度与组织呈垂直角度进针，于组织的另一侧适当位置出针，以相同方法完成切口另一侧组织的进出针动作。若仿肉模块切口皮瓣厚度较薄，也可于组织一侧进针并在组织另一侧直接出针，以此完成第一针缝合（图 2-3-21）。

（2）打结：第一针缝合完成后左右手配合完成镜下打结（图 2-3-22）。

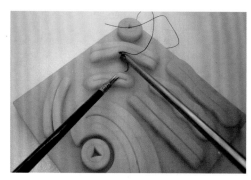

图 2-3-21 连续锁边缝合进针

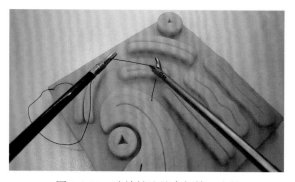

图 2-3-22 连续锁边缝合打第一个结

（3）连续锁边缝合：从第二针缝合开始出针位置均应在"线圈"内侧（单纯连续缝合出针位置在"线圈"外侧），保证一侧缝线交锁，继续沿切口方向缝合，缝合过程中注意保持缝合边距和针距（图2-3-23）。可在缝合中间暂时用一枚钛夹将缝线夹住，保持缝线收紧，再继续进行缝合，直至缝合结束后将钛夹取出。

（4）打结：最后一针完成后左右手相互配合利用回头线完成器械打结（图2-3-24）。

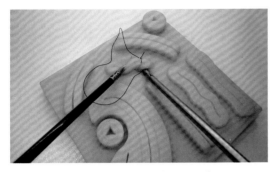
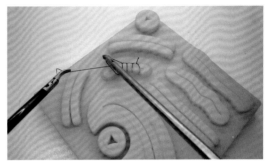

图2-3-23 继续连续锁边缝合　　图2-3-24 连续锁边缝合后利用回头线打最后一个结

（5）剪线：使用弯剪剪断缝线（图2-3-25），检查吻合质量，可在末端线结处夹一枚钛夹加强固定，防止松脱。

（6）完成连续锁边缝合：持针器夹持缝线尾端连同缝针一同移出，完成连续锁边缝合（图2-3-26）。

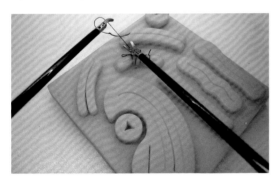
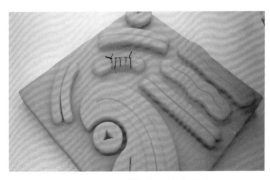

图2-3-25 连续锁边缝合剪线　　图2-3-26 连续锁边缝合完成

2. 训练要点　训练时需注意以下要点：①在第一针缝合后打结，继而用该缝线缝合整个创口，结束前一针，利用回头线打结，注意第二针缝合开始的出针位置位于"线圈"内侧（与单纯连续缝合相鉴别），保持缝线于一侧交锁。②缝合进针时应于切口一侧距离约0.5cm处垂直进针，出针后于切口另一侧距离约0.5cm处再次进针并出针，注意预判进针与出针位置，注意保持缝合边距，若仿肉模块切口皮瓣厚度较薄，也可于一侧进针并在切口另一侧直接出针。③训练时应注意保持针距约1cm，且切口对合完整。④打结收紧拉线时轻柔，确保无组织切割伤，打结完成后应检查线结的松紧程度，保证缝线于一侧交锁，避免锁边缝线位于切口上。⑤打结时应着重注意保持缝针在视野范围内，避免实际操作中缝针在腹腔内丢失，以至于损伤周围器官和组织，缝合完成后应连同缝线一并移出，并直视下检查带线缝针的完整性，避免缝针遗漏在体内。

3. 考核标准　完成训练时长后，需进行阶段性考核，考核标准：①沿仿肉模块上完成

5针连续锁边缝合。②5针连续锁边缝合应于10分钟内完成，并符合缝合打结的操作规范。③5针连续锁边缝合拾针、调针时间≤50秒。④5针连续锁边缝合打结时间≤40秒。⑤缝合完毕后检查仿肉模块，切口对合整齐，组织无损伤，线结松紧程度适中，针距与边距符合缝合标准，缝线于一侧交锁，无缝线脱落。

（六）间断垂直褥式内翻缝合训练

垂直褥式内翻缝合法又称伦孛特（Lembert）缝合法，该缝合方法能够使切口两侧组织内翻，保持良好对合，避免切口两侧组织对合不良或张力较大影响愈合形成瘘，常用于胃肠道吻合时的浆肌层缝合。随着完全腹腔镜技术逐渐在临床普及应用，间断垂直褥式内翻缝合法也常在腹腔镜下运用，多用于胃肠道全层吻合后的吻合口加固。操作者在运用此方法缝合胃肠道浆肌层时，需保持缝线穿行于浆肌层（注意：缝合不能太深穿透黏膜处，亦不能太浅仅缝合浆膜层），使创缘组织良好对合并内翻，将肠壁组织内翻包埋处理后再打结，以减少吻合口张力，保持浆膜面平滑，防止粘连。这十分考验操作者的镜下缝合技术，在实际操作中胃肠吻合不佳，易造成术后吻合口瘘和狭窄，增加不良事件发生，因此需多加练习以提高缝合质量。

1. 手法介绍　训练时，初学者需严格依据训练手法操作。

（1）进针：根据前述训练方法完成拾针和调针动作，左手持弯分离钳抓持欲缝合组织的边缘并固定，使其保持一定张力，右手持持针器在切口一侧组织适当位置进针（图2-3-27）。

（2）出针：进针时，右手持持针器夹持缝合针以顺时针方向运用腕关节力量沿针的弧度与组织呈垂直角度在一侧距离切口约0.5cm处进针，于同侧距离切口约0.2cm处出针（图2-3-28）。

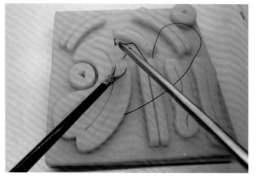 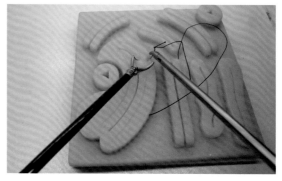

图2-3-27　于组织一侧距离切口约0.5cm处进针　　　图2-3-28　于同侧距离切口约0.2cm处出针

（3）对侧进针出针：跨越切口，以相同方法在对侧距离切口约0.2cm处进针，再于对侧距离切口约0.5cm处出针（图2-3-29），注意缝合深度约0.3cm。

（4）打结：左右手相互配合完成器械打结（图2-3-30），检查切缘保持对合和内翻，必要时可使用分离钳辅助内翻。

（5）剪线：使用弯剪剪断缝线（图2-3-31），检查吻合质量。

（6）完成间断垂直褥式内翻缝合：持针器夹持缝线尾端连同缝针一同移出，完成间断垂直褥式内翻缝合（图2-3-32）。

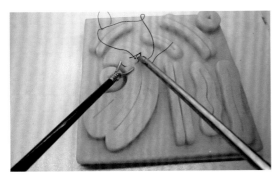

图 2-3-29　在组织对侧进针与出针

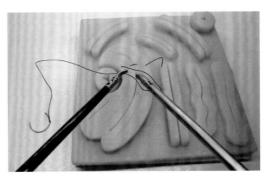

图 2-3-30　利用器械打结

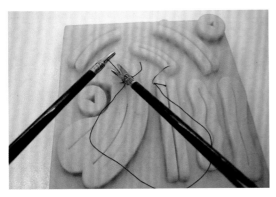

图 2-3-31　剪断缝线

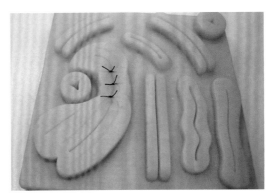

图 2-3-32　间断垂直褥式内翻缝合完成

2. 训练要点　①需注意于一侧距离切口约 0.5cm 的远端进针，于同侧距离切口约 0.2cm 的近端出针，跨越切口，以相同方法在对侧距离切口约 0.2cm 的近端进针，对侧距离切口约 0.5cm 的远端出针，缝合深度约 0.3cm，该缝合方法强调进针、出针位置和缝合深度。②缝合训练时注意保持缝合边距和针距，尽量保持切口对合和内翻，缝合完毕可使用分离钳辅助内翻。③打结收紧拉线时轻柔，确保无组织切割伤，打结完成后应检查线结的松紧程度，保证线结位于一侧。④打结时应着重注意保持缝针在视野范围内，避免实际操作中缝针在腹腔内丢失，以至于损伤周围脏器和组织，缝合完成后应连同缝线一并移出，并直视下检查带线缝针的完整性，避免缝针遗漏在体内。

3. 考核标准　完成训练时长后，需进行阶段性考核。考核标准：①沿仿肉模块上一纵行切口进行 3 针间断垂直褥式内翻缝合。② 3 针间断垂直褥式内翻缝合应于 10 分钟内完成，并符合缝合打结的操作规范。③ 3 针间断垂直褥式内翻缝合拾针、调针时间≤ 60 秒。④ 3 针间断垂直褥式内翻缝合打结时间≤ 60 秒。⑤缝合完毕后检查仿肉模块，切口内翻并对合整齐，组织无损伤，线结松紧程度适中，针距与边距符合缝合标准，无缝线脱落。

（七）荷包缝合训练

荷包缝合是空腔脏器常用的缝合方法，是在组织浆肌层连续缝合一周，将中心组织或残端内翻包埋，同时拉紧缝线打结，通常用于环形切口的缝合，如胃肠壁较小直径的圆形穿孔或伤口缝合、胃肠或膀胱造瘘、阑尾残端包埋、十二指肠残端包埋、人工瘘管固定等。不同于开放性手术，腹腔镜下的荷包缝合是在显示器监视下运用器械完成的，涉及镜下调整缝合方向和反手缝合，且较难收紧缝线，操作过程中常需助手配合完成。

1. 手法介绍　训练时，初学者需严格依据训练手法操作。

（1）进针：根据前述训练方法完成拾针和调针动作，左手持弯分离钳抓持欲缝合组织的边缘并固定，使其保持一定张力，右手持持针器夹持缝合针以顺时针方向运用腕关节力量沿针的弧度与组织呈垂直角度在距离环形切缘约 0.5cm 处适当位置以平行切缘方向进针，于同侧组织远端适当位置出针（图 2-3-33）。

（2）荷包缝合：完成第一针后以相同方法继续连续环周荷包缝合，由于组织相对固定，部分缝合需反手完成，注意荷包缝合的针距和边距要对称，距离中心位置要平均（图 2-3-34）。

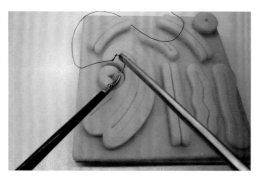
图 2-3-33　平行环形切缘方向进针

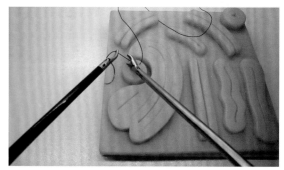
图 2-3-34　继续荷包缝合

（3）首尾缝线收紧：完成最后一针缝合后，左右手相互配合将首尾缝线收紧，有助手时可协助收紧缝线，保持缝线不松脱（图 2-3-35）。

（4）打结并剪线：镜下利用器械打结，使用弯剪剪断缝线，完毕后检查荷包质量（图 2-3-36）。

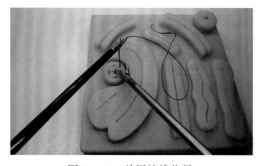
图 2-3-35　首尾缝线收紧

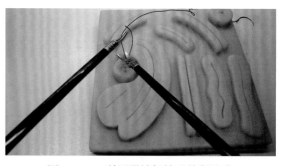
图 2-3-36　利用器械打结后剪断缝线

（5）完成荷包缝合：持针器夹持缝线尾端连同缝针一同移出，完成荷包缝合（图 2-3-37）。

2. 训练要点　①荷包缝合应在平行于环形切口或中心位置且距离约 0.5cm 处进针，注意保持缝合边距和针距约 1cm，针距和边距要对称，距离中心位置要平均。②缝合完成后，确认首尾缝线收紧的同时将中心组织完全包埋，再进行器械打结，可由助手协助收紧缝线，也可夹一钛夹固定缝线后打结，完毕后检查荷包质量。③打结和收紧拉线时轻柔，确保无组织切割伤。④注意缝合层次为浆肌层，不能全层缝合。⑤打结时应着重注意保持缝针在视野范围内，避免实际操作中缝针在腹腔内丢失，以至于损伤周围脏器和组织，缝合完成后应连同缝线一并移出，并直视下检查带线缝针的完整性，避免缝针遗漏在体内。

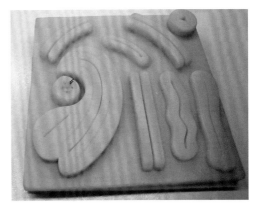

图 2-3-37　荷包缝合完成

3. 考核标准　完成训练时长后，需进行阶段性考核。考核标准：①沿仿肉模块上一圆形切口进行至少 5 针的荷包缝合，其中包含 2 针反手缝合。②荷包缝合于 15 分钟内完成，并符合缝合打结的操作规范。③拾针、调针时间≤ 50 秒。④打结时间≤ 20 秒。⑤缝合完毕后检查荷包质量，中心组织完全收纳，组织无损伤，线结松紧程度适中，针距与边距均匀对称，距离中心位置平均，符合缝合标准，无缝线脱落。

（八）内外"8"字缝合训练

内外"8"字缝合法又称双间断缝合法，分为内"8"字缝合和外"8"字缝合，两者均由两个相连的间断缝合组成，形似"8"字，区别在于内"8"字缝合缝合线在组织深面交叉，而外"8"字缝合缝合线在组织表面交叉。此类"8"字缝合的主要特点为缝合牢固可靠，线结不易拉脱，因此多用于筋膜、肌肉等对张力要求不大的组织缝合，但在腹腔镜手术中使用频率较少。

1. 手法介绍　训练时，初学者需严格依据训练手法操作。

（1）外"8"字缝合

1）一侧进针、对侧出针：根据前述训练方法完成调针和持针动作，左手持分离钳抓持欲缝合组织的边缘并固定，使其保持一定张力，右手持持针器在一侧距离切口约 0.5cm 处适当位置以垂直切缘方向进针，在对侧水平位置距离切口约 0.5cm 出针（图 2-3-38）。

2）同侧远端进针、对侧远端出针：再于同侧组织远端约 1cm 距离切口约 0.5cm 处进针，在对侧水平位置距离切口约 0.5cm 处出针（图 2-3-39），注意保持针距约 1cm。

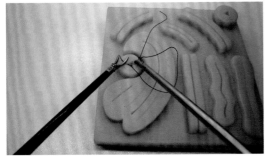

图 2-3-38　外"8"字缝合，于组织一侧进针、对侧出针

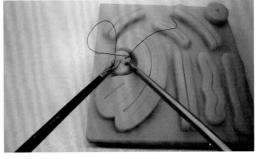

图 2-3-39　外"8"字缝合，于同侧远端进针、对侧远端出针

3）打结并剪线：左右手相互配合将头尾缝线收紧，进行器械打结，使用弯剪剪断缝线（图2-3-40），检查缝合质量。

4）完成外"8"字缝合：持针器夹持缝线尾端连同缝针一同移出，完成外"8"字缝合（图2-3-41）。

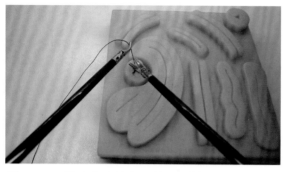
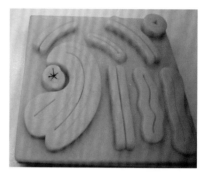

图2-3-40 外"8"字缝合，利用器械打结后剪断缝线　　图2-3-41 外"8"字缝合完成

（2）内"8"字缝合

1）一侧进针、对侧远端出针：根据前述训练方法完成调针和持针动作，左手持分离钳抓持欲缝合组织的边缘并固定，使其保持一定张力，右手持持针器在一侧距离切口约0.5cm处适当位置成约45°角斜向远端方向进针，在对侧远端距离切缘约0.5cm处出针（图2-3-42）。

2）同侧远端进针、对侧近端出针：再于同侧组织远端约1cm距离切口约0.5cm与切缘成约45°角方向斜向近端进针，在对侧近端距离切缘约0.5cm处出针（图2-3-43），注意保持针距约1cm。

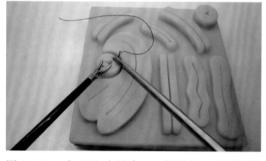
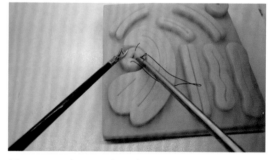

图2-3-42 内"8"字缝合，一侧进针、对侧远端　　图2-3-43 内"8"字缝合，于同侧远端进针、对
　　　　　　　　　出针　　　　　　　　　　　　　　　　　　侧近端出针

3）打结并剪线：左右手相互配合将头尾缝线收紧，而后进行器械打结，使用弯剪剪断缝线，检查缝合质量（图2-3-44）。

4）完成内"8"字缝合：持针器夹持缝线尾端连同缝针一同移出，完成内"8"字缝合（图2-3-45）。

2. 训练要点　①内外"8"字缝合方法存在差异，容易混淆，应注意区分，注意保持针距和缝合边距约1cm。②缝合时注意组织层次对齐，也可在打结前再次调整对齐。③打结和收紧拉线时应轻柔，确保无组织切割伤。④打结时应着重注意保持缝针在视野范围内，避免实际操作中缝针在腹腔内丢失，以至于损伤周围脏器和组织，缝合完成后应连同缝线一并移出，并直视下检查带线缝针的完整性，避免缝针遗漏在体内。

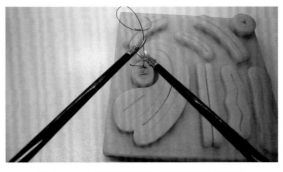
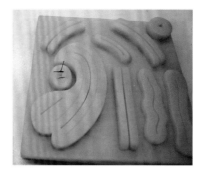

图 2-3-44 镜下利用器械打结后剪断缝线　　　　图 2-3-45 内"8"字缝合完成

3. 考核标准 完成训练时长后，需进行阶段性考核。考核标准：①在仿肉模块上分别完成一次内、外"8"字缝合，先进行内"8"字缝合，后进行外"8"字缝合（缝合顺序可调整）。②内、外"8"字缝合应于10分钟内完成，并符合缝合打结的操作规范。③拾针、调针时间 ≤ 40 秒。④打结时间 ≤ 40 秒。⑤缝合完毕后检查仿肉模块，组织无损伤，线结松紧程度适中，针距与边距符合缝合标准，无缝线脱落。

注：本节中全部图片的版权归属于北京博医时代教育科技有限公司。

（胡　鹏　唐　云）

第四节　器械抓持力度和组织分离技巧训练

经过前期精准夹豆、梅花桩夹豆、双手套圈、缝合打结等初级操作技能培训后，学员已经形成了基本的空间定位能力、眼手协调能力和双手协调能力。进入本节的学习意味着腹腔镜培训已经进入了中级阶段，除了需要熟悉无创抓钳、分离钳等一般长轴距器械以外，此阶段的学习要求学员进一步熟悉能量器械的应用。本节将重点讲解临床外科手术中常见的能量器械应用方法，如超声刀、单极电刀、双极电刀等。在充分了解能量器械正确的应用方法后，才能更加得心应手，为外科术式训练做好铺垫。

一、整体训练目标、培养能力

希望通过本阶段的学习，帮助学员实现两个方面的提高：第一，认识并熟悉临床实践中常见的能量器械及工作原理，并熟悉这些能量器械的使用方法，逐步做到没有高年资医师现场指导的情况下，学员能够独立安全地使用能量器械；第二，本阶段的训练将配合使用实体动物组织，借此模拟真实手术的组织触感，提高学员经过长轴距介导力量后的反馈，进而增强对组织抓持的力量控制。

二、钝性分离训练

1. 手法介绍 本模块的训练目的是培养学员钝性分离的规范化操作。所需要的训练器

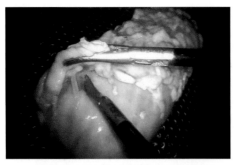

图 2-4-1　右手持分离钳抓取组织向上提起，
左手持分离钳在组织间分离间隙

械为镜下分离钳，左手和右手各持 1 把。在钝性分离组织模块进行训练，训练时长为 15 分钟。

2. 训练要点

（1）观察模块，寻找组织连接疏松薄弱的部位，右手持分离钳抓取组织，轻轻向上提起，并形成一定张力，左手持分离钳的钳尖向上伸入到组织连接疏松薄弱处，通过分开分离钳钳腿，左右和上下用力，逐渐在组织间分离出间隙，并不断将间隙扩大（图 2-4-1）。

（2）左手分离钳在不断扩大组织间隙的同时，右手的分离钳始终保持一定的张力，该张力不宜过大，否则容易造成组织撕裂伤；该张力也不宜过小，过小的张力不能形成对抗力量，不利于左手分离钳的间隙分离动作（图 2-4-2）。

（3）对于分离韧性较大的组织，切不可心急，不能选择暴力拉扯，注意双手配合，尤其是左手分离钳选择间隙分离的位置十分重要。

（4）操作全过程中，始终保持双手的分离钳在显示器的视野范围内，防止分离钳在视野外游离的过程中造成其他组织的副损伤（图 2-4-3）。

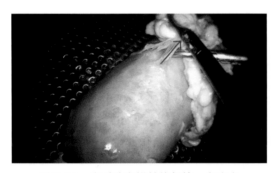

图 2-4-2　右手分离钳始终保持一定张力

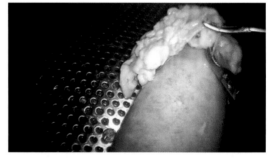

图 2-4-3　分离全过程中，双手分离钳始终在视野范围内

（5）分离钳的钳尖弯面不可向下向组织操作，钳尖相对锐利，向组织分离用力易损伤组织，尤其是肠管操作时。

3. 考核目标

（1）通过本训练，能够使学员熟悉并掌握分离钳的使用技巧。

（2）右手持分离钳轻轻向上或其他方向提起组织时，须形成适宜的张力。

（3）双手分离钳可以协调配合，达到精准操作的要求，操作不出现失误，对组织没有损伤。

（4）最终能够按要求将组织模块予以完全分离。

（5）操作熟练，总训练时间控制在 15 分钟以内。

三、单极电刀分离训练

1. 手法介绍　本模块的训练目的是培养学员使用单极电刀进行分离的规范化操作。所需要的训练器械为镜下分离钳和电凝钩。用电凝钩分离组织模块进行训练，训练时长为15分钟。

2. 训练要点

（1）观察模块，左手持分离钳抓取组织筋膜，轻轻向上提起，并使肌肉与筋膜之间形成一定张力，右手持电凝钩，在可视状态下逐渐沿组织间隙进行分离，并不断将间隙拓宽（图2-4-4）。

（2）右手电凝钩在不断扩大组织间隙的同时，左手的分离钳始终保持一定的张力，该张力不宜过大，否则容易造成组织撕裂伤；该张力也不宜过小，过小的张力不能形成对抗力量，不利于右手电凝钩的间隙分离动作（图2-4-5）。

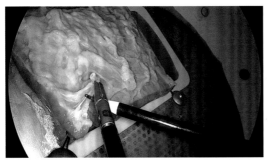 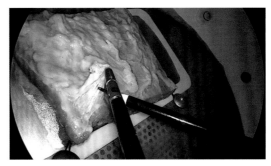

图2-4-4 左手持分离钳将组织筋膜提起，右手持　图2-4-5 左手提拉组织保持合适的张力，利于电
电凝钩拓宽组织间隙　　　　　　　　凝钩更好地分离组织

（3）右手电凝钩贴近组织后，再用脚激发脚踏，停止激发后再将电凝钩离开组织表面，避免电凝钩出现对空激发的情况。

（4）右手电凝钩在非激发状态下可进行向内勾、向外推等钝性分离动作进行分离，非目标组织不能激发电凝钩，谨防副损伤的发生。

（5）运用电凝钩得当，若抓取或勾取的组织较厚，会导致电激发时间过长，对组织的损伤面也会非必要扩大。

（6）左手分离钳给予张力不宜过大，防止电凝钩激发后因惯性来不及向内回收造成非目标组织的误损伤。

（7）操作全过程中，始终保持双手的分离钳和电凝钩在显示器的视野范围内，防止分离钳或电凝钩在视野外操作激发的过程中造成其他组织的副损伤（图2-4-6）。

3. 考核目标

（1）通过本模块训练，能够使学员熟悉并掌握单极电凝钩的使用规范和技巧。

（2）左手持分离钳轻轻向上或其他方向提起组织时，须形成适宜的张力。

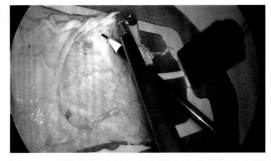

图2-4-6 操作全过程，分离钳和电凝钩始终在视
野范围内

（3）双手分离钳可以协调配合，达到精准操作的要求，操作不出现失误，对组织没有损伤。

（4）最终能够按要求将组织模块予以完全分离。

（5）操作熟练，总训练时间控制在 15 分钟以内。

四、单极电刀切割训练

1. 手法介绍 本模块的训练目的是培养学员使用单极电刀进行切割的规范化操作。所需要的训练器械为镜下分离钳、电极和电凝钩。用电极切割组织模块进行训练，训练时长为 15 分钟。

2. 训练要点

（1）观察模块，确认拟进行切割的部位和线路。左手持分离钳抓取组织，轻轻向上提起，并形成一定张力，右手持电凝钩，在可视状态下逐渐沿拟切割线路进行切割（图 2-4-7）。

（2）右手电凝钩在切割同时，左手的分离钳始终保持一定的张力，该张力不宜过大，过大容易造成组织撕裂伤；该张力也不宜过小，过小的张力不能形成对抗力量，不利于右手电凝钩的电切动作（图 2-4-8）。

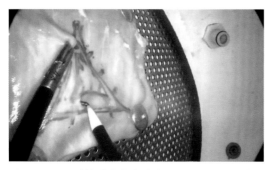

图 2-4-7 左手持分离钳轻轻提起组织，右手持电凝钩进行切割

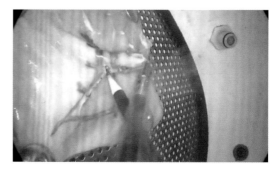

图 2-4-8 左手提拉组织保持一定的张力

（3）右手电凝钩贴近组织后，再用脚激发脚踏，停止激发后再将电凝钩离开组织表面，避免电凝钩出现对空激发的情况。

（4）右手电凝钩采取向内勾、向外推等分离动作进行分离，非目标组织不能激发电凝钩，谨防副损伤的发生。

（5）运用电凝钩得当，保持切缘整齐，激发过程中注意保护意识，不损伤非目标组织或组织的其他层次。

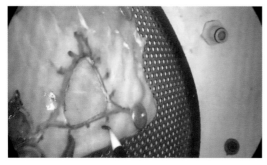

图 2-4-9 操作全程在视野范围内

（6）切割过程中须严格按照标记线进行切割，避免线路弯曲或偏离。

（7）当单极电凝钩靠近分离钳时，应注意保持距离，防止电凝钩激发后的火花或电偶联分离钳，导致分离钳所钳夹的组织发生电损伤。

（8）操作全过程中，始终保持双手的分离钳和电凝钩在视频显示器的视野范围内，防止分离钳或电凝钩在视野外操作激发的过程中造成其他组织的副损伤（图 2-4-9）。

3. 考核目标

（1）通过本训练，能够使学员熟悉并掌握单极电凝钩的使用规范和技巧。

（2）左手持分离钳轻轻向上或其他方向提起组织时，须形成一定适宜的张力，电凝钩严格按照切割标记走行。

（3）双手分离钳可以协调配合，达到精准操作的要求，操作没有失误，对组织没有损伤。

（4）最终能够按要求将组织模块予以完全切割。

（5）操作熟练，总训练时间控制在 15 分钟以内。

五、双极电刀凝闭训练

1. 手法介绍　本模块的训练目的是培养学员使用双极电刀进行凝闭的规范化操作。所需要的训练器械为镜下分离钳、镜下剪刀和双极电凝钳。采用双极电凝组织模块进行训练，训练时长为 8 分钟。

2. 训练要点

（1）观察模块，左手持分离钳抓取组织的一侧，右手持双极电凝钳，在可视状态下对组织进行电凝，电凝组织的宽度为电凝钳宽度的两倍（图 2-4-10）。

（2）电凝完全后，使用镜下剪刀切开凝闭处组织（图 2-4-11）。

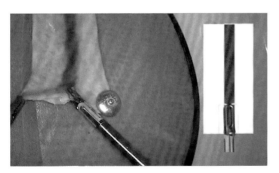
图 2-4-10　双极电凝钳进行凝闭训练

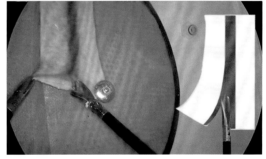
图 2-4-11　凝闭后使用镜下剪刀切开凝闭处组织

（3）双极电凝贴近组织并施力夹紧后，再用脚激发脚踏，停止激发后再将双极电凝离开组织表面，避免出现对空激发的情况。

（4）重复以上先凝后切的操作过程，沿着事先标记的标记线凝闭并离断（图 2-4-12）。

（5）进行脉冲式激发，每次激发的时间应小于 5 秒，避免电凝范围过大损伤其他组织。

（6）操作全过程中，始终保持双手的分离钳和电凝钩在视频显示器的视野范围内，防止分离钳或电凝钩在视野外操作激发的过

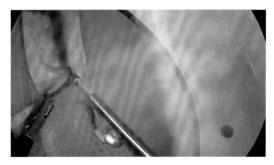
图 2-4-12　沿标记线对组织进行凝闭和离断

程中造成其他组织的副损伤。

3. 考核目标

（1）通过本训练，能够使学员熟悉并掌握双极电凝的使用规范和技巧。

（2）严格按照标记线进行凝闭离断，防止出现线路弯曲或偏离。

（3）双手分离钳可以协调配合，达到精准操作的要求，操作没有失误，对组织没有损伤。

（4）最终能够按要求将组织模块予以完全凝闭分离。

（5）操作熟练，总训练时间控制在 8 分钟以内。

六、超声刀训练

（一）分离肠管系膜

1. 手法介绍　本模块的训练目的是培养学员使用超声刀进行分离的规范化操作和使用技巧。所需要的训练器械为镜下分离钳、超声刀。用超声刀分离组织模块进行训练，训练时长为 15 分钟。

2. 训练要点

（1）观察模块，左手持分离钳抓取肠管系膜，轻轻向上提起，并使肠管系膜形成一定张力，右手持超声刀，在可视状态下逐渐沿组织间隙进行分离，并不断将间隙扩大（图 2-4-13）。

（2）右手超声刀在不断扩大组织间隙的同时，左手的分离钳始终保持一定的张力，该张力不宜过大，否则容易造成组织撕裂伤；该张力也不宜过小，过小的张力不能形成对抗力量，不利于右手超声刀的间隙分离动作。

（3）右手超声刀工作面应远离组织，尤其是肠管表面，以免造成误损伤。

（4）右手超声刀可进行向上挑等钝性分离动作进行分离，非目标组织不能激发超声刀，谨防副损伤的发生（图 2-4-14）。

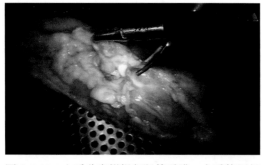 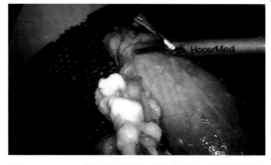

图 2-4-13　左手分离钳提起肠管系膜，右手使用超　　图 2-4-14　右手超声刀可使用上挑等动作进行操作
　　　　　　声刀进行组织分离

（5）操作全过程中，始终保持双手的分离钳和超声刀在视频显示器的视野范围内，防止分离钳或超声刀在视野外操作激发的过程中造成其他组织的副损伤。

3. 考核目标

（1）通过本训练，能够使学员熟悉并掌握超声刀的使用规范和技巧。

（2）左手持分离钳轻轻向上或其他方向提起组织时，须形成适宜的张力。

（3）双手可以协调配合，达到精准操作的要求，操作不出现失误，对组织没有损伤。

（4）最终能够按要求将组织模块予以完全分离。

（5）操作熟练，总训练时间控制在15分钟以内。

（二）切割肠管

1. 手法介绍　本模块的训练目的是培养学员使用超声刀进行切割的规范化操作。所需要的训练器械为镜下分离钳和超声刀。在超声刀切割组织模块进行训练，训练时长为5分钟。

2. 训练要点

（1）观察组织模块，确认拟进行切割的部位和线路。左手持分离钳抓取组织，轻轻向上提起，并形成一定张力，右手持超声刀，超声刀调整刀头方向，在标记图案右下角打开一个切口，在可视状态下逐渐沿拟切割线路进行切割（图2-4-15）。

（2）右手电凝钩在切割同时，左手的分离钳始终保持一定的张力，该张力不宜过大，过大容易造成组织撕裂伤，同样地，该张力也不宜过小，过小的张力不能形成对抗力量，不利于右手超声刀的凝切动作（图2-4-16）。

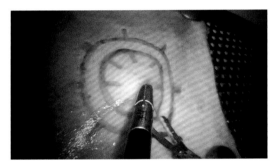

图2-4-15　左手持分离钳轻轻提起组织，右手持超声刀切割

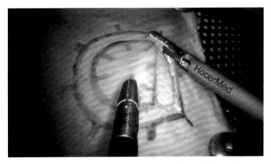

图2-4-16　左手分离钳始终保持一定的张力

（3）使用超声刀尖端2/3的部位夹取组织并激发切割。

（4）运用超声刀得当，保持切缘整齐，激发过程中注意保护意识，不损伤非目标组织或组织的其他层次。

（5）切割过程中须严格按照标记图案进行切割，避免线路弯曲或偏离（图2-4-17）。

（6）右手超声刀工作面应远离组织，尤其是肠管表面，以免造成误损伤。

（7）右手超声刀可进行向上挑等钝性分离动作进行分离，非目标组织不能激发超声刀，谨防副损伤的发生。

（8）操作全过程中，始终保持双手的分离钳和电凝钩在视频显示器的视野范围内，

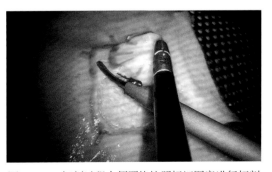

图2-4-17　切割过程中须严格按照标记图案进行切割

防止分离钳或电凝钩在视野外操作激发的过程中造成其他组织的副损伤。

（9）使用超声刀过程中，尖端部位切勿夹持过满，影响切割的效果，同样，也不宜夹持过少，避免造成闭合后空激发状态。

3. 考核目标

（1）通过本训练，能够使学员熟悉并掌握超声刀的使用规范和技巧。

（2）左手持分离钳轻轻向上或其他方向提起组织时，须形成一定适宜的张力，超声刀严格按照切割标记图案走行。

（3）双手可以协调配合，达到精准操作的要求，操作没有失误，对组织没有损伤。

（4）最终能够按要求将组织模块予以完全切割。

（5）操作熟练，总训练时间控制在 5 分钟以内。

（三）凝闭肠壁样组织

1. 手法介绍　本模块的训练目的是培养学员使用超声刀进行凝闭的规范化操作。所需要的训练器械为镜下分离钳和超声刀。对超声刀凝闭模块进行训练，训练时长为 5 分钟。

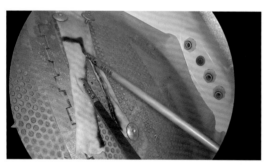

图 2-4-18　左手持分离钳，右手持超声刀对组织凝闭切开

2. 训练要点

（1）观察组织模块，左手持分离钳抓取组织的一侧，右手持超声刀，在可视状态下对组织进行凝闭切开（图 2-4-18）。

（2）超声刀可短时多次凝闭，每次 2～3 秒，确保凝闭后再切开。

（3）使用超声刀尖端 2/3 的部位夹取组织并激发凝闭切割，尖端部位切勿夹持过满，影响切割的效果，同样，也不宜夹持过少，避免造成闭合后空激发状态。

（4）重复以上先凝后切的操作过程，沿着事先标记的标记线凝闭并离断。

（5）进行脉冲式激发，每次激发的时间应小于 5 秒，避免电凝范围过大损伤其他组织。

（6）操作全过程中，始终保持双手的分离钳和电凝钩在视频显示器的视野范围内，防止分离钳或电凝钩在视野外操作激发的过程中造成其他组织的副损伤。

3. 考核目标

（1）通过本训练，能够使学员熟悉并掌握超声刀的使用规范和技巧。

（2）严格按照标记线进行凝闭离断，防止出现线路弯曲或偏离。

（3）双手可以协调配合，达到精准操作的要求，操作没有失误，对组织没有损伤。

（4）最终能够按要求将组织模块予以完全凝闭分离。

（5）操作熟练，总训练时间控制在 5 分钟以内。

注：本节中全部图片的版权归属于北京博医时代教育科技有限公司。

（陈志达　陈　凛）

第五节　离体组织器官手术术式训练

一、阑尾切除术

1. 手法介绍　本模块的训练目的是培养学员熟悉阑尾切除术过程，并掌握其重要手术步骤，所需要的训练器械为镜下分离钳、持针器、镜下剪刀、超声刀、施夹器、钛夹、外科夹、缝合线。在阑尾切除模块上进行训练，训练时长为30分钟。

2. 训练要点

（1）观察模块，左手持分离钳抓取肠系膜组织，轻轻向上提起，并形成一定张力，右手持超声刀边凝边切，打开肠系膜，将肠系膜游离裸化出3根血管，注意避免血管损伤（图2-5-1）。以上步骤训练学员对于阑尾动脉的裸化处理能力。

（2）将裸化好的3根血管分别采用缝合线"8"字缝合、钛夹夹闭、外科夹夹闭血管的方式将目标血管予以结扎，并使用剪刀将其离断（图2-5-2）。以上步骤训练学员对于阑尾动脉的多种结扎方式。

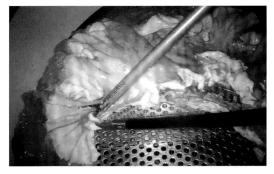

图2-5-1　使用超声刀沿肠系膜进行裸化游离

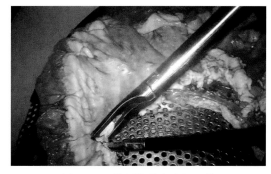

图2-5-2　使用外科夹夹闭血管

（3）左手持分离钳继续抓取肠系膜，轻轻向上提起，并形成一定张力，右手持超声刀继续沿肠系膜将肠管进行裸化游离，游离长度至10cm处以上。以上步骤训练学员对阑尾根部阑尾系膜的处理能力。

（4）双手分别持分离钳，使用丝线将肠管的近端和远端进行结扎（图2-5-3），然后使用剪刀从两端结扎处之间离断（图2-5-4）。以上步骤训练学员对于阑尾的结扎和离断。

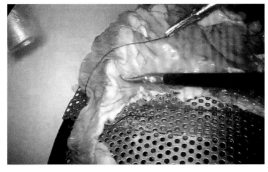

图2-5-3　准备使用丝线对肠管进行结扎

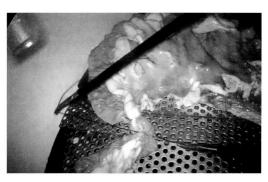

图2-5-4　分别结扎肠管的近端和远端

（5）右手持持针器，左手持分离钳，在离断的肠管近端进行荷包缝合。以上步骤训练学员对于阑尾残端的处理能力。

3. 考核目标

（1）重点考察学员在进行游离过程中，对血管和肠管的显露和裸化是否清晰，稳定性是否良好，是否存在失误，是否导致血管或肠管破裂等情况。

（2）重点考察学员对血管和肠管的结扎是否彻底有效，整体过程是否流畅熟练。

（3）重点考察学员对于多种镜下器械和超声刀的使用是否灵活有度，整体操作是否符合器械的操作要求。

（4）学员是否在规定时间内完成整个训练过程。

二、胃穿孔修补术

1. 手法介绍　本模块的训练目的是培养学员熟悉胃穿孔修补术过程并掌握其重要手术步骤，所需要的训练器械为镜下分离钳、持针器、镜下剪刀、缝合针、缝合线。在胃穿孔模块上进行训练，训练时长为 15 分钟。

2. 训练要点

（1）观察模块，明确模块胃穿孔所在位置，右手持持针器，在左手分离钳的帮助下调整好针尾夹持位置和角度，距离穿孔部位 1cm 处入针（图 2-5-5），行胃壁全层缝合，镜下完成打结过程（图 2-5-6）。在穿孔处连续完成 3 组缝合打结动作。

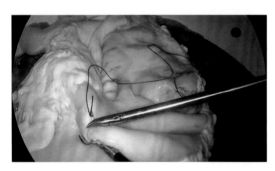

图 2-5-5　距离穿孔部位 1cm 处入针，行胃壁全层缝合

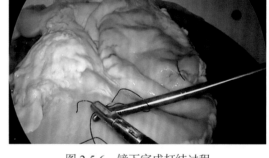

图 2-5-6　镜下完成打结过程

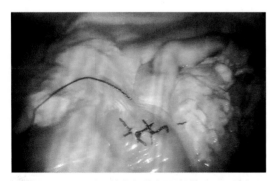

图 2-5-7　上下两针之间的间距保持 3mm 左右

（2）缝合时，首先距离穿孔旁进针，在穿孔之间出针，然后再从穿孔之间进针缝合另外一侧胃壁组织。这样缝合出针的目的是避免全层缝合时，垂直入针过深，误将胃穿孔部位的对侧壁一同勾起，造成局部狭窄。

（3）缝合过程中，注意每次入针都需要完全穿透胃壁全层，上下两针之间的间距保持 3mm 左右（图 2-5-7），控制好镜下打结力度，防止出现力量过大导致切割组织，或力量过小导致线结松弛。

（4）缝合过程中，留取合适的线尾长度，便于成结，防止在打结过程中滑脱。

3. 考核目标

（1）重点考察学员在缝合过程中，是否从出穿孔中间出针后再从穿孔之间入针。

（2）重点考察学员缝合过程中，是否穿透胃壁全层，是否误将胃对侧壁组织一同勾起。

（3）重点考察学员入针点是否准确，针距间距离是否合适。

（4）重点考察学员打结过程是否规范，线结力度是否合适，完成度及熟练度是否合格。

（5）学员是否在规定时间内完成整个训练过程。

三、胃局部切除术

1. 手法介绍　本模块的训练目的是培养学员熟悉胃局部切除术过程并掌握其重要手术步骤。所需要的训练器械为超声刀、镜下分离钳、持针器、镜下剪刀、缝合针、缝合线。在胃局部切除模块上进行训练，训练时长为 30 分钟。

2. 训练要点

（1）观察模块，明确模块胃壁组织拟切除所在位置，右手持超声刀，左手持分离钳（图 2-5-8），左手轻轻提起胃壁组织，右手超声刀沿着提前标记的划线位置进行凝闭切割（图 2-5-9）。

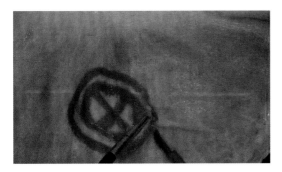
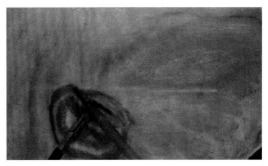

图 2-5-8　左手持分离钳，右手持超声刀　　　图 2-5-9　左手提起胃壁组织，超声刀沿着标记线
位置进行凝闭切割

（2）超声刀在凝闭切割过程中严格按照标记线走行，工作面向上，保护面向下，防止线路偏离标记线，损伤旁边组织及对侧胃壁组织。

（3）完成目标组织切除后，右手持持针器，在左手分离钳的帮助下调整好针尾夹持位置和角度，距离缺损部位 1cm 处入针，行胃壁全层缝合，镜下完成打结过程。

（4）缝针时，首先从缺损旁进针，在缺损之间出针，然后再从缺损之间进针缝合另外一侧。这样缝合出针的目的是避免全层缝合缺损胃壁时，垂直入针过深，误将胃的对侧壁一同勾起，造成局部狭窄。

（5）缝合过程中，注意每次入针都需要完全穿透胃壁全层，上下两针之间的间距保持 3mm 左右，控制好镜下打结力度，防止出现力量过大导致切割组织，或力量过小导致线结松弛。

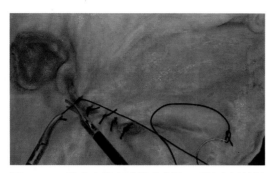

图 2-5-10 缝合入针穿透胃壁全层，两针之间的间距保持 3mm 左右

（6）缝合过程中，留取合适的线尾长度，便于成结，防止在打结过程中滑脱（图 2-5-10）。

3. 考核目标

（1）重点考察学员是否沿着标记线将目标病变部位完整切除。

（2）重点考察学员在缝合过程中，是否从缺损中间出针后再从缺损之间入针。

（3）重点考察学员缝合过程中，是否穿透胃壁全层，是否误将对侧胃壁组织一同勾起。

（4）重点考察学员入针点是否准确，针距是否合适。

（5）重点考察学员打结过程是否规范，线结力度是否合适，完成度及熟练度是否合格。

（6）重点考察学员在整体操作过程中器械使用是否规范恰当。

（7）学员是否在规定时间内完成整个操作过程。

四、肝囊肿去顶术

1. 手法介绍　本模块的训练目的是培养学员熟悉肝囊肿去顶术过程并掌握其重要手术步骤。所需要的训练器械为超声刀、镜下分离钳、镜下剪刀、冲洗吸引器。在肝囊肿去顶模块上进行训练，训练时长为 15 分钟。

2. 训练要点

（1）观察模块，明确模块肝囊肿所在位置，右手持剪刀，左手持分离钳（图 2-5-11），左手轻轻提起肝囊肿组织壁薄弱处，右手剪刀轻轻剪开一小开口，紧接着右手剪刀抽出模拟训练器，换为冲洗吸引器，右手持冲洗吸引器在囊壁开口处将囊肿内部的液体吸出（图 2-5-12）。

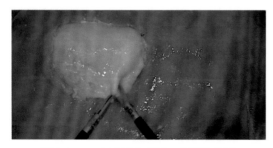

图 2-5-11 左手持分离钳，右手持剪刀

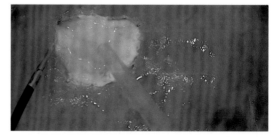

图 2-5-12 右手持冲洗吸引器在囊壁开口处将囊肿内部的液体吸出

（2）将囊肿的组织液吸取干净后，左手持分离钳，轻轻提起囊肿的囊壁，右手持超声刀，沿着肝组织的边缘将囊壁组织完整切除（图 2-5-13）。在凝闭切割过程中严格按照肝

组织边界走行，工作面向上，保护面向下，防止线路偏离，损伤旁边正常肝组织。

（3）完成目标囊壁组织切除后，左手持分离钳仔细观察囊肿内部是否存在活动性出血等情况（图2-5-14）。

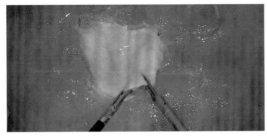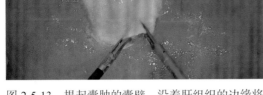

图2-5-13　提起囊肿的囊壁，沿着肝组织的边缘将囊壁组织完整切除　　图2-5-14　仔细观察囊肿内部是否存在活动性出血

（4）使用超声刀凝闭切割过程中，避免连续激发时间过长，局部热量积聚，造成周围正常肝组织损伤。

3. 考核目标

（1）重点考察学员开窗引流过程中，引流液吸取是否彻底、干净。

（2）重点考察学员是否沿着囊壁与正常肝组织边界将目标病变部位完整切除。

（3）重点考察学员在超声凝闭切割过程中是否注意保护周围正常肝组织，没有造成损伤。

（4）重点考察学员在整体操作过程中使用器械是否规范恰当。

（5）学员是否在规定时间内完成整个训练过程。

五、卵巢囊肿剥除

1. 手法介绍　本模块的训练目的是培养学员熟悉卵巢囊肿剥离术过程并掌握其重要手术步骤。所需要的训练器械为单极电凝钩、镜下分离钳、镜下剪刀、持针器、缝合针、缝合线。在卵巢囊肿去顶模块上进行训练，训练时长为30分钟。

2. 训练要点

（1）观察模块，明确模块卵巢囊肿所在位置，右手持电极电凝钩，左手持分离钳（图2-5-15），左手轻轻提起固定卵巢囊肿，右手持电极电凝钩在囊肿表面的正常卵巢组织处开一小开口，开窗大小约1cm。开窗后可以显露囊肿壁，使用单极电凝钩注意手法，避免损伤囊肿壁（图2-5-16）。

（2）左手持分离钳协助下，右手换为镜下剪刀，沿着开窗口顺势向两端将切口延长（图2-5-17）。

（3）左手持分离钳轻轻提起囊肿的囊壁，右手持另一把分离钳，沿着卵巢与囊壁组织的间隙进行钝性分离。在分离过程中注意使用分离钳的弯面接触囊肿壁，避免钳尖直接对囊肿壁、锐性挤压后造成囊肿壁破裂（图2-5-18）。

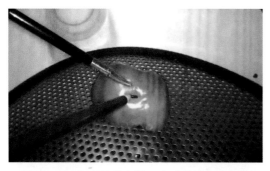

图 2-5-15　左手持分离钳，右手持单极电凝钩

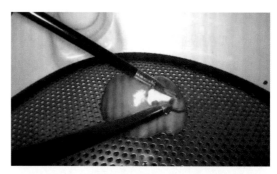

图 2-5-16　右手持单极电凝钩在囊肿表面开窗

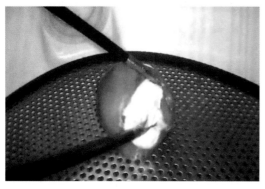

图 2-5-17　右手持剪刀沿着开窗口顺势向两端延长
　　　　　切口

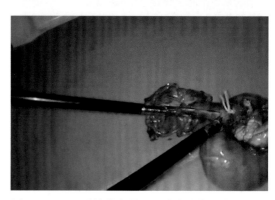

图 2-5-18　双手持分离钳钝性分离卵巢与囊壁组织

（4）完成目标囊壁组织剥离后，左手分离钳配合右手持针器，将剥离处的卵巢底部行荷包缝合，使用连续缝合法，保证卵巢内无残腔，恢复卵巢正常的解剖结构（图 2-5-19）。

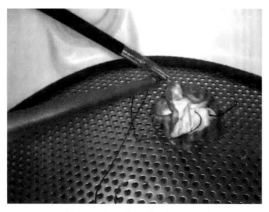

图 2-5-19　使用连续缝合法将剥离处的卵巢底部行
　　　　　荷包缝合

3. 考核目标

（1）重点考察学员单极电凝钩开窗并用剪刀延长切口过程中，囊肿壁是否充分显露。

（2）重点考察学员是否沿着囊壁与卵巢间隙将目标病变部位完整剥除。

（3）重点考察学员是否能够完整恢复卵巢正常解剖结构。

（4）重点考察学员在整体操作过程中使用器械及缝合打结是否规范恰当。

（5）学员是否在规定时间内完成整个训练过程。

六、胆囊切除术

1. 手法介绍　本模块的训练目的是培养学员熟悉胆囊切除术过程并掌握其重要手术步骤，所需要的训练器械为镜下分离钳、镜下剪刀、单极电凝钩、施夹器、冲洗吸引器、钛夹。在胆囊切除模块上进行训练，训练时长为30分钟。

2. 训练要点

（1）观察模块，左手持分离钳，轻轻提起牵拉胆囊三角组织，配合右手单极电凝钩钝性或电凝钩激发打开胆囊三角，分离胆囊管并充分显露（图2-5-20）。

（2）沿胆囊管上下进行仔细游离，使用施夹器对胆囊管的近端和远端进行钛夹夹闭，使用镜下剪刀于两端钛夹之间离断（图2-5-21）。

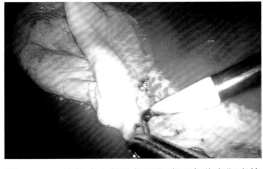
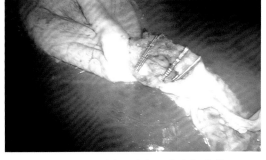

图2-5-20　钝性或电凝钩打开胆囊三角分离胆囊管　　　图2-5-21　游离、夹闭、离断胆囊管

（3）左手持分离钳将胆囊向上提起，右手持单极电凝钩将胆囊由胆囊管近端向远端沿着肝底胆囊床剥离、切除（图2-5-22）。

（4）从肝底胆囊床剥离胆囊的过程中，注意严格按照胆囊与正常肝组织的间隙走行，防止胆囊壁破裂或正常肝组织损伤（图2-5-23）。

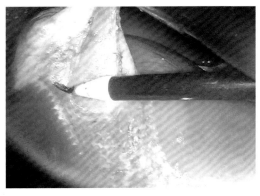
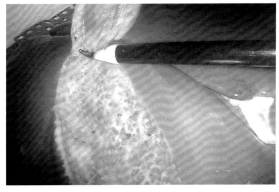

图2-5-22　沿胆囊床切除胆囊　　　　图2-5-23　剥离胆囊过程中，沿胆囊与正常肝组织的间隙走行

3. 考核目标

（1）重点考察学员处理胆囊三角部位时是否能够充分显露胆囊管。

（2）重点考察学员使用施夹器夹闭胆囊管并离断过程是否正确。

（3）重点考察学员是否沿着胆囊壁与肝底胆囊床的间隙将胆囊完整切除。

（4）重点考察学员在切除胆囊过程中是否注意保护胆囊壁及周围正常肝组织，且没有出现胆漏及肝损伤。

（5）重点考察学员在操作全程是否注意控制出血。

（6）重点考察学员在整体操作过程中器械使用是否规范恰当。

（7）学员是否在规定时间内完成整个训练过程。

七、肝脏部分切除——肝左外叶切除术

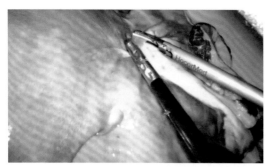

图2-5-24 游离肝左外叶，切除肝左外叶毗邻韧带

1. 手法介绍 本模块的训练目的是培养学员熟悉肝脏部分切除术过程并掌握其重要手术步骤，本模块以肝左外叶切除术示例，所需要的训练器械为无损抓钳、镜下分离钳、镜下剪刀、超声刀、施夹器、冲洗吸引器、钛夹。在肝脏部分切除模块上进行训练，训练时长为60分钟。

2. 训练要点

（1）观察模块，左手持无损抓钳，轻轻提起肝左外叶组织，右手持超声刀游离肝左外叶，切断肝左外叶毗邻的韧带（图2-5-24）。

（2）沿着肝左外叶一半的位置标记拟切除线。

（3）右手持超声刀沿着标记的拟切除线，由浅至深逐步离断肝实质（图2-5-25）。

（4）在离断肝实质的过程中，遇见肝断面较粗的血管须使用施夹器钛夹予以结扎并离断（图2-5-26）。

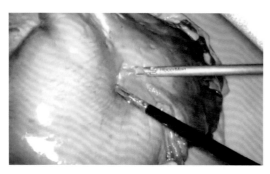

图2-5-25 超声刀由浅入深离断肝实质

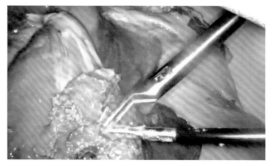

图2-5-26 对肝断面较粗的血管进行结扎并离断

3. 考核目标

（1）重点考察学员设计拟切除线是否合理。

（2）重点考察学员切除肝实质过程是否精准。

（3）重点考察学员在肝切除过程中，对血管的处理是否合适。

（4）重点考察学员在操作全程是否注意控制出血。

（5）重点考察学员在整体操作过程中器械使用是否规范恰当。

（6）学员是否在规定时间内完成整个训练过程。

注：本节中全部图片的版权归属于北京博医时代教育科技有限公司。

（陈志达　唐　云）

第六节　腹腔镜活体动物实验手术训练

一、动物实验的目的和伦理学要求

学员经过系统的体外模拟器培训及模块化离体组织器官操作训练，并经考核合格后，才可进行腹腔镜活体动物实验手术训练。

腹腔镜活体动物实验手术训练是在动物体内模拟人体脏器病变的状态下进行的腹腔镜手术操作。实验所选择的活体动物与人体的解剖存在一定的差异，并且动物的腹腔内存在解剖变异、粘连移位等不确定性。麻醉状态下，需注意监测呼吸循环功能和生命体征的变化，最大限度地模拟人体手术的全身状态。为了充分利用活体动物资源，可以由不同学员在同一动物体内完成多个术式训练。在操作过程中，尽量避免发生动物意外死亡的情况，在有限的生命维持技术条件下，最大限度地发挥培训效能。

动物实验不同于离体组织的操作，是从无生命体向人体过渡的关键一步。学员要具备将活体动物和人体视为同等重要的意识，遵循必要的伦理学原则，遵守动物实验3R原则，即 Reduction（减少）、Replacement（替代）、Refinement（优化）。需要做到以下几点。

（1）合理适量选用麻醉镇痛类药物，减轻动物的疼痛感。

（2）熟悉所要完成的术式步骤，减少无目的性的操作。

（3）严格遵守无菌操作的原则，避免术中术后感染的发生。

（4）腔内手术器械的使用需要完全在视野范围内进行，操作动作幅度不宜过大，尽量避免意外出血和不必要的损伤等。

（5）如果手术中发生意外情况导致动物死亡，需要根据实验动物尸体处理原则妥善处理动物的尸体，不得随意丢弃或食用。

二、实验动物的选择

腹腔镜动物模拟手术宜选择中大型哺乳动物，如猪、犬等。首选动物为成年小猪，体重在 25～40kg。小猪的腹部解剖和病理生理特点与人体类似，腹膜腔亦存在脏层和壁层腹膜结构，但也存在一定的差异，如肝左叶大、胃底宽、膈肌位置深等，这给腹腔内手术区域（尤其是胃、胆囊）的显露带来一定的困难。此外，猪的脾脏狭长，质地脆，很容易出血，在解剖胃底时需要注意轻柔操作，勿损伤脾脏。

三、麻醉方法与术中生命体征监测

实验动物麻醉可选的麻醉药物种类较多，可分为吸入性麻醉药物、静脉麻醉药物和肌肉松弛药等。麻醉的方式主要包括静脉麻醉、吸入麻醉、静脉吸入复合麻醉等，通常选择静脉吸入复合麻醉。以小猪麻醉为例，具体操作流程如下所述。

1. 麻醉诱导 术前 24 小时开始禁食，术前 30 分钟于耳后颈背部肌内注射氯胺酮 10mg/kg、阿托品 0.2mg 进行麻醉诱导。选择耳缘静脉或前蹄静脉穿刺留置静脉通路，麻醉诱导完全后给予静脉注射肌肉松弛药哌库溴铵 50mg/kg，待肌肉完全松弛后进行气管插管，气管插管选择加长喉镜（195mm）及细插管（6 ～ 7mm），确定气管插管无误后妥善固定，并外接呼吸机进行机械通气。

2. 麻醉维持 采用 1.5% 异氟烷吸入和芬太尼 3 ～ 5ml/h 静脉泵入进行全身麻醉。麻醉过程中机械通气通常选择纯氧，但长期应用会产生氧中毒及纯氧引起的肺部损伤导致的术后复张障碍。因此，建议在基础状态良好和生命体征稳定的前提下，选择 40% ～ 50% 的氧浓度更为合理。

3. 麻醉监测 对小猪的呼吸、心率、血压进行实时动态监测，根据生命体征变化及对疼痛反应情况及时调整麻醉药物用量，确保麻醉深浅程度符合手术需要。同时对小猪的循环灌注情况进行密切观察，如操作时间较长或术中出现大出血应根据情况选择血管活性药物及补液对症处理。

四、术前准备

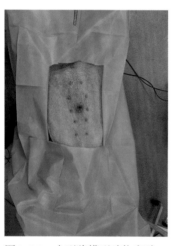

图 2-6-1 小型猪模型动物实验，
仰卧位

1. 体位摆放 麻醉完成后根据训练项目的需要进行小猪体位摆放，根据预计手术时间决定是否导尿。腹腔镜下腹腔内手术操作通常采用仰卧位（图 2-6-1），消毒及手术操作前需清理小猪腹部的毛发，充分显露腹部皮肤，根据不同的术式标定戳卡孔位置。对小猪四肢及躯干进行固定，避免在手术操作过程中出现意外活动而影响手术。

2. 气腹建立和压力选择 动物人工气腹的建立同人体手术类似，一般选择下腹部正中偏下穿刺置入气腹针作为进气孔。需注意的是小猪的皮下脂肪层相对较厚，穿刺针穿刺时需避免过浅而造成皮下气肿。气腹压力的选择应控制在适当范围内（图 2-6-2），压力过高不仅对小猪术中生命状态维持产生影响，也会导致术后各种并发症的发生。气腹压力不足影响手术操作视野，不利于操作部位的显露。

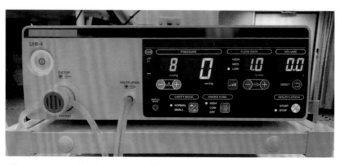

图 2-6-2 CO_2 气腹机监视屏幕可以显示设定腹压值和实时腹压值

既往的研究表明，气腹的建立可对实验动物的呼吸循环系统产生影响。目前普遍认为动物实验气腹压的选择应该以 10 ～ 13mmHg 为宜，不应超过 15mmHg，否则对动物的血压、心率及血液中的二氧化碳分压波动影响较大，在条件有限情况下难以长时间维持生命体征。

3. 戳卡位置选择　小猪的腹部呈窄长型，腹部体表有双排乳头，肋弓位置偏高，腹腔容量相对较大。镜头观察孔一般选择脐周放置，依据手术方式不同选择脐上或脐下（图 2-6-3）；操作孔根据手术的不同选择相应的位置，但需要注意戳卡的位置需保持一定距离，一般以间距 5 ～ 8cm 为宜。戳卡孔径的选择可选择与人体手术器械相同，以方便常规腹腔镜器械的使用。

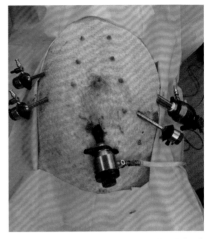

图 2-6-3　小型猪动物模型胃部手术戳卡孔的位置选择

4. 镜头选择　目前常用的镜头为平镜，30°镜，三维镜等，动物模拟手术宜选择 30°镜，方便转向和观察等操作。镜头进入腹腔前应用热水或碘伏擦拭镜头，以防体内外温差引起的镜头模糊，影响手术操作视野。

五、活体动物腔内基础操作训练

1. 空间位置感训练　类似于模拟训练器腔内，需要注意的是操作动作需更加轻柔，完全在镜头监视下活动，避免盲目移动器械造成不必要的损伤。学员需要通过腔内器械位置寻找来获得空间感，以无创肠钳为例，在镜头监视下缓慢进入腹腔内。首先是纵向感觉体验：单手持钳缓慢进出戳卡和腹腔，体会进出感觉的纵深情况，掌握钳头位置变化。其次是旋转上下左右的位置感，需注意钳头和手部把持柄的运动方向相反，在水平轴面上旋转时呈腔内操作为对向运动。再者是上挑（图 2-6-4）和下拉动作，训练在钳子深度不变的情况下钳头靠近和远离腹壁的动作，在上挑和下拉时需注意钳头的活动角度及净位移距离和力距及角度相关，不同力距情况下腹腔内位移的距离存在较大差异，学员在训练时注意把控力矩改变引起的位移变化，从而准确找到钳头的位置。

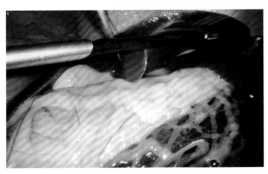

图 2-6-4　左手持无创肠钳轻轻将肝脏挑起

2. 简单夹持、提拉训练　完成空间位置感训练后，才可进行简单夹持、提拉训练。训练方式：术者右手使用无创肠钳夹持小猪肠管表面的网膜组织（图 2-6-5），注意动物表面的网膜组织比较短且薄，网膜血管显露明显，需操作轻柔勿损伤表面血管。可在无血管并且脂肪比较肥厚区域夹持组织，反复练习夹持和放松，熟练后可夹持组织向无张力的方向提拉移动，注意控制位移距离避免网膜撕裂血管损伤。在此训练时可双手结合，依次牵拉网膜交替运动，双钳协力将网膜卷向头侧。显露肠管后可用无创肠钳夹持肠管，注意控制夹持力度，小肠的肠壁较厚，轻轻夹持即可完成肠管固定移动，夹持肠管向近端或远端移动，近端可移动到十二指肠悬韧带固定处，远端可移动到回盲部，操作过程需注意，小猪的肠管系膜比较短，避免过度用力牵拉。

3. 切割凝闭训练及施夹钳夹闭训练

（1）在腹腔镜下动物腹腔内选择网膜组织进行超声刀、电凝钩切割凝闭训练。超声刀及电凝钩切割时注意应该视野范围内操作，勿损伤其他脏器或大血管。超声刀切割凝闭时，钳头组织仅夹取前 2/3，完全夹闭后才可击发凝闭或切割键（图 2-6-6）。若组织过厚时可分层切割，确保能量足够凝闭组织及血管。超声刀操作过程中避免空激发或未夹组织激发，因为此种操作容易损伤刀头造成器械使用寿命下降。电凝钩的切割过程应在保持组织张力的前提下，逐层切开。注意在腹腔内使用电凝钩时会产生大量烟雾，需避免长时间激发电凝钩，尽量采用点发模式，同时通过戳卡侧孔及时排放烟雾，保持视野清晰。

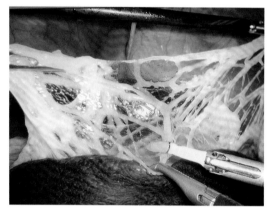 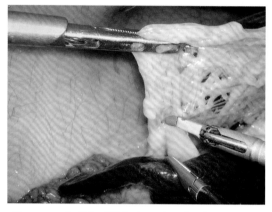

图 2-6-5　双手持无创肠钳将网膜轻轻提起　　图 2-6-6　术者右手持超声刀对网膜进行凝闭切割

（2）施夹钳施夹前需充分裸露血管长度至少 1cm，注意在裸化血管过程中轻柔操作，避免意外损伤造成不必要的出血。特别注意的是夹闭动脉时，应先在近端上夹，再在裸露处远端上夹；夹闭静脉时，应先在远端上夹，而后在近端上夹。完全夹闭后才可用镜下剪刀离断血管，避免使用超声刀或电凝钩直接切断。

4. 腹腔镜下缝合、打结训练　动物腹腔内缝合打结与模拟器内操作有所不同，腹腔内缝合打结部位通常具有不确定性，缝合的方向及持针器的把握需要较长的时间熟悉。缝合针线必须完全显露在视野范围内，避免出针、拉线时脱离视野而误伤周围脏器组织。训练的方法：在裸露的胃壁或小肠上行浆肌层内翻缝合，在超声刀或电刀切割分开的网膜组织上练习连续缝合；缝合过程需注意持针器旋转出针减少组织的张力牵拉，每次出针时均需要看到完整的针尖，出针完毕后拉线时需用器械抵住缝合出针点（图 2-6-7），避免切割组织引起副损伤。缝合完成后打结的训练同模拟训练器内的操作，在确保线结确

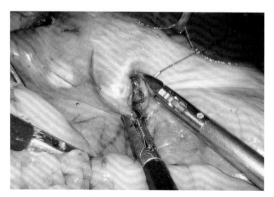

图 2-6-7　右手持持针器在穿孔处两侧入针和出针

实的情况下完成一个方结即可（图2-6-8），若组织张力过大可由助手配合压紧线结避免松滑。在练习间断多针缝合时，相邻两针之间的距离以3～5mm为宜（图2-6-9）。

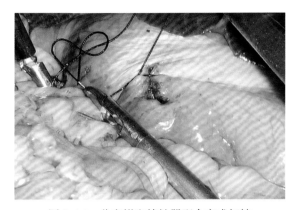

图2-6-8　分离钳和持针器配合完成打结

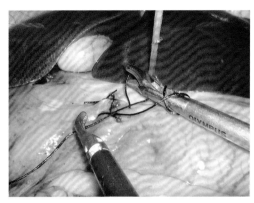

图2-6-9　相邻两针之间的距离以3～5mm为宜

5. 腔内直线切割闭合器的使用　在腹腔镜下完成胃、肠管等空腔脏器或肝、胰腺等实质脏器离断时可使用腔内直线切割闭合器（图2-6-10）。其优势为可以快速整齐地切断预切除部位，且具有良好的止血作用。部分动物模型手术研究表明，在有腹膜炎情况下，使用切割闭合器闭合的安全性优于手工缝合。在动物模拟手术中，以腹腔镜下阑尾切除（直线切割闭合器切断法）来介绍其使用要点。在操作视野下，沿结肠袋寻找到阑尾，提起阑尾挤压根部后，标定预切除部位。

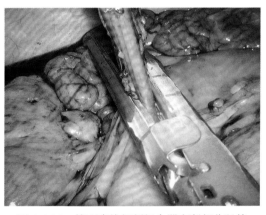

图2-6-10　镜下直线切割闭合器离断部分肠管

腔内直线切割闭合器虚夹后进入腹腔，张开闭合钳口后夹至阑尾根部，调节角度使其与根部平面平行，完全夹闭后组织距离钳头1cm以上，压榨10秒后，松开激发保险，激发时原地挤压切割，避免钉仓来回晃动。完成后需仔细检查切割闭合端是否完整，有无瘘口残留或出血，如切割闭合不确切或组织水肿可在完成器械操作后行浆肌层间断或连续缝合包埋断端，确保闭合效果。

六、活体动物疾病模型的构建

活体动物疾病模型可以较为真实地反映动物不同疾病特点的病理生理状态。动物模型的构建是保障学员从模拟手术操作到真实手术操作的最为关键的环节。本部分从三个典型模型的构建来进一步阐释。

1. 消化道穿孔模型的构建　实验动物麻醉成功后，取仰卧位，电子胃镜缓慢进入胃腔内，观察胃内情况并吸干净胃内容物，电凝刀于胃壁前层全层切开，直径约1cm，胃壁完全切开后可见迅速塌陷，气体进入腹腔。退出胃镜前吸干净胃腔内残存气体，为下一步腹腔镜下消化道穿孔修补做好准备。实验动物此时可拍摄腹部正位片，于膈下可见新月状游离气体。此为消化道穿孔模型的构建。

2. 胆囊结石模型构建 在准备行胆囊切除术前4周，对预行手术的小猪进行麻醉，于腹腔镜下充分显露胆囊，在胆囊底部开一小口，置入3、4枚灭菌的直径0.5～1cm的人体胆囊结石，腹腔镜下可吸收线连续缝合胆囊底部切口，充分冲洗干净后检查无胆瘘及出血。造模完毕后的胆囊结石模型小猪4周后行胆囊切除术时，可发现胆囊周围炎症及粘连情况与真实的胆囊结石患者类似，具有良好的模型效果。

3. 阑尾炎模型构建 阑尾炎模型的构建较为简单，通常在活体动物腹腔镜手术操作开始时，依小猪结肠带的走行寻找到阑尾，并结扎供应阑尾的终末动脉阑尾动脉，一般缺血1～2个小时可出现阑尾肿胀坏死的表现。此模型的构建过程即为模拟阑尾切除的第一步。

七、常见术式的训练

1. 消化道穿孔修补 麻醉成功后，将实验动物固定于手术床，取仰卧位；常规进行腹部消毒铺巾，建立气腹，气腹压13mmHg，三孔法分布：脐上镜头孔（12mm）、左侧肋缘下2cm主操作孔（12mm）、脐上和左侧肋缘下连线的中点副操作孔（5mm）。于脐部穿刺孔置入镜头进入腹腔，探查可见穿孔处大网膜包裹，结肠旁沟少量淡黄积液，吸引器吸尽积液后，用无创肠钳向上翻起肝脏，将胃前壁的网膜向尾侧牵拉，显露胃前壁，发现胃窦前壁穿孔（图2-6-11），周围组织稍水肿，可见黄色胃液自穿孔处溢出。用2-0或3-0带针丝线间断缝合（图2-6-12）或"8"字缝合胃壁全层，浆肌层内翻包埋缝合加固完成穿孔修补，需注意缝合不宜过紧，避免丝线切割组织。腹腔污染较轻时可行局部生理盐水冲洗，检查无胃液及气泡漏出，即证实穿孔处修补牢固，检查胃壁有无其他穿孔及网膜出血。腹腔污染较重时，完成修补后需用大量温热生理盐水冲洗腹腔，反复冲洗直至冲洗液澄清，于穿孔处沿肝下结肠旁沟放置引流管引流腹腔内残存积液。

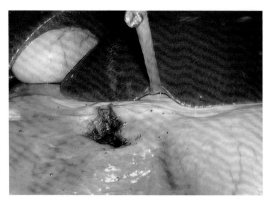 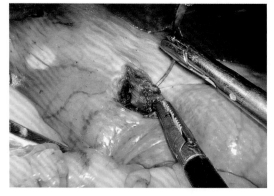

图 2-6-11　胃窦前壁穿孔模型　　　　　　　图 2-6-12　胃穿孔间断缝合

2. 胆囊切除 麻醉、体位摆放、戳卡口位置、气腹压力选择同穿孔修补术。具体步骤：腹腔镜探查、胆囊显露、胆囊三角的辨认；小猪的胆囊三角结构同人体相似，但相对较细，注意根据解剖位置辨识胆总管、胆囊管及胆囊动脉。胆囊三角的解剖，从近胆囊颈部位置开始逐步分离，先用分离钳在胆囊颈部与胆囊管交接处完全打开表面致密的浆膜结构，用分离钳分离胆囊三角（图2-6-13），钝性和锐性分离相结合将胆囊三角内组织逐步分离显露管道结构，找出胆囊管、胆囊动静脉，分离钳自胆囊管近端向远端夹推胆囊管，防止小结石掉入胆总管内引起术后黄疸，用钛夹夹闭、切断。胆囊动、静脉解剖清晰后可用钛夹夹闭切断。胆囊剥离及胆囊床止血：使用电凝钩将胆囊自胆囊床上完整剥离（图2-6-14），整个剥离过程中牵引钳应及时变换方向及牵引位置，使胆囊与胆囊床间产生张力（图2-6-15），完整剥离胆囊后，使用高频电凝对肝床进行电凝止血（图2-6-16），冲洗创面确定无出血及胆瘘，取出标本。完成标准胆囊切除术。

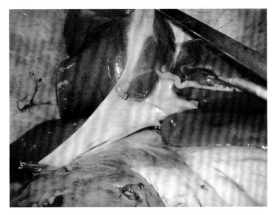

图2-6-13　显露胆囊三角

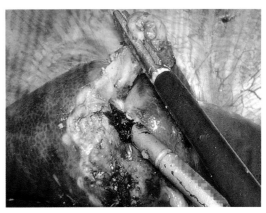

图2-6-14　左手持无创肠钳将胆囊颈向上提起，右手持超声刀剥离胆囊床

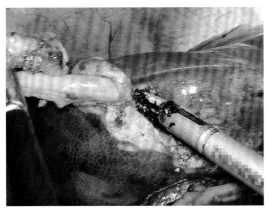

图2-6-15　整个剥离过程中牵引钳应及时变换方向及牵引位置，使胆囊与胆囊床间产生张力

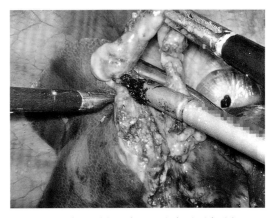

图2-6-16　完整剥离胆囊后，注意对肝床进行止血

3. 阑尾切除术　在完成阑尾炎模型构建后，可行阑尾切除。腹腔镜下动物阑尾切除可选择结扎缝荷包法或直线切割闭合器闭合切割法，后者已经在腔内直线切割闭合器使用过程中提及。阑尾切除后荷包包埋残端法具体步骤：①体位及气腹建立、阑尾寻找步骤同前。②阑尾动脉的游离可沿着阑尾系膜用超声刀钝性锐性分离结合来实现（图2-6-17），阑尾动脉离断可选用钛夹进行夹闭，近端和远端分别夹闭后切断（图2-6-18，图2-6-19）。③在阑尾根部用粗线双道结扎，结扎牢固后移去阑尾，或采用直线切割闭合器离断阑尾

（图 2-6-20）。④在距离根部 1 ～ 1.5cm 处肠壁做镜下荷包包埋缝合，缝合进针方式为正向进针 2 针，反向进针 1 针，浆肌层连续缝合。⑤缝合完毕后两分离钳协力将阑尾残端包埋入盲肠肠壁内。操作过程需注意控制进针缝合的深度，在浆肌层进行潜针缝合，避免缝透肠壁。

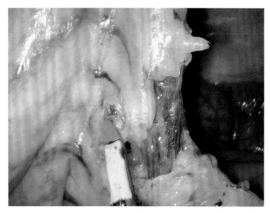

图 2-6-17　使用超声刀游离阑尾动脉

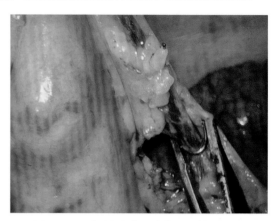

图 2-6-18　阑尾动脉近端使用血管夹夹闭

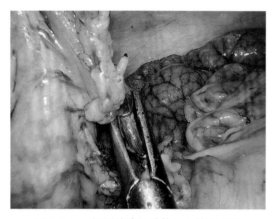

图 2-6-19　阑尾动脉远端使用血管夹夹闭

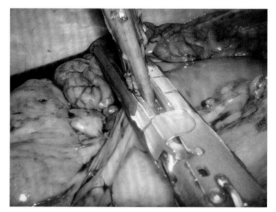

图 2-6-20　直线切割闭合器离断阑尾

八、结　语

　　腹腔镜活体动物实验手术操作是外科医生进阶腹腔镜人体手术的重要环节，对待动物的所有操作要等同于人体手术操作。学员在刚刚接触动物手术时通常比较兴奋，急于完成从未完成的操作和术式，通常会出现在解剖结构尚未看清的情况下盲目操作，这样引起手术意外出血或其他脏器损伤的可能性会显著增加。在此，建议学员操作前要熟悉解剖结构和手术操作流程，操作过程中充分显露、循序渐进、轻柔操作，出现意外情况避免慌张，避免盲目钳夹切割。最后提醒大家要爱惜动物，遵循医学伦理原则，感恩那些为帮助我们提升腹腔镜操作技术而献出生命的动物。

（李少卿　逄　川　陈志达）

参 考 文 献

阿力木江·麦斯依提，克力木，艾克拜尔，等，2014. 腹腔镜抗反流手术猪动物训练模型的建立 [J]. 中华普外科手术学杂志（电子版），8（4）：330-333.

白晶，2007. 动物实验"3R"原则的伦理论证 [J]. 中国医学伦理学，20（5）：48-50.

毕卫云，朱财林，杨桂涛，2014. 利用腹腔镜模拟器开展外科医师岗前技能培训 [J]. 中国内镜杂志，20（10）：1109-1112.

陈立彬，陈宗安，马倩玉，等，2021. 免打结倒刺缝线在瘢痕整形手术中的应用 [J]. 组织工程与重建外科，17（1）：41-43.

甘露，张红，林伶，等，2015. 进口与国产腹腔镜设备与器械下活体动物实验训练效果比较 [J]. 中国内镜杂志，21（5）：459-464.

葛思堂，郝博，陈德利，等，2017. 3D 腹腔镜系统在腹腔镜胃癌根治术中的应用［J］. 中华腔镜外科杂志（电子版），10（1）：53-56.

焦振东，刘益民，郭智华，等，2020. 单向可吸收倒刺线单层吻合技术在腹腔镜胰腺手术中的应用效果 [J]. 临床医学，5（16）：83-85.

金石华，张弋，孙国锋，等，2014. 腹腔镜模拟训练对不同经验医生腹腔镜手术基本技能训练的效果 [J]. 中国内镜杂志，20（1）：34-37.

李婧伊，刘飞，马跃峰，等，2020. 吸收倒刺线在双镜联合保胆取石术中的临床应用 [J]. 中国现代医学杂志，30（2）：85-89.

李连博，张利兵，闫焕，等，2019. 腹腔镜下倒刺缝线与可吸收缝线行十二指肠菱形吻合的效果比较 [J]. 中国内镜杂志，25（5）：37-40.

李雯雯，苏乔，赵广银，等，2020. 小型猪腹腔镜手术中不同气腹压力对循环功能的影响 [J]. 中华普通外科学文献（电子版），14（2）：89-92.

李雯雯，苏乔，赵广银，等. 巴马小型猪麻醉状态下常规生理生化指标的测定 [J]. 中国兽医杂志，54（8）：113-117.

廖梓群，陈维荣，陈喜贵，等，2017. 倒刺缝线在腹腔镜胃十二指肠溃疡穿孔修补术中的应用 [J]. 中华普外科手术学杂志（电子版），11（1）：46-48.

任秋英，狄长安，张卫国，2013. 动物疾病模型的建立在腹腔镜技术培训中的应用 [J]. 腹腔镜外科杂志，18（9）：714-716.

沈宏亮，徐志飞，景在平，2011. 外科手术学基础 [M]. 上海：第二军医大学出版社：82-84.

唐吉祥，2008. 腹腔镜下多种腔内打结方法运用 [J]. 重庆医学，37（15）：1680-1681.

吴鹏，方路，付小伟，等，2016. 单向倒刺线与普通可吸收线在腹腔镜下胆总管切开取石一期缝合术中应用的对比研究 [J]. 中国内镜杂志，22（9）：52-56.

许锐锐，王鋆杰，陈耿臻，等，2018. 腹腔镜基础技能模拟训练的量化研究 [J]. 中华腔镜外科杂志（电子版），11（5）：300-305.

张军政，2011. 新型腹腔镜打结器的研制及在腹腔镜模拟训练系统中的初步应用 [D]. 重庆：第三军医大学.

Bautista T，Shabbir A，Rao J，et al，2016. Enterotomy closure using knotless and barbed suture in laparoscopic upper gastrointestinal surgeries[J]. Surg Endosc，304（4）：1699-1703.

Ebina K，Abe T，Higuchi M，et al，2021. Motion analysis for better understanding of psychomotor skills in laparoscopy：objective assessment-based simulation training using animal organs[J]. Surg Endosc，35（8）：4339-4416.

Feroci F，Giani I，Baraghini M，et al，2018. Barbed versus traditional suture for enterotomy closure after laparoscopic right colectomy with intracorporeal mechanical anastomosis：a case-control study[J]. Updates Surg，704（4）：433-439.

Ghaderi I，Tran T，Carton M，et al，2021. The impact of intensive laparoscopic training course with structured assessment and immediate feedback on residents' operative performance in animal lab[J]. Surg Endosc，35（7）：3370-3378.

Harenberg S，McCaffrey R，Butz M，et al，2016. Can multiple object tracking predict laparoscopic surgical skills［J］. J Surg Educ，73（3）：386-390.

Higuchi M，Abe T，Hotta K，et al，2020. Development and validation of a porcine organ model for training in essential laparoscopic surgical skills[J]. Int J Urol，27（10）：929-938.

Lingohr P，Dohmen J，Matthaei H，et al，2014. Development of a standardized laparoscopic caecum resection model to simulate laparoscopic appendectomy in rats[J]. Eur J Med Res.，19（1）：33.

Liu X，Luo D，Chen H，et al，2018. Application of barbed sutures in laparoscopic common bile duct exploration：A retrospective analysis[J]. Surg Laparosc Endosc Percutan Tech，28（5）：324-327.

Manigrasso M，Velotti N，Calculli F，et al，2019. Barbed suture and gastrointestinal surgery：A retrospective analysis[J]. Open Med

（Wars），14：503-505.

Rodriguez O，Sanchez-Ismayel A，Sanchez R，et al，2013. Construct validity of an inanimate training model for laparoscopic appendectomy[J]. JSLS，17（3）：445-449.

Ryska O，Serclova Z，Martinek J，et al，2017. A new experimental model of calculous cholecystitis suitable for the evaluation and training of minimally invasive approaches to cholecystectomy[J]. Surg Endosc，31（2）：987-994.

Tajima M，Kono Y，Ninomiya S，et al，2012. Safety and effectiveness of mechanical versus hand suturing of intestinal anastomoses in an animal model of peritonitis[J]. Exp Ther Med，4（2）：211-215.

Van Bruwaene S，Schijven MP，Napolitano D，et al，2015. Porcine cadaver organ or virtual-reality simulation training for laparoscopic cholecystectomy：a randomized，controlled trial[J]. J Surg Educ，72（3）：483-490.

Wollborn J，Ruetten E，Schlueter B，et al，2018. Standardized model of porcine resuscitation using a custom-made resuscitation board results in optimal hemodynamic management[J]. Am J Emerg Med，36（10）：1738-1744.

Yamamoto M，Okuda J，Tanaka K，et al，2013. Evaluating the learning curve associated with laparoscopic left hemicolectomy for colon cancer[J]. Am Surg，79（4）：366-371.

第三章 腹腔镜临床初步实践训练

第一节 腹腔镜手术体位摆放

一、体位摆放原则及常规手术体位

（一）体位摆放原则

患者的手术体位对于实施安全有效的手术操作至关重要。体位摆放取决于手术的类型、时间和麻醉途径等。

标准和恰当的手术体位除了有助于外科医生手术操作，还有助于确保在手术之前、之中和之后的患者身体安全。术中还应该有人员协助临时调整体位。由于术中患者处于麻醉状态，无法表达身体不适，因此整个过程中应保证患者处于舒适放松状态，没有过度的侧向、旋转或过度伸展。由于压力、剪切力和摩擦力的作用，可能会造成压疮，皮肤及皮下组织的局部损伤，在体位摆放时应注意确保压力不会集中在一个点上，以免造成压力性损伤。体位摆放主要原则：①全程保证患者的呼吸和循环通畅。②方便麻醉医生进行麻醉管理。③方便外科医生操作。④为患者提供舒适体位和安全环境。⑤预防各种神经损伤。⑥防止软组织或肌肉骨骼损伤。⑦保证医护团队全体成员的安全。

（二）探查手术的体位摆放

诊断性腹腔镜检查已经在临床开展了很多年。早在 30 年前即被妇科医生认为是评估盆腔疾病的有效技术，如今已成为最常用的妇科腹腔镜检查技术之一。腹腔镜检查技术直至近年才被普通外科医生所认可。目前，普通外科医生越来越多地使用诊断性腹腔镜检查技术来辅助诊断腹部疾病。近年来，诊断性腹腔镜检查作为一种有效的辅助检查手段已越来越多地普及开展，并也在尝试通过开展临床研究将腹腔镜探查的适应证进行扩大，其中包括对癌症进行术前分期、腹腔灌洗、腹膜种植结节切除活检等，在胃肠手术中，腹腔镜探查可以确定肿瘤部位有无肝脏、淋巴结、腹膜、网膜等脏器和组织的肿瘤转移等。其中，胃肠道疾病腹腔镜探查术，遵循常规腹腔镜胃肠手术体位，通常采用反 Trendelenburg 体位。

（三）消化道手术体位摆放

1. 腹腔镜胃部手术体位摆放 恰当的体位摆放对腹腔镜胃部手术术野显露至关重要。通常采取双腿分开仰卧姿势，手臂固定在手臂板上或者身体两侧。术者可因其个人习惯或者操作需求选取合适的站位，可在患者左侧、右侧或者两腿之间。调整手术台使

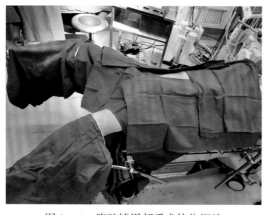

图 3-1-1　腹腔镜胃部手术体位摆放

患者头部升高形成 Trendelenburg 反向位置 10°～20°。此时，患者上半身被抬高，腹腔内肠管、网膜等器官组织向下腹部移动，从而有助于显露上腹部。当进行脾门淋巴结清扫时，患者上半身抬高 10°～20°，同时左侧向上倾斜 20°～30°，有助于显露脾门区域。为防止下肢深静脉血栓形成，通常可以适当抬高患者下肢，患者双腿分开并稍伸直，以免患者的膝盖和外科医生的手之间发生冲突。为防止压疮，需要在足跟、足踝等部位垫上棉垫（图 3-1-1）。

2. 结直肠手术体位摆放　对于接受结直肠手术的患者，其体位很大程度上取决于要切除肠管的部位及术中是否行肠镜检查。将患者置于改良的截石位，双腿置于带衬垫的可调节支具中，并进行间歇性气压压缩，两臂通常放于身体两侧。膝盖和臀部的弯曲度应不大于 15°，以利于器械使用和肢体运动。截石位可为手术操作提供更大的灵活性，并满足经肛门行内镜检查和经肛门插入吻合器。手术过程当中，根据结直肠切除范围，通常进行适当调整，如调整为陡峭的 Trendelenburg 卧位或左高右低倾斜位（图 3-1-2）。

二、戳卡孔的分布原则及常规手术示例

（一）戳卡孔设计及摆放原则

戳卡孔的布置在腹腔镜手术过程中非常重要。戳卡孔是腹腔镜镜头和操作器械进入腹腔的通道，还可为腹腔镜器械活动提供支点。腹腔镜长杆器械在腹腔内移动方向和外科医生手的移动方向相反。例如，当手向左移动时，仪

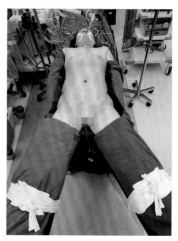

图 3-1-2　腹腔镜结直肠手术体位摆放

器的末端向右移动，而当手向下移动时，仪器的末端向上移动。不同腹腔镜手术的操作孔位置取决于要在腹部哪个部位进行大部分手术操作。通常术者应站在这个部位的对侧。戳卡孔的布置除了要充分考虑手术操作的方便，还应考虑术者体位舒适度。戳卡孔应围绕腹内的手术操作区域呈三角分布或弧形分布，同时尽量减少由操作孔与患者身体（骨性隆起、肢体）或手术台碰撞导致的活动受限。为方便手术操作、避免"筷子效应"、防止器械之间"打架"，各戳卡孔之间要保持一定的距离，同时戳卡孔与手术操作部位要形成合适的角度。戳卡孔的布局需遵循三个原则：①两个器械尖端之间的夹角为 60°。②手术器械指向接近手术部位。③适当的工作距离。

（二）腹腔镜阑尾手术戳卡孔布置

在脐下取弧形切口至皮下脂肪层，长约 1cm，术者和助手分别通过布巾钳提起腹壁，

将气腹针自切口轻柔刺入，确定进入腹腔后，通过气腹针向腹腔内注入二氧化碳气体。建立气腹后，拔除气腹针，保持布巾钳提起腹壁的姿势，垂直于腹壁插入 12mm 的穿刺器。插入腹腔镜镜头，进行整个腹部的一般腹腔镜检查，包括对腹膜炎扩散及炎症程度评估。在腹腔镜引导下，于耻骨联合上方放置 5mm 的戳卡孔作为副操作孔；于肚脐和耻骨联合连线中点水平向患者左侧 5～6cm 放置 12mm 的戳卡孔作为主操作孔。注意，建议患者术前排尿或术中留置导尿管，避免在放置耻骨联合上方戳卡时伤及膀胱。腹腔镜阑尾切除术戳卡孔布置也有其他的方式，具体可根据医生习惯和操作需求而定（图 3-1-3）。

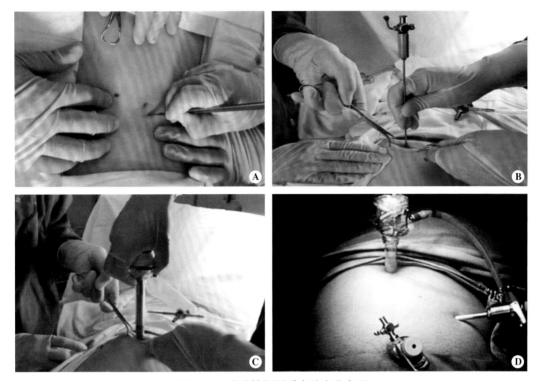

图 3-1-3　腹腔镜阑尾手术戳卡孔布置

（三）腹腔镜胃部手术戳卡孔布置

腹腔镜胃部手术通常采用 5 孔法。在脐下 2cm 处设置 12mm 的戳卡孔作为观察孔；在左侧腋前线肋缘下方 2cm 处设置 12mm 的戳卡孔作为主操作孔；在观察孔和主操作孔连线的中点偏外 3～4cm 放置 5mm 的戳卡孔作为术者的副操作孔；助手的两个操作孔位于患者右侧，与术者的两个操作孔对称分布（图 3-1-4）。

（四）腹腔镜右半结肠手术戳卡孔布置

腹腔镜右半结肠手术通常采用 5 孔法；两侧髂前上棘连线中点设置 12mm 的戳卡孔作为观察孔；于脐水平线与左侧锁骨中线交汇点上方 2cm 处设置 12mm 的戳卡孔作为主操作孔，下方 2cm 处设置 5mm 的戳卡孔作为副操作孔；助手的两个操作孔分别位于脐上 2cm 和脐下 2cm 水平线与右侧锁骨中线交会处，均放置 5mm 的戳卡孔（图 3-1-5）。

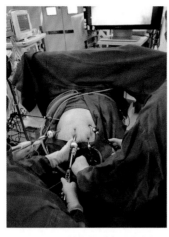

图 3-1-4　腹腔镜胃部手术戳卡孔布置

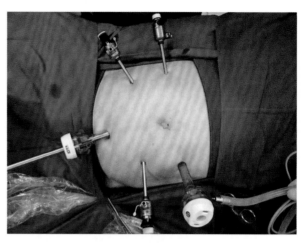

图 3-1-5　腹腔镜右半结肠手术戳卡孔布置

（五）腹腔镜左半结肠手术戳卡孔布置

腹腔镜左半结肠手术通常采用 5 孔法。于脐下缘切口置入 10mm 的戳卡孔作为观察孔（10mm）；于麦氏点处设置 12mm 的戳卡孔作为主操作孔；于右侧肋缘下 3cm 平腹直肌外侧缘设置 5mm 的戳卡孔作为副操作孔；助手的两个操作孔分别位于反麦氏点（5mm）及左侧肋下 3cm 平腹直肌外缘（12mm 或 5mm）（图 3-1-6）。

（六）腹腔镜直肠、乙状结肠手术戳卡孔布置

腹腔镜直肠、乙状结肠手术通常采用 5 孔法。于脐下切口设置 12mm 的戳卡孔作为观察孔；于麦氏点处设置 12mm 的戳卡孔作为主操作孔；于脐水平线右侧 5cm 处放置 5mm 的戳卡孔作为副操作孔；助手的两个 5mm 的操作孔分别位于脐水平左侧 5cm 和左反麦氏点位置（5mm）。戳卡位置可根据肿瘤位置和术者操作习惯适当调整，如果拟行完全全系膜切除术（TME），术者的副操作孔和助手的主操作孔应不低于脐水平线，以免骶岬影响操作（图 3-1-7）。

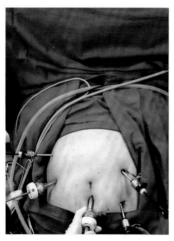

图 3-1-6　腹腔镜左半结肠手术
戳卡孔布置

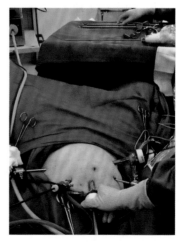

图 3-1-7　腹腔镜直肠、乙状结
肠手术戳卡孔布置

（刘国晓　郗洪庆）

第二节　穿刺器的使用技巧

一、腹腔镜穿刺器介绍

腹腔镜穿刺器在腹腔镜手术中的主要作用是通过穿透腹壁全层，以此建立外界与腹腔的通道，让手术器械能够顺利通过并进入腹腔，进而实施外科手术操作。

穿刺器（戳卡）由穿刺套管及穿刺芯组成，根据穿刺芯的内径分为 5mm、10mm、12mm、15mm，长度可有 80mm、110mm、150mm 不等。这不仅能够满足不同直径的操作器械、能量器械、腹腔镜直线切割闭合器、取物袋等应用需求，也能够满足不同体型的需求。5mm 的戳卡适用于腹腔镜各类抓钳、手术剪、持针器、抽吸器、电凝钩、电铲、超声刀等；10mm 的戳卡适用于腹腔镜镜头、巴氏钳、取物袋等；12mm 的戳卡适用于腹腔镜直线切割闭合器、施夹钳等（图 3-2-1 ～图 3-2-5）。

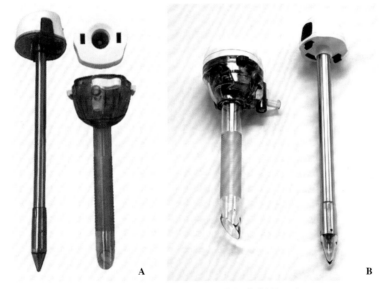

图 3-2-1　内径 12mm 的一次性穿刺器组合

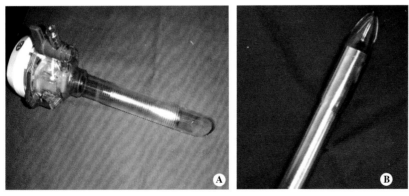

图 3-2-2　内径 12mm 的一次性穿刺套管及穿刺芯尖端

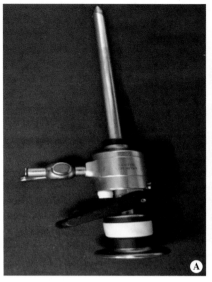
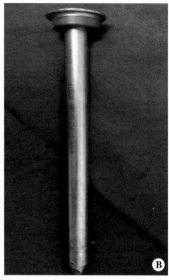

图 3-2-3 内径 5mm 的穿刺器组合、穿刺芯

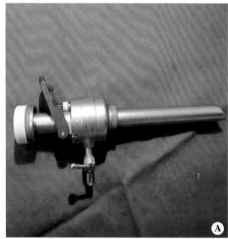
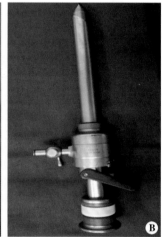

图 3-2-4 内径 10mm 的穿刺器组合（穿刺芯圆锥形）

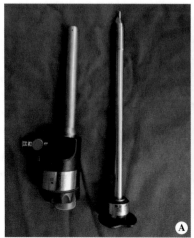
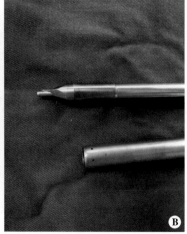

图 3-2-5 内径 10mm 的穿刺器组合（穿刺芯改良三棱形）

穿刺器的种类很多，如活塞型、翻版型、磁球型、磁片型、手动翻版型。穿刺芯尖端分为圆锥形、三棱形和具有保护装置的针栓。活塞型套管穿刺器已经不再生产，主要是由于在手术操作过程中器械的进出需要一只手按压活塞，给术者带来诸多不便。翻版型、磁球型、磁片型、手动翻版型等虽然进出器械方便，但自腹腔内取出组织和小纱布时易阻挡取出物。圆锥形穿刺芯穿刺时稍费力，但对腹壁的创伤较小，三棱针芯穿刺时省力，但对腹壁切割较大，易造成腹壁出血。上述两种穿刺芯不具备保护腹腔内器官的功能，一次性套管穿刺器穿刺入腹腔后，针芯自动弹回，即使戳到肠壁也不会造成损伤，目前临床常用。

二、一次性穿刺器及其使用技巧

1. 一次性穿刺器由穿刺套管和穿刺芯两部分组成　穿刺芯主要功能是和穿刺器套管组合后用于穿透腹壁全程，退出后把穿刺套管留在腹壁上。穿刺套管主要功能是让各种手术器械通过并进入腹腔。穿刺芯尖端呈透明锥形，采用无刀钝性分离方式将腹壁组织分开并进入腹腔。当穿刺器进入腹壁时，穿刺芯可将肌肉组织和血管推开，最大限度地避免损伤腹壁和血管，比带刀的穿刺器要减少 40% 左右的筋膜损伤率和减少 80% 以上的穿刺孔疝的发生率。术者可在腹腔镜的引导下实施穿刺器的放置，尽可能避免损伤腹腔内组织和器官，提高安全性。穿刺器套管表面为螺纹结构，可以增加摩擦力，可提高其在腹壁上的固定性达 90% 左右。一次性穿刺器套管尖端呈 45° 斜面开口，这样方便标本进入套管，也给器械操作留出更多的活动空间。

2. 使用技巧　①在预定的位置，术中以尖刀切开皮肤至皮下脂肪层；切口大小应与预置入穿刺器直径大小相当；切口过小，无法顺利置入穿刺器；切口过大，穿刺器容易滑脱和漏气。②在腹腔镜引导下，术者将戳卡自切口垂直于腹壁皮肤，将穿刺器缓慢旋转插入穿刺部位。注意，戳卡是被转进入腹腔的，而不是刺进腹腔，通过手腕的旋转转动穿刺器，并轻柔刺透腹壁缓慢突破腹膜进腹，避免使用蛮力、不可控的突然进腹。③由于穿刺器套管表面与腹壁有足够的摩擦力来维持稳定、不滑脱，一般不需要固定。如果切口较大，穿刺器有滑脱的可能，可用缝线将穿刺器与腹壁皮肤进行固定（图 3-2-6）。

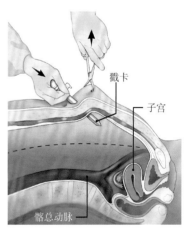

图 3-2-6　穿刺手法示意图

（孙大川）

第三节　术中安全气腹的建立方法

腹腔镜手术的基础和前提是安全地建立气腹和置入戳卡。人工气腹为腹腔镜手术营造充足的手术空间，如果说腹腔镜手术是一场战争，那么戳卡的布局就是排兵布阵，人工气腹的建立就是首场战斗，首战得胜能鼓舞士气，而如果首战受到挫折，不仅损失兵力，而且打击信心。人工气腹的建立在操作上并不复杂，不规范的操作可能会造成器官损伤、出血、皮下气肿，甚至气体栓塞等情况，更严重者需要中转开腹，甚至危及患者生命安全。

一、气腹机、压力及流量介绍

气腹机是腹腔镜手术的专用设备，包括进气管路、主机和出气管路，其作用是建立和维持稳定的气腹。腹腔镜手术需要恒定的腹腔内压力来保证清晰的术野及充足的操作空间，腹内压的安全范围在 $12 \sim 15mmHg$，通过不断补充 CO_2 气体来维持腹腔内压力的稳定。气腹机的驱动方式有气动和电子驱动两种方式；气动式气腹机最高流速仅为 4L/min，无法适应复杂手术需求；术中使用吸引器和冲洗腹腔时，需要更高的流速才能满足维持较为恒定的气腹压力的需求，而电子式气腹机压力连续可调，进气流速最高可达 30L/min，能更好地自动控制腹腔内压。

（一）气腹机相关设备构造

1. 进气管路　包括 CO_2 气源、减压阀和安全阀。CO_2 气源多采用集中供气方式，从气源输出压力一般较高，经减压阀减压后输入至气腹机主机。当输出压力过高时，安全阀会自动排气卸压，也能提示减压器出现故障。

2. 气腹机　主机主要构成包括减压系统、压力信号检测系统、流量调整系统、腹内压控制器和安全阀。减压系统可以降低气腹机的供气压力，通过压力信号检测系统实时检测输出的 CO_2 压力，保持腹腔内压力的稳定性，安全阀可以保障气腹压力在安全范围内。主机的显示屏上有两个需设定的数值（气腹压力和流量），两个实际数值（腹内压力和总用气量）。成人气腹压力一般设定值为 $12 \sim 15mmHg$，流量一般在 $3 \sim 5L/min$，设定好腹内压力后，气腹机可自动工作。当腹内压力低于设定目标值时，腹腔内充气，当压力等于设定目标值时，停止向腹腔内充气，而腹压高于设定目标值时，气腹机自动报警并向外排气，从而保证腹压恒定。气腹机的流量越大，腹腔内压力波动就越小，一般 9L/min 左右能满足复杂手术的要求，多数气腹机还有加热装置，保证充入的 CO_2 气体温度恒定（图 3-3-1，图 3-3-2）。

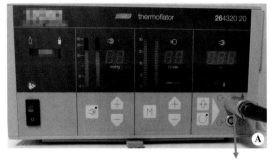
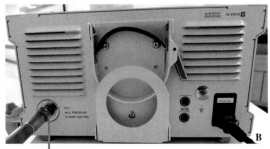

出气管路　　进气管路

图 3-3-1　气腹系统正面及背面

3. 出气管路 包括出气接口、过滤器和气腹管。出气接口的 CO_2 气体经过滤器过滤后，经气腹管及连接的穿刺器进入腹腔内。

4. 气腹针 为中空的金属针，针的尖端有一个带有弹簧的前端圆钝的内芯，刚好能伸出针的尖端，长 70～120mm；在碰到坚硬组织时，内芯被推回，当碰到柔软的组织时不被推回，所以穿刺针刺破腹膜后，穿刺针尖端圆钝的内芯立刻弹出，

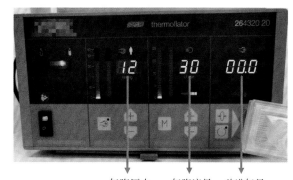

气腹压力　气腹流量　总进气量

图 3-3-2　气腹系统主机显示屏

从而避免损伤腹腔内的器官或血管。气腹针的尾端可连接注射器或气腹管，向腹腔进行注水或注气实验，帮助术者判定是否穿刺成功进入腹腔。使用气腹针之前需注入适量生理盐水检查管腔的通畅性，检查连接部分有无漏液情况，以及带有弹簧的内芯是否能弹出和缩回。

（二）操作步骤

1. 连接 CO_2 气源，检查是否漏气。
2. 连接电源，打开电源开关，检测气源压力。
3. 调节预设腹内压力（成人一般在 12～15mmHg），调节进气流量（最大不超过20mmHg），打开注气键。

（三）气腹机常见故障及处理方法

1. 气腹机出气口无法出气 主要原因是气源未连接或出气孔阻塞，需检查进气管路及气源，及时连接或清除阻塞物。

2. 腹腔无气体进入 由于未设定好气腹的压力和流量或出气管路弯折、有异物堵塞，需重新设定气腹压力及流量的数值，检查出气管路并解除弯折或异物堵塞。

3. 气腹机显示的实际压力过高 是气腹机的压力传感器检测到气腹机的输出压力过高，最常见的原因是气腹针未进入腹腔。气腹针的尖端带有弹簧的内芯，穿刺时穿透筋膜和腹膜有两次突破感，用注射器注入生理盐水，能顺利流入说明已经进入腹腔。开启气腹机后，显示的实际气腹压力为 0 或负数，随着进气量的增加气腹压力逐渐升高。刚开始气腹机显示压力高于预设压力，说明气腹针未进入腹腔，而是在皮下组织中，注入少量气体即可造成较高的压力。其他原因如穿刺套管开关未开、注气管道打折或阻塞、患者腹肌紧张及气腹针阻塞等，均可造成气腹机显示的实际压力过高。

4. 气腹机显示的实际压力过低 进气或出气管道未连接；管道及穿刺管连接处松动；穿刺套管密封帽损坏；切口过大造成漏气。

二、人工气腹建立的不同方式

目前常用的建立气腹的方法有经典的气腹针闭合法穿刺气腹、开放法气腹及戳卡直接

穿刺气腹。

（一）经典的气腹针闭合法穿刺气腹

1. 穿刺点选择　闭合法建立气腹的方法主要适用于无腹部手术、外伤及腹膜炎病史的患者。对于既往有手术史的患者，气腹针穿刺点原则上应距离手术瘢痕 5cm 以上。穿刺点最常选择的部位是脐部，脐部上缘或下缘的弧形切口是腹腔镜手术最适宜的第一观察孔。脐部是腹前壁最薄弱的地方，手术切开的解剖层次依次为皮肤、腹直肌前后鞘及壁腹膜，各层次之间基本无皮下脂肪和肌肉组织，周围血管分布少，术中术后戳卡孔出血概率降低，且术后形成瘢痕较小，美容效果好。其他穿刺点的选择，根据特殊手术要求有时采用腹中线脐上或脐下 5cm、双侧髂窝或麦氏点；对于超重和肥胖患者可采用左腹直肌外缘与肋弓交点作为第一穿刺点，该处有肋弓的支撑作用，是平卧位的高点，对于腹壁肥厚的患者相对来说穿刺落空感后距离腹腔内器官有一定安全距离，不易损伤腹腔内器官。

2. 操作方法　气腹针的置入：于脐部做一个 1cm 的弧形或纵行的皮肤切口，深及皮下，术者和助手分别用两把巾钳在切口两侧提起腹壁，用拇指和示指抓持气腹针针柄的中部，小指和小鱼际置于腹壁上防止用力过猛穿刺太深，穿刺方向从垂直腹壁方向脐凹的反方向倾斜，穿透腹白线和腹膜时有两次突破感，气腹针的保护鞘向上弹起，进入腹腔后恢复原位，停止进针，连接充气管，打开气腹，观察腹内压逐渐升高至设定腹压。第一穿刺器的置入：气腹建立后，拔出气腹针，术者和助手将巾钳用力上提固定好腹壁，术者用内径 10mm 或 12mm 的穿刺器（包括穿刺芯和套管）的后端抵住手掌，拇指和示指在套管侧方，用于控制力度，逐渐加压，用力方向与穿刺平面垂直，旋转进入，当出现落空感时停止用力，拔出穿刺锥，将套管送入腹腔，最后置入腹腔镜镜头证实套管在腹腔内并检查腹腔内有无损伤。特别需要注意的是患者的体重指数越低，腹壁越薄，距离大血管和肠管越近，穿刺时需要控制力度，防止损伤大血管和肠管。

（二）开放法气腹（Hasson 法）

1. 适应证　适用于有腹部手术史和腹腔有粘连的患者。

2. 操作方法　开放法进入腹腔的技术日趋成熟，由于在直视下进行操作，可以在需要的腹部任何位置进行，但大多采用脐周或白线上的位置远离瘢痕和粘连位置。切开皮肤、皮下组织长约 20mm，逐层切开白线向深部直至腹膜，提起腹膜，在直视下用手术刀小心地切开腹膜，避免损伤腹腔内器官，如有粘连先分离周围粘连，用手指钝性分离，放入套管和腹腔镜，缝合腹膜和白线，防止漏气，接通气腹管建立气腹。

（三）穿刺器直接穿刺气腹

在预置穿刺器的位置切开皮肤 1～2cm，分离皮下组织深达筋膜层，术者和助手分别用巾钳用力上提两侧腹壁，手腕旋转用力将穿刺器直接穿刺进入腹腔。现在采用这种穿刺方法主要受益于一种带有可视系统的穿刺套管，其材料为透明的塑料材质，腹腔镜镜头可通过尾部插入穿刺芯，固定后可在直视下进入腹腔，适合肥胖患者，极大地避免了腹腔内器官和血管损伤。

三、气腹建立成功判定

（一）注射器抽吸试验

用装有生理盐水的注射器连接至气腹针尾端，注入 5 ~ 10ml 生理盐水，若注入时阻力较大，说明针尖的位置可能在腹壁间隙中；若注入时阻力很小，回抽时无血液、肠液，只有极少量生理盐水，说明针尖的位置在腹腔内；若回抽抽出肠液或血液，应立即中转开腹探查整个腹腔。

（二）滴水试验

滴水试验是临床上最常用的方法，用不带针头的 5ml 注射器针管连接气腹针针尾，针管内加入生理盐水，穿刺后如生理盐水很快流入腹腔，说明气腹针所在位置位于腹腔内。

（三）充气试验

以上两个试验只能初步判断气腹针的位置，最终判定气腹针是否进入腹腔内，需要从气腹机上实际气腹压力和流量的数值的变化来判断。气腹针连接注气管道后，设定好气腹压力和流速，开启注气键，如果腹腔实际压力数值从负值或零匀速逐渐升高，表明气腹针正常穿刺进入腹腔内。如果腹腔实际压力数值始终较高，甚至高于设定值并发出警报，显示进气量很少，表明穿刺不成功或腹腔存在粘连。

四、气腹建立常见并发症

（一）腹膜外气肿

腹膜外气肿最常见的是皮下气肿，由于穿刺时穿刺针未垂直腹壁，导致穿刺针尖端未进入腹腔，位置在腹膜外肌肉层或脂肪层，CO_2 气体沿皮下潜在间隙扩散，可出现皮下气肿、阴囊气肿和胸壁气肿。

（二）高碳酸血症

建立气腹时气腹压力应控制在 15mmHg 以下，气腹压力过高或气体流速过快会导致形成气腹使用的 CO_2 气体在体内蓄积并过度吸收，CO_2 气体吸收入血后不仅可导致高碳酸血症，还会导致心律失常、酸碱平衡紊乱及术后疼痛的发生。

（三）胃肠道损伤

建立气腹时结肠和胃损伤比较少见，最常见的是小肠损伤。由于第一个穿刺器穿刺时并非直视下完成，小肠损伤具有一定的隐匿性，术中难以发现，常造成严重后果。特别是对于有手术史的患者，小肠粘连在腹壁或脐部，损伤小肠的发生率明显升高。

（四）血管损伤

血管损伤包括腹壁血管损伤、腹腔内血管损伤及腹膜后大血管的损伤。穿刺的部位和方向、穿刺的力度都是血管损伤的重要原因，穿刺时要避开腹壁的血管，第一个穿刺点尽量选在脐周或腹部中线上，并且要控制穿刺时的力度，体会穿透白线的突破感，要避免暴力，控制力度、方向及进入的深度。

（五）气体栓塞

穿刺针误入静脉，CO_2 气体进入静脉，气腹充入 CO_2 气体流量较大，溶解于血液中，造成气体栓塞，可导致患者出现心搏骤停。一旦发生须立即停止气腹，进行右心穿刺，抢救患者生命。

（吕　远）

第四节　腹腔镜探查顺序与原则

历经 20 余年的探索和发展，以腹腔镜为代表的微创外科技术正处于快速发展时期。腹腔镜凭借其高清、放大的视觉优势，精细、微创的技术优势，已经在多个学科的众多疾病的外科手术中得以广泛应用。腹腔镜探查术作为腹腔镜技术体系的重要内容，是利用腹腔镜设备在腹腔内直接观察正常或病变的器官或组织，并可在直视下进行活检等操作的技术。腹腔镜探查术可以弥补传统影像学检查的不足，为进一步明确诊断提供更为直观的依据。尤其在急腹症、中晚期肿瘤及疑难疾病的诊断检查和肿瘤分期方面，腹腔镜探查准确率显著高于超声和 CT 检查，具有显著的优势。但是，腹腔镜探查也有其不足之处，表现在：①需要全身麻醉下进行操作，有麻醉相关并发症的风险；②对腹腔空腔脏器内部和实质脏器深部病变难以确诊。因此，临床实践中，我们将腹腔镜探查、超声、影像学检查及相关的血液学检查相结合，才能提高疾病诊断的准确度和特异度。

在临床实际实施腹腔镜探查术时必须掌握一定的顺序和原则，必须严格把握腹腔镜探查术的适应证和禁忌证。本节就腹腔镜探查术的最新进展、腹腔镜探查术的优势和局限、腹腔镜探查术的顺序和原则、腹腔镜探查术的适应证和禁忌证及如何进行腹腔镜探查进行详述。最后，我们介绍一种新型的腹腔镜探查方式——免气腹球囊腹腔镜探查术。熟练掌握腹腔镜探查术的基本知识，是腹腔镜技能进阶的基础。

一、腹腔镜探查术历史沿革及发展现状

1901 年，俄罗斯彼得堡的妇科医师 Ott 在腹前壁做一小切口，插入窥阴器到腹腔内，用头镜将光线反射进入腹腔，对腹腔进行检查，并称这种检查为腹腔镜检查。而真正腹腔检查术的发明者是德国的胃肠病学家 Kalk，他发明了一种直前斜视 135° 的透镜系统，他也被认为是德国诊断肝胆疾病腹腔镜检查术的奠基人。1934 年，Ruddick 设计了一种特殊

镜头系统和活检抓钳，并将之用于 500 例患者的腹腔镜检查。腹腔镜探查术在腹部及盆腔疾病中的诊断和治疗不断被探索。随着腹腔镜技术的不断发展，2D 腹腔镜、3D 腹腔镜、裸眼 3D 腹腔镜及 4K 高清腹腔镜已在临床实践中逐步得到应用。腹腔镜对腹部情况的显示已经超越了肉眼直视，针对一些腹部常见的急诊手术，相比于传统开腹手术，有着巨大的优势。

诊断性腹腔镜探查术（diagnostic laparoscopy，DL）是一种用于诊断腹腔内疾病的微创手术，该技术实现了腹腔内器官的直视，从而判断其是否存在病变，进而通过活检、积液抽吸检查等手段做出明确的诊断。腹腔镜探查手术应用十分广泛，其适应证：①外科急症的诊断，如急腹症、ICU 患者腹内合并症；②慢性腹 / 盆部疾病的诊断，如慢性腹 / 盆部疼痛、肝脏疾病、不育症、子宫内膜异位症；③肿瘤分期，如食管癌、胃癌、结直肠癌、肝癌、胰腺癌等（图 3-4-1 ～图 3-4-7）。

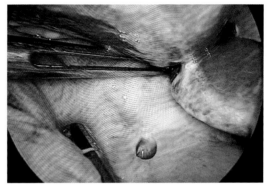

图 3-4-1　腹腔镜探查见胃窦穿孔

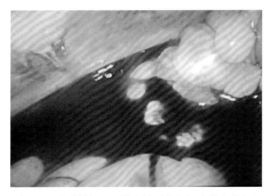

图 3-4-2　腹腔镜探查见输卵管异位妊娠破裂腹腔出血

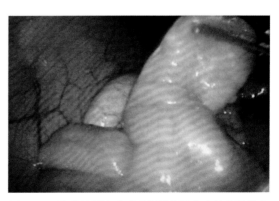

图 3-4-3　腹腔镜探查造成反复消化道出血的小肠憩室

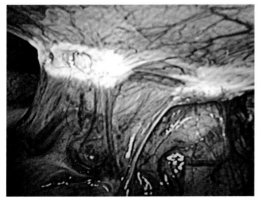

图 3-4-4　腹腔镜探查见腹腔粘连

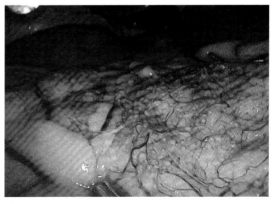

图 3-4-5　腹腔镜探查见胃癌网膜种植转移

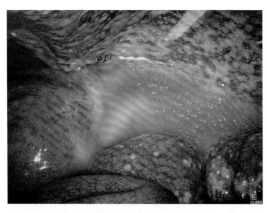

图 3-4-6　腹腔镜探查见胃癌向腹膜和小肠浆膜转
移伴腹腔浑浊腹水

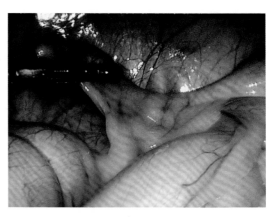

图 3-4-7　腹腔镜探查见急性阑尾炎

急腹症主要包括外伤性急腹症和非外伤性急腹症。外伤性急腹症，尤其是严重的腹部冲击伤常引起腹腔内脏破裂。临床上常对损伤的部位、程度、是否有活动性出血等难以判断。虽然 B 超、CT、诊断性腹腔穿刺及腹腔灌洗等手段对诊断有着极大的帮助，但是对于是否要开腹进行治疗难以得出明确的结论。有 15%～20% 的患者经受了不必要的剖腹探查术，尤其是针对刀刺伤而没有症状的患者。同时，腹部闭合性损伤的患者在难以确定是否有器官损伤时，进行非必要的剖腹探查，反而会增加患者的并发症发生率及死亡率。对于那些活动性出血已经缓解或者停止的患者，腹腔镜探查术能够避免非必要开腹探查所带来的创伤。

腹腔镜探查技术针对腹部创伤引起的急腹症有以下几点优势：①腹腔镜具有广角度和多角度的灵活性，能够直接探查大部分的腹腔内器官，并且能够直接观察到组织损伤的确切部位及程度，准确判定是否有活动性出血的发生，能够避免不必要的观察、开腹及其他检查所带来的假阳性和假阴性结果；②能够降低阴性探查率，减少非治疗性开腹手术，为正确选择腹部切口及手术方式提供依据，避免了盲目选择切口和扩大切口的范围，减少不必要的创伤；③确定肝脾等实质器官保守治疗的可行性，对于实质器官损伤，无法确定是否有活动性出血，或者活动性出血是否再次发生的情况下，腹腔镜探查术可以明确是否继续观察，对于微小创伤还可以在腹腔镜下进行干预处理。

非外伤性急腹症，最多见的就是腹部炎症性疾病，包括急性阑尾炎、急性胆囊炎等，其次是胃肠道穿孔。盆腔急症有卵巢囊肿蒂扭转及输卵管破裂。在这些非外伤性急腹症的治疗中，腹腔镜手术基本上都取代了传统开腹手术，而手术的第一步就是腹腔镜探查。有效而完整的探查，能够快速明确诊断、发现遗漏的病变。同时腹腔镜探查对于难以在腹腔镜下操作处理的包裹性、粘连性病变，能够有效判断，及时提供依据中转开腹。

除了急腹症，腹腔镜探查术对难以明确性质病变的诊断和治疗具有重要意义，是所有实验室检查和影像学检查难以判断下的最后一道防线和手段。主要用于详细病史问询及体格检查、所有实验室检查及各种影像学检查（包括 CT、超声、MRI、PET 等）后，无法获得明确的结论或者相互矛盾时，经过一段时间经验性内科治疗无效者，可以把腹腔镜探查术作为最后选择。尤其是疑难性腹部疾病，腹痛、腹水、腹部肿块的病因诊断一直是临床的一大难题。腹腔镜探查的广角度、高倍数特点，能够发现更加微小的病变，同时直视下的块状病变组织活检的准确性高，对于肿瘤性疾病的良、恶性判断，腹部结核性疾病的诊断有着重要的作用。腹腔镜探查还可以确诊一些罕见病，如肠系膜淋巴结管囊性扩张、腹腔恶性淋巴瘤、大网膜恶性间叶瘤和腹膜假黏液瘤等。常规腹腔镜手术需要以 CO_2 气体注入腹腔来建立腹腔镜操作空间，这对患者的心肺功能和内环境会产生较大影响，同时有可能造成肿瘤的播散。免气腹腹腔镜技术是通过悬吊装置，对四周腹壁进行牵拉，制造手

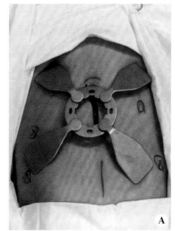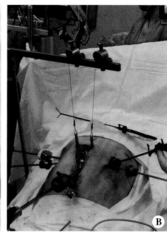

图 3-4-8　新型免气腹悬吊装置临床应用

术空间，从而在没有 CO_2 充盈的情况下，实施腹腔镜手术的技术（图 3-4-8）。其主要针对有心肺功能疾病、年老、妊娠期、手术时间长的患者。对于腹腔急症，免气腹腹腔镜探查技术特有的优势：①免气腹腹腔镜的建立需要腹部正中 2～5cm 的切口（具体根据所使用的免气腹装置所定），在腹部探查后，针对复杂情况，能够更快进行开腹治疗（图 3-4-9）；②免气腹腹腔镜探查技术，允许吸引器的任意使用，还能够从正中切口快速地进行放置纱布及其他器械的操作，对于较复杂的外伤急症，有着重要价值；③相比于开腹探查，其广角度、灵活性高、微创性的优势，能够更加快速地对急症患者进行处理。免气腹腹腔镜探查技术的局限性：①相对于常规腹腔镜技术，其手术空间的暴露相对较小；②过于肥胖的患者，是相对的禁忌证。随着对这一技术的进一步探索及更加优化的免气腹装置的研发，其在腹腔镜探查中的优势一定能够更加显著。

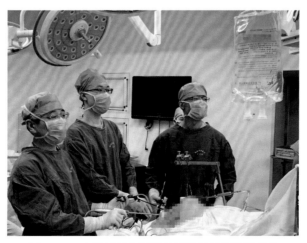

图 3-4-9　应用新型免气腹悬吊装置行腹腔镜手术

二、腹腔镜探查术的优势和局限性

（一）腹腔镜探查术相比于传统的开腹探查术所具有的优势

1. 腹腔镜探查术的微创性　能够更加简单、快速地完成整个过程，患者能够快速地从手术中恢复，痛苦较小。尤其是针对良性病变或者能够在腹腔镜下完成的手术，避免了患者经历传统开腹手术带来的巨大创伤。

2. 腹腔镜技术拥有广角度、高清放大等特点　可以探查到盆腔各器官、前腹壁腹膜、75% 的膈面、大部分的肝脏表面、胆囊、阑尾、大（小）肠浆膜面、部分十二指肠浆膜面及胃前壁、胰腺尾部及大网膜，能够发现 1～2mm 的结节。相比于开腹探查，能够更快、更清晰地对病变的范围和程度进行判断。

3. 并发症少、安全性高　腹腔镜探查除了存在活检处或穿刺孔出血风险外，严重的并发症的发生率很低。局部小范围、局限性的渗血一般都是自限性的，而开腹探查，存在伤口感染、液化等风险。

4. 可重复性　对于腹腔镜一次检查诊断不满意的、需要继续观察的疑难病例，可以行动态腹腔镜检查。方法是在第一次探查后，将带有端盖的套管固定在腹壁上，以后可经此套管进行反复的腹腔镜检查。

（二）腹腔镜探查术的局限性

1. 难以对腹腔后位器官进行彻底探查　如胰腺、十二指肠和大部分结肠，需要较为广泛分离才能够充分检查，有时候只能提供间接证据而不能准确提示损伤的部位。在没有精细触觉的情况下，难以发现可能的实质性脏器深部病变或空腔脏器的黏膜病变。这就要求对后位器官损伤或者脏器表面没有发现病变而有明显体征的患者，及时中转开腹。

2. 无法对病情不稳定患者进行处理　腹腔镜手术进行的首要条件就是患者病情相对稳定，没有血流动力学异常情况，心肺功能不受限制。对于较危重的患者，无法适用；对于有严重出血或者弥漫性腹腔感染的状况，腹腔内视野容易不清晰，腹腔镜技术通常难以进行有效处理和探查。

3. 其他　腹腔内有广泛粘连或者存在肿瘤粘连梗阻的情况时，腹腔镜探查难以进行。

三、腹腔镜探查术的应用原则

（1）经过详细的病史询问及体格检查，结合各种实验室检查和影像学检查，仍难以得出准确的诊断结论或者得出相矛盾的结果，但是需要迫切进行手术治疗的患者。

（2）虽不需要迫切进行手术治疗，但是经过经验性规范化内科治疗后，病情无改善的患者。

（3）腹腔脏器常见恶性肿瘤（如胃癌等）患者，在拟行腹腔镜根治性手术前，推荐常规进行腹腔镜探查术。

四、腹腔镜探查术的适应证和禁忌证

（一）腹腔镜探查术的适应证

（1）腹水原因不明，其中以结核性腹膜炎最常见，通常难以诊断。

（2）慢性腹痛原因难以明确，经验性治疗无效。

（3）急腹症原因未明，需要快速进行诊断和治疗的几种情况：①剧烈腹痛，突然发作，持续数小时以上，排除相关内科疾病，经过严密观察和治疗，腹痛不见减轻反而加剧的患者。②有弥漫性腹膜炎的症状，疑有内脏穿孔，病变部位难以判定，且病情又不允许等待的患者。③怀疑有活动性出血，经过严密观察和治疗无效，但是血流动力学稳定适用于腹腔镜探查的患者。

（4）复杂的腹腔脏器闭合性损伤。

（5）不明原因肠梗阻。

（6）来源不明的腹腔占位。

（7）腹腔或腹膜后淋巴结活检。

（8）肿瘤性疾病的确诊及分期。

（9）对于有开腹探查指征的患者，难以确定病变具体位置时，可以先进行腹腔镜探查，再决定手术切口的部位。

（二）腹腔镜探查术的禁忌证

（1）严重心肺功能障碍患者。

（2）难以纠正的凝血功能障碍患者。

（3）血流动力学不稳定患者。

（4）外伤后出现失血性休克、生命体征不稳定或严重腹膜炎的患者。

（5）全身情况差，不能耐受全身麻醉者。

（6）有多次腹部手术病史，疑似腹腔内粘连严重者。

（7）肠梗阻肠管扩张严重者。

尽管腹腔镜探查技术相比开腹探查术有明显的优势，但是也不能对腹腔镜技术过多地依赖和滥用。腹腔镜探查术应该被视为诊断的继续，掌握好腹腔镜探查术的适应证和禁忌证，在探查中结合其他相关术中检查，如腹腔镜超声，可以更为准确地发现病灶，这对于相对复杂的病变尤为重要。在某些情况下，及时判断后进行中转开腹探查，能够避免对患者造成过多的创伤和应激反应。

五、腹腔镜探查的顺序、重点及注意事项

（一）腹腔镜探查的顺序和重点

腹腔镜探查可根据不同的需求选择不同的探查方式，但总体而言，需按照一定的顺序进行探查，通常按照从上到下，先实质脏器后空腔脏器，先腹腔后盆腔的顺序，对全腹脏

器，如肝、脾、胃、肠管及肠系膜、腹膜、子宫及附件等进行全面探查，同时对可疑病变部位进行重点探查。

1. 腹水性疾病探查　一般多为结核性和肿瘤性疾病。按照一定顺序探查之后，重点对可疑结节钳取三处以上进行活检。钳取部位常在不易出血的部位，如腹膜、大网膜、肠系膜、肝镰状韧带等部位。

2. 急腹症性探查　首先严格按照顺序进行探查，避免漏诊。先观察整个腹腔，根据术中所见情况，多可发现病变来源。若有血性内容物，则应按照脾脏、肝脏、肠系膜、肾脏、盆腔、胃肠的顺序探查；若有气体或食物残渣，则应先探查胃肠道是否穿孔，纤维蛋白沉积最多或网膜包裹最严重处通常是穿孔所在部位；若有粪块或粪液，应重点探查回肠下段或结肠；若见胆汁则提示肝外胆道或十二指肠损伤；若发现有尿液提示泌尿系统损伤。据此进一步行局部详细检查，找到原发病灶，决定下一步治疗方案。小肠探查是整个腹腔探查中最复杂和耗时的，一般从回盲部开始，用两把无损伤抓钳由远到近交替进行，到达十二指肠悬韧带时，肠管无法拽动，再反复进行一遍。结肠的探查从回盲部开始，向远端探查至直肠，注意探查结肠系膜，防止漏查。在腹部创伤中应用腹腔镜探查，有两个目的，首先是确定诊断，其次是进行镜下治疗。急腹症的病情复杂多变，并不是所有病例都可以在腹腔镜下得到处理，根据情况及时地进行开腹治疗，是复杂情况下的明智之举。

3. 肿块性疾病探查　首先探查有无腹水及腹膜转移灶，其次按照顺序仔细探查。确定无其他转移情况下，钳取组织进行活检，再决定下一步治疗。

（二）腹腔镜探查中的注意事项

（1）全面探查，避免遗漏，任何一个脏器损伤的遗漏都是不允许的。

（2）操作轻柔，切忌粗暴操作，尽量避免来回翻动，加重病情。

（3）在探查过程中发现的出血性损伤或脏器破裂，应随即进行止血或夹住破口。

（4）对于小肠或结肠等游离度较大的器官，如发现可疑病灶可先行相应标记再继续探查。

（5）小肠的探查较为复杂，耗时较长。探查时可应用两把无创抓钳对肠管进行逐步检查，按照每次探查约5cm肠段方式前进，由十二指肠悬韧带探查至回盲部，反方向再次进行一遍。探查内容应同时包括肠管和肠系膜。

（6）结肠的探查从回盲部开始，向远端探查至直肠。探查发现升、降结肠侧方有腹膜后血肿时，可切开结肠旁沟的后腹膜，将结肠向内翻转，寻找有无结肠破裂。结肠肝曲和结肠脾曲较为固定，位置深，不易探查，必要时可将其从后腹壁游离后再行探查。

（7）根据术中探查情况，若有必要，可根据实际情况酌情增加探查孔个数。

（8）对于一些复杂情况，在腹腔镜下无法得到有效处置，如腹膜后出血等，需及时中转开腹探查。

六、腹腔镜探查术的实施

（一）麻醉方式的选择

人工气腹对患者的呼吸及循环系统均会有一定的影响，腹腔镜手术的麻醉必须保证充分无痛、有效的肌肉松弛，并能监测和纠正二氧化碳气腹引起的生理变化。多数学者推荐气管插管下全身麻醉，主要目的在于能够控制呼吸，减轻手术操作对呼吸的影响，保证良好的通气和氧合，避免出现高碳酸血症，并且能避免术中患者出现误吸。但是，在一些特殊的条件下，或者患者条件不允许时，选择适宜的麻醉方式极为关键。

1. 局部麻醉　只限于时间很短的腹腔镜诊断性检查。例如，为了明确某个腹部或者盆腔肿块的性质及范围进行探查，主要目的是对病变进行穿刺活检。

2. 椎管内麻醉　用于预计患者情况不复杂、时间较短的探查手术，如针对腹腔活动性出血的探查。在患者身体状况允许的情况下，可以选择硬膜外麻醉和腰硬联合麻醉。其优点在于管理上相对简单，术后清醒快。缺点是不能完全阻滞气腹刺激膈肌所引起的肩部疼痛和腹部膨胀的不适感。

3. 全身麻醉　是在条件允许的情况下推荐首选的麻醉方式。

（二）麻醉药物的选择

全身麻醉药物选择总的原则：选择速效、短效的静脉麻醉药，如丙泊酚、咪达唑仑、依托咪酯等；复合麻醉性镇痛药，如芬太尼、舒芬太尼、瑞芬太尼等；辅用肌肉松弛药，如维库溴铵、阿曲库铵、罗库溴铵等进行麻醉诱导。

（三）腹腔镜探查的步骤

1. 气腹的建立　选择脐上或者脐下 1.0～1.5cm 处作为观察孔，建立气腹后经切口插入戳卡及腹腔镜，检查整个腹腔的状况。根据具体病灶的需要，在相应部位做 2～3 个 5～10mm 的切口，分别置入戳卡及腹腔镜操作器械。

2. 探查的顺序、重点及注意事项　腹腔镜探查的顺序、重点及注意事项已在本节的第五部分中进行详述。值得注意的是，诊断性腹腔镜检查操作简单易懂，难点在于发现病变后的进一步的处理和治疗过程，这需要熟练的腹腔镜操作技能和丰富的临床实践经验的完美结合。诊断性腹腔镜检查有优势，但是也有局限性，应用时必须严格把握适应证。对于一些复杂的腹腔情况，剖腹探查依旧是首选。未来，随着腹腔镜技术手段的不断进步及免气腹等新型腹腔镜探查术的不断完善，腹腔镜探查术的应用范围将不断扩展。

七、新型免气腹球囊腹腔镜探查术

常规诊断性腹腔镜探查术要求在手术室进行，患者需满足一定的条件，同时需要全身麻醉支持。然而，对于无法耐受腹腔镜二氧化碳气体压力的患者，以及创伤救治中急需迅速做出评估、诊断的患者，则常规诊断性腹腔镜技术的局限性即凸显了。

从清醒状态下疼痛定位术（conscious pain mapping，CPM）应用于妇科慢性盆腔疼痛（chronic pelvic pain，CPP）诊治中受到启发，CPM 技术用于 CPP 的诊治在国外已经比较普遍，国内亦有一些报道，其基本过程为应用局部麻醉联合基础麻醉，使患者在意识清醒的状态下主动配合完成腹腔、盆腔内痛点的探测。手术中，患者能够与操作者进行言语交流，对盆腔内特定部位受到操作器械牵拉、压迫后是否激发疼痛及疼痛程度做出实时反馈。

从该项技术中受到的启发：在免气腹或使用腹壁悬吊、抬举的条件下，应用局部麻醉或联合基础麻醉能够实现腹腔、盆腔的腔镜探查。目前，国外已有床旁腹腔镜探查、盆腔探查、床旁腹腔镜下多囊卵巢开窗、灼烧术的成功报道。比起上述操作而言，窥视诊断技术更加简易。局部麻醉联合基础麻醉可在普通病房、急诊科、ICU 中实现。因此，只需在上述场所设置具备相关设施和消毒措施的独立操作间，床旁腹腔镜窥视诊断技术就能够在很大程度上取代常规诊断性腹腔镜探查术，以获得快速的诊断。

　　基于对腹部战创伤的实效救治及无法耐受常规腹腔镜探查患者的深入总结，手术团队对快速诊断技术进行了深入研究，建立了一种不需要在手术室中进行、不需要全身静脉复合麻醉支持，省时、省力并能够基本实现对上述情况做出诊断目的的简易技术——床旁或救治现场快速腹腔镜窥视诊断技术，主要通过新型免气腹球囊腹腔镜实现。该技术的主要优势为快速、便捷、风险低、无须建立二氧化碳气腹等，能够在病房、救治现场、急诊科或 ICU 等场所进行，可在局部麻醉条件下和免气腹状态下使用。

　　团队研发的人工免气腹球囊腹腔镜检查装置和免气腹支架球囊检查装置已经取得了一定的成果，并已获得国家专利，该专利技术可在局部麻醉条件下和免气腹状态下使用（图 3-4-10，图 3-4-11）。支架球囊能够创造出有效的观察空间，有利于观察腹腔环境及疾病状态，主要用于腹部不明原因疾病的腹腔检查，以及战场条件下腹部创伤的初步评估，为下一步的诊断及治疗提供有力参考，并可通过支架球囊前端圆孔进行吸引操作。该装置前期在动物实验中已经得到验证并取得较好的效果。但是，球囊探查装置也有一定的不足之处，主要体现在球囊容易因为腹水或者接触腹腔脏器和组织而造成视野模糊，这需要在球囊材料学方面进行进一步研究，以期研发出防雾、防污、清晰度高的球囊，以弥补现存的不足。

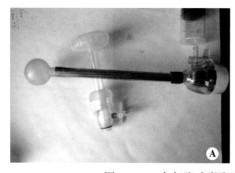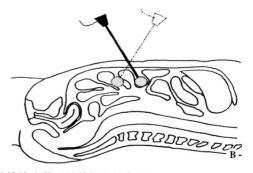

图 3-4-10　免气腹球囊腹腔镜检查装置及其探查示意图

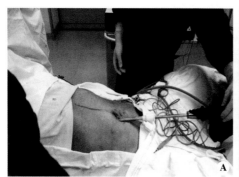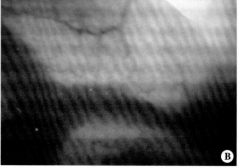

图 3-4-11　免气腹球囊腹腔镜使用和术中探查情况

（一）床旁或救治现场快速腹腔镜窥视诊断技术的优势

1. 在急性腹腔疾病诊疗中的优势　①省去了向手术室转运时间，简化了探查程序（所谓"窥视"），因而缩短了确诊时间。EJ. Jaramillo 报道在局部麻醉下为 ICU 患者行床旁腹腔镜诊断，全程耗时平均 36 分钟（17～55 分钟）。②床旁腹腔镜窥视检查模式在转运过程中优于常规腹腔镜探查模式，前者降低了转运风险。③手术室配置均摊成本必然高昂得多，床旁腹腔镜窥视诊断技术可以以更低的成本（无论对医疗机构还是对患者而言）诊断疾病，如急性肠系膜淋巴结炎、急性盆腔炎等。

2. 在腹腔肿瘤分期及腹腔疑难疾病诊治中的优势　对于此类患者，腹腔探查仅为获取更多诊断信息，不需要进一步的治疗操作，床旁腹腔镜窥视诊断技术可以减轻患者痛苦、降低医疗成本。

3. 在急性腹腔疾病、肿瘤分期及腹腔疑难疾病诊疗中的共同优势　床旁腹腔镜窥视诊断技术采用局部麻醉或联合基础麻醉，该麻醉方案对患者生理状态的干扰，以及来源于麻醉药物的损伤均小于静脉复合麻醉。

（二）在急腹症诊治及腹部创伤中的价值

随着科技的发展和医学的进步，各种辅助检查设备不断升级，检查手段也不断丰富，但急腹症的诊治仍是临床医师面临的最棘手问题，漏诊、误诊、延误诊断时有发生。手术室转运中所遇到的相关风险及非必要的探查屡见不鲜。在腹部战创伤救治中，第一时间的简易评估和紧要处理对腹部战创伤成功救治至关重要。此时，通过学习曲线短而成熟地实施床旁腹腔镜窥视诊断技术，不仅能够规避上述风险，更重要的是提供一种简易、准确的后备手段，对部分适应证病例具有重要诊断价值。

1. 在急腹症中小肠来源的消化道出血诊治中的价值　针对导致小肠出血的三大原因，即小肠憩室、胃肠道间质瘤（GIST）、Dieulafoy 病，床旁腹腔镜窥视诊断技术可以对前两者做出判断，从而在出血间歇期做出及时手术治疗的策略；同样，当应用床旁腹腔镜窥视诊断技术无阳性发现时，则强烈提示 Dieulafoy 病可能。此时，则应当于下一次出血活动期利用 DSA 等手段做出准确定位，而不可贸然手术探查，免气腹球囊腹腔镜检查装置及术中探查情况见图 3-4-10。

2. 在腹腔肿瘤临床分期（clinical TNM，cTNM）**中的价值**　以胃癌为例，NCCN2010 胃癌治疗指南推荐腹腔镜探查作为 cTNM 分期手段（2B 类证据），从而为每一例患者制订适宜的个体化治疗策略。如果床旁腹腔镜窥视诊断技术能够基本达到常规腹腔镜探查效果，则不仅节约了医疗成本，还避免了重复的全身麻醉损伤及"开关腹"（如腹腔种植转移或局部不可切除）的风险。

总之，床旁腹腔镜窥视诊断技术在临床实践中是否可行、是否具备上述优势及应用前景，尚需更多的临床试验及战创伤救治演练中进一步验证，但这无疑具有重要的意义。

（鲁意迅　陈　凛）

第五节 扶镜手操作技巧

腹腔镜手术已有百年历史，近十年来随着微创概念的深入人心，腹腔镜技术的发展突飞猛进，在许多方面腹腔镜手术甚至已经替代了传统开放手术，成为术式的金标准。腹腔镜手术是在腹部的不同位置做数个直径 5～12mm 的小切口，通过这些小切口插入穿刺器套管，将腹腔镜镜头和相关手术器械通过穿刺器套管进入腹腔，将术野在显示器上呈现并实施手术操作。

近年来，腹腔镜胃肠手术也得到了广泛的认可，手术技巧不断提高并且手术操作逐渐规范化。一台腹腔镜手术除有资深的术者（主刀医生），配合默契的第一助手，扶镜手也是重要的角色。

一、扶镜手的作用与重要性

腹腔镜因其微创优势，在普通外科、妇科、胸外科及泌尿外科等多个学科和众多类型手术中均已开展并得到广泛应用，手术操作技术日趋成熟。毋庸置疑，腹腔镜手术是一种有缺憾的"艺术"，它在触觉反馈方面具有先天的不足，因此手术团队对清晰、准确、客观的视觉场景更加依赖。从这个角度来说，腹腔镜扶镜手就是手术组中的核心之眼。一个合格的扶镜手会给团队带去赏心悦目、稳定细腻的手术场景，反之，如果扶镜手的技术不熟练，会提高手术难度，延长手术时间，甚至增加手术并发症。

扶镜手，顾名思义，掌握腹腔镜手术中镜头的助手，也是腹腔镜手术中必不可少的一环。传统腹腔镜手术一般由主刀、一助、扶镜手三名医师构成手术团队，又称为"脑、手、眼"的配合，其中"眼"就是指扶镜手所展示的画面，通过扶镜手跟随主刀操作的过程，整个手术画面可以进行随时的调节和切换。一位良好的扶镜手可以显著减少术者对于画面改变带来的思考，可以将更多的注意力放在手术的整体流程及精细操作之中。一名优秀的扶镜手需要扎实的解剖学基础并需要经过系统培训。一名优秀的扶镜手，总是能为术者提供清晰稳定的术野，使术者心情愉悦地进行手术，增加手术成功率。

二、如何成为一名合格的扶镜手

（一）了解腹腔镜系统及镜头的构造与特点

医用内镜泛指经各种管道进入人体，以观察人体内部状况的医疗仪器，其最大的好处是微创。部分内镜同时具备治疗的功能，如膀胱镜、胃镜、脑室镜、支气管镜、腹腔镜等，本部分着重介绍的即为其中的一类——腹腔镜。1795 年，德国 Bozzini 制成的"Lichtleiter"（德文，意为光线传导装置），用于探索人体的各个孔道和管腔，开创了内镜的起源。早期内镜都是从人体自然腔道进入，如泌尿科膀胱检查、妇科宫腔检查、五官科检查等。

人类运用内镜探测腹腔始于 20 世纪初。1901 年，Von Ott 将阴道后穹隆切开，利用头镜反射光照明使用膀胱镜首次检查了孕妇的盆腔，成为第一名穹隆镜专家。1902 年，Kelling 向德国生物医学会报告了通过膀胱镜检查人的食管和胃，以及通过膀胱镜检查犬的腹腔。直至 1910 年，瑞典 Jacoaeus 首次报道用腹腔镜检查了人体的腹腔、胸腔和心脏，完成了人类历史上第一次真正意义的腹腔镜检查。由于 Von Ott、Kelling 和 Jacoaeus 在腹腔镜临床应用研究方面的杰出贡献，被称为腹腔镜之父。

　　1960 年 Karl Storz 发明了第一台医用冷光源，为内镜显影带来了光明。1964 年，Hopkins 柱状晶体镜的发明是内镜发展的里程碑，这种柱状晶体镜具有超广角、大视野、无球形失真、亮度高等优点。到了 20 世纪 80 年代，随着内镜影像系统的诞生，人类完成了第一例腹腔镜胆囊切除术，开启了内镜治疗的新篇章。而我国 1991 年 2 月 19 日，云南曲靖第二人民医院荀祖武使用 Karl Storz 设备完成了中国内地第一例腹腔镜胆囊切除手术，这是我国第一例腹腔镜外科手术。随后腹腔镜技术如雨后春笋一般在全国各地开展起来，手术的发展与手术器械、设备的发展密切相关，相互促进，不断拓展手术开展范围，由最初的良性病变治疗发展到恶性肿瘤切除，腹腔镜成为一个又一个疾病诊疗的金标准。

　　腹腔镜设备主要包括腹腔镜、冷光源、气腹装置、电刀电凝器、摄录像装置、冲洗吸引装置及腹腔镜专用手术器械。一名合格的扶镜手应熟练掌握腹腔镜设备的工作原理及操作方法。术前正确连接腹腔镜设备，并调节腹腔镜的平衡、焦距、光源亮度、视野。术前准备工作均需要扶镜手完成，因此扶镜手必须熟练掌握腹腔镜的组成及工作原理。那么什么是腹腔镜？腹腔镜又由哪几部分构成呢？

　　腹腔镜系统一般包含三部分：

　　1.设备类　又可细分为成像系统和手术辅助设备。成像系统包括摄像主机、摄像头、冷光源、监视器等，是内镜系统的核心，负责内镜图像照明、采集、处理、传输、显示等，本文将着重介绍该部分设备。手术辅助设备包括气腹机、电外科设备、冲洗灌注泵等，根据手术需要进行选配。目前市面上常见的成像系统有单晶片成像系统、三晶片成像系统、全高清成像系统、超高清成像系统、3D 腹腔镜系统及 4K 腹腔镜系统。成像系统的发展基本上按照上述从左向右依次出现，系统的档次及价值也是从左向右逐渐升高。

　　2.腹腔镜镜头　镜头的主要作用是将体内物像经复杂的光学系统成像于体外。镜子又可分为光学镜、电子镜。光学镜清晰度最高，一般腹腔镜采用光学镜，但也有部分厂家生产电子腹腔镜，电子腹腔镜是由电子软镜（如电子胃镜、肠镜等）发展起来（图 3-5-1）。

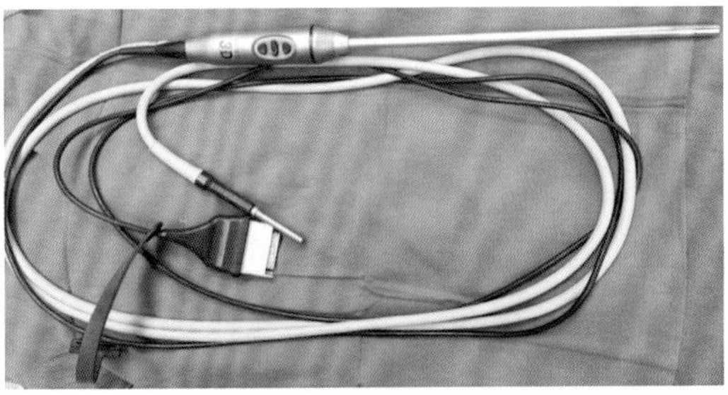

图 3-5-1　腹腔镜镜头及腹腔镜一体化镜头

　　腹腔镜的直径有 10mm、5mm 等，工作长度：31cm、42cm、50cm 等，最常用的一般是直径 10mm，工作长度 31cm 的腹腔镜。镜子可见范围为视野角，镜子轴方向与视野角中分线所成角度称为视角，腹腔镜的视角有 0°、30°、45°、70° 等，其中最常用的是 0° 和 30° 视角的镜子，特别是 30° 视角的镜子可根据所需要的视野随时转动镜子，能很好地显露腹壁、盆腔等结构。

随着手术术式不断拓展，内镜的种类在不断涌现。除了标准直径 10mm，工作长度 31cm 的腹腔镜以外，临床可能还会用到直径 5.5mm、工作长度 50cm 的单孔腹腔镜或直径 5mm、工作长度 21cm 的经肛门内镜等。同时部分医院要求腹腔镜设备统一管理共用，不同科室可能会用到不同种类的内镜。而不同长短粗细的镜子对摄像头焦距提出了不同的要求，为了解决这个问题，摄像头需要配置 2 倍以上光学变焦功能才能做到完美兼容。同时光学变焦也解决了内镜图像放大的问题，做到放大图像不影响清晰度（类似单反相机）。部分内镜系统配置的电子变焦放大图像时分辨率将下降（类似手机摄像头）。

腹腔镜的镜头一般由三部分组成：第一部分是镜头，镜头一般分 30° 和 0° 镜头。30° 镜头较为多见，通过光导纤维将光传送进腹腔内，并将图像通过一系列柱状透镜传送回屏幕上供术者观看进行手术。另一部分组成是光源，由冷光源机发出，通过光源线连接到镜头本身（图 3-5-2）。

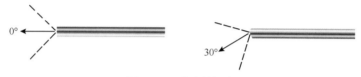

图 3-5-2　腹腔镜视角

第二部分是腹腔镜的手柄部分，一般有光学变焦环调节图像的大小和聚焦环调节图像的清晰度，但随着技术的发展，镜头的焦距调节有更多自动装置控制，辅以手动调节。在手柄上一般会设置功能按键，可以更加方便快捷地设置摄像、录像及白平衡调节等工作（图 3-5-3）。

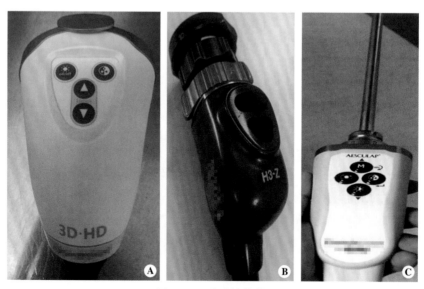

图 3-5-3　腹腔镜构件

第三部分是光源部分，一般由光源线直接接入氙灯冷光源，光量能够通过机器调节出光量的大小，但一般不能调节灯泡本身发光的亮度，所以调小出光并不能延长灯泡的寿命。光源的使用需注意频繁开关氙灯的次数和间隔的时间，保持良好的通风散热环境，光源两侧进出风口勿放置杂物。在满足手术视野的情况下，应尽量把光源的亮度调节旋钮调小，避免损坏光纤和镜子等。另外，术中镜子在体内及体外的放置要注意，将光源亮度调节旋钮关闭，避免高温导致不必要的副损伤。

3. 器械　种类非常多，常见的有分离钳、抓钳、剪刀、持针器、穿刺器、电凝钩等，可根据手术需要及操作习惯进行选择。手术器械是医生双手的延伸，因此，好用的器械将有效缩短手术时间，降低医生的疲劳度，让手术做得更加精致。一般我们判断器械是否好用，需看器械做工材质是否精良、设计是否符合人体工程学，要求持握轻巧舒适、夹持稳定、剪切锋利，并有良好的力反馈。使用时需根据器械的类别做到专用，如分离钳适合组织的分离而不适合夹持，不当的操作将影响使用效果并缩短器械使用寿命。器械又根据所用能量的不同分为双极器械、单极器械、超声刀及非能量器械等。

本部分着重介绍扶镜手在腹腔镜手术中的作用和价值。扶镜手在腹腔镜手术中最主要操控的就是成像系统的镜头本身。扶镜手对整个成像系统的全方位了解，对于画面的呈现及镜头在术中的应用有着重要意义，这也是成为一名优秀扶镜手的必备前提。

（二）熟悉手术的过程与操作重点

腹腔镜手术对团队协作要求非常高，而扶镜手作为腹腔镜手术的"眼睛"，其在术中的作用是不言而喻的。腹腔镜手术目前在胃肠外科、肝胆外科、妇科、泌尿外科等多个学科众多术中得以常规应用。扶镜手应该熟悉每一台手术患者的基本情况，手术过程的基本流程及该手术的处理重点，才能在台上保证镜头指向的正确性。例如，胃癌根治术解剖和淋巴清扫操作过程中，扶镜手在熟悉并注意清扫第 6 组淋巴结时，需准确辨识幽门下区域的解剖结构，如横结肠系膜前叶、胰颈、胰头及融合筋膜间隙，才能引导术者可更容易地剥离横结肠系膜前叶，打开融合筋膜间隙，完成自胰腺下缘向胰腺上缘"爬山"清扫淋巴结和根部处理血管的过程，以及对 No. 5、12a 淋巴结根部的清扫。在处理胃右动脉时，要注意视野中显露胃十二指肠动脉、肝总动脉和肝固有动脉，对胃部血管解剖的空间走向和各血管关系的判断也要更为精确。

结肠手术（右半结肠癌根治术、横结肠癌根治术、左半结肠癌根治术、乙状结肠癌根治术等）：无论左半结肠手术或右半结肠手术，均强调 Toldts 间隙、胰前间隙、胰十二指肠前间隙的辨认游离和 Gerota 筋膜等膜性结构层次的解剖。对于脂肪组织比较多的左右侧腹膜和结肠旁沟，应准确辨认腹壁脂肪或结肠系膜脂肪，以及将结肠系膜与之分开和完整切除，达到精确的解剖学分离。然而上述间隙和各层脂肪组织原本是重叠在一起的，在腹腔镜下，各个间隙的筋膜组织和不同脂肪结构差别显现明显，极容易辨认，发生间隙层次判断错误的概率降低，而对解剖间隙的熟悉和理解也成为手术顺利进行的保障。

直肠手术 [低位直肠癌括约肌间切除术（ISR）或 Miles 手术等]：在腹腔镜直肠癌根治术过程中清扫 No. 253 淋巴结是手术中的重点，在腹腔镜的指引下，精细辨别自主神经也更为方便，在低位直肠癌括约肌间切除术或 Miles 手术过程中对于肛提肌附着点的辨认会更为清楚。

胰腺手术（胰十二指肠切除术等）：由于胰腺解剖位置较深、周围结构复杂、血管供应丰富、解剖层面繁多、吻合重建技术困难等原因，腹腔镜应用在胰腺外科技术难度相对较高。腹腔镜系统具有提高手术操作精准性的优势，特别是在胰腺手术解剖肠系膜上动静脉等大血管的过程中，使解剖更加细致精准，更加安全可靠，而淋巴清扫更加彻底。此外，胰腺手术吻合口重建是手术的重点与难点，而应用腹腔镜手术系统行腹腔镜下的胰肠吻合、胆肠吻合等，显著缩短了腹腔镜下缝合和吻合口重建的手术时间和学习曲线，是高质量消化道重建的重要保证。

减重手术：利用腹腔镜的高清晰度及具有立体纵深的视野特点，术中游离 HIS 角、建立胃后隧道、离断胃后血管等更加精准，对于建立直径 1.5 cm 的胃肠吻合口更易规范统一。胃转流术中需要缝闭胃肠、肠肠吻合口的残口及各个系膜裂口，利用腹腔镜的立体纵深视野，有利于初期开展减重代谢外科手术者掌握缝合等手术操作。

以上对于各类腹腔镜下腹部手术的熟悉才是保证手术顺利进行的关键。

（三）熟悉术者的手术思路与手术习惯

腹腔镜手术尤其强调团队默契配合。扶镜手与术者之间的配合尤为重要，扶镜手的任务就是为术者提供清晰稳定的视野，而扶镜手与术者保持足够的默契，需要长时间的配合。初期默契不足时，扶镜手需与术者积极沟通；镜头模糊时，扶镜手需提醒术者擦拭镜头并停止操作；当术者需要移动视野时，应告知扶镜手想看到的部位，扶镜手迅速理解术者意图，并缓慢移动镜头改变术野。扶镜手应非常了解手术操作步骤及术者习惯，初期培养默契配合时，多研究术者的手术视频，对术者的习惯和步骤了然于胸。术前做好充分准备，这是一台什么手术、常规操作步骤是什么、术者一般对此类手术的习惯操作步骤是什么，均应在脑海中提前演练。例如，术中渗血时，镜头应调整至纱布所在区域，扶镜手需时时根据术中情况对术者的下一步操作做出条件反射般的预判，术中需要扶镜手保持高度注意力，时刻跟随术者的操作，将术野保持在中心，随术者的心意而动，这样手术进展顺畅，手术时间也会显著缩短，术者的心情也会十分愉悦。

扶镜手可在术后总结术者的一些经验，遇到问题及时询问术者，不断改进提高。此外，一名优秀的扶镜手应具备良好的心理素质，遇突发情况时应保持沉着冷静、不慌乱，听从术者指挥，迅速处理问题。扶镜手除了具备良好的心理素质外，还应具有良好的身体素质，因为腹腔镜手术的时间是无法准确预估的，有时可能 1 ～ 2 小时，有时可能十几个小时，此时就很考验扶镜手的身体素质，需保持注意力高度集中并保持手臂抬起动作，身体不能晃动，因此平时应进行体育锻炼，保持良好的身体素质。

三、扶镜手的操作要诀

扶镜的好坏直接关系到手术的成败，因为在腹腔镜手术中，术者失去了手的触觉，取而代之的是对清晰视觉的更高要求。多年的腹腔镜胃肠手术经验让我们总结出，要想扶好腹腔镜必须注意以下八字要诀：泡、擦、平、中、进、退、旋、跟。

"泡"字诀：腹腔镜从普通镜头到高清镜头的发展体现了术者对清晰术野的追求。清晰的术野不仅可以让术者心情愉悦，更能增强术者的视觉分辨能力，减少术中并发症的发生。想要得到一个较为持久的清晰视野有很多影响因素，但术前对镜头的处理显得尤为重要。为此，人们尝试了很多办法，如碘酒擦拭镜头、网膜接触镜头等，效果均不理想。我们认为术前用 60～70℃ 热水浸泡镜头的效果最好，并且整个术程中用来浸泡镜头的水温都应保持在 60℃ 左右。第一次浸泡镜头最重要，时间要稍长，约 1 分钟，让镜头充分预热，高于腹腔内温度，之后每次镜头模糊后浸泡时间可以仅为几秒即可（图 3-5-4）。

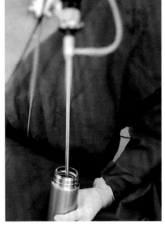

图 3-5-4　泡镜头

"擦"字诀：镜头浸泡结束后需要擦拭，擦拭物可选择柔软的无菌纱布。擦镜的顺序为先镜身后镜面，擦拭镜面时要稍用力，反复擦拭 2～3 遍，务必使镜面无残留的水滴及水雾。整个擦镜动作要尽可能迅速，让镜头尽快进入腹腔，避免镜头温度冷却，这样就可以使镜头不易起雾，较长时间维持一个清晰的术野（图 3-5-5）。

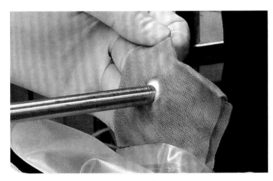

图 3-5-5　擦镜头

"平"字诀：镜头进入腹腔后扶镜手对于腹腔镜的操作主要集中在腹腔镜的底座及光纤上。腹腔镜底座放平是得到正确术野的基础。现在从事腹腔镜胃肠手术的专家大多有丰富的开腹手术经验，所谓腹腔镜底座放平就是指腹腔镜的观察角度要符合开腹的习惯。不同的手术可以选择不同的参照物来调整腹腔镜的底座，如上腹部手术时要保证肝及胰腺水平、盆腔手术时要保证子宫或膀胱水平、游离肠系膜下血管时要保证腹主动脉水平、游离右半结肠血管时要保证肠系膜上静脉垂直等。注意这些参照物可以使扶镜手对腹腔镜底座的调整更加迅速及准确（图 3-5-6～图 3-5-8）。

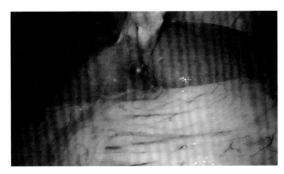

图 3-5-6　腹腔镜上腹部手术视野平面

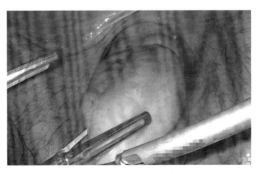

图 3-5-7　腹腔镜下腹部手术视野平面

"中"字诀：好的扶镜手就像一个好的摄影师，必须要给术者呈现一个美丽和谐的画面。怎样的画面才算和谐呢？作为腹腔镜手术来说，将术者需要观察的目标置于显示器中央或"黄金分割点"时就能构成一个和谐的画面，让术者赏心悦目。任何对于显示器角落或边缘目标的观察都会让人觉得难受，觉得对目标的观察不全面、手术操作不确切、不安全（图3-5-9）。

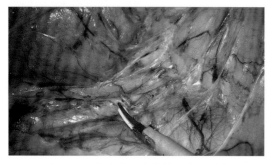

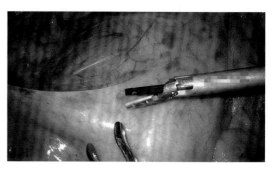

图3-5-8　腹腔镜下右半结肠癌根治术　　　　　　　图3-5-9　视野放中间

"进"字诀：保持腹腔镜底座放平、观察目标正中是对术野的水平调整，而腹腔镜的进退则是对术野纵深的调整。随着腹腔镜靠近观察目标，目标将被进一步放大，对细节操作的观察更清晰。例如，在对血管的裸化时就需要使镜头靠近观察目标，避免在打开血管鞘时损伤血管，特别是对静脉血管的裸化尤为重要。对目标的近景观察建议保持在要观察的术野占显示器的1/4～1/5的面积，过近会使腹腔镜的焦距无法调整清晰，超声刀操作时容易使镜头起雾，影响观察效果（图3-5-10）。

"退"字诀：腹腔镜退后观察主要用于三个方面：一是在对术野进行大的调整时需要使腹腔镜远离术野，这样观察范围扩大，便于术者与助手在直视下同时调整，增加调整的准确度，缩短调整时间；二是手术结束清理术野时，这时的大范围观察可以加强术者对术野的整体把握，避免术野活动性出血等情况的遗漏；三是在超声刀对含水量较大的器官（如大网膜、肥胖患者的肠系膜）的游离时可能会产生较大的水雾甚至飞溅的液滴，这时让腹腔镜远离目标可以让腹腔镜保持清晰，减少泡镜或擦镜的次数，使手术进程更加流畅（图3-5-11）。

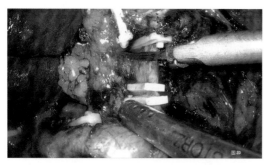

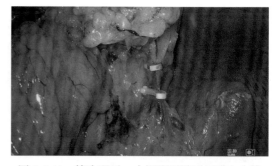

图3-5-10　近距离视野离断胃左动脉　　　　　图3-5-11　镜头退后，大视野下游胃网膜左血管

"旋"字诀：其出现源于30°腹腔镜的诞生。所谓"旋"就是扶镜手对30°腹腔镜上光纤的使用，它使腹腔镜实现了对目标的立体观察，让腹腔镜胃肠手术，特别是胃肠肿瘤

手术的操作更加有层次感。30°腹腔镜光纤左偏则镜头向右看，右偏则镜头向左看，180°旋转光纤则向上看。腹腔镜胃肠手术时，光纤的旋转功能一般用于四个方面情况：一是对血管的游离，需要从血管的不同侧面进行观察，充分打开血管鞘，以达到血管的裸化。二是在低位直肠的游离，需要做到"后方指路、双侧包抄、前方会合"，对直肠环周的立体观察就必须通过光纤的合理旋转来实现。例如，游离骶前观察直肠后壁时必须将光纤旋转180°，否则将无法观察。三是当镜头方向与术者器械方向相同时，要想观察到器械头端的工作情况，避免副损伤就必须适当地旋转光纤。四是在手术开始放置戳卡及手术结束后检查戳卡孔时，为了确切观察到有无戳卡造成的脏器损伤或戳卡穿刺造成的腹壁出血，必须将光纤进行旋转。除了上述四种及其他一些少见情况需要旋转光纤外，手术中大多时候只要保持光纤原位，即可得到一个较为理想的术野。

"跟"字诀：腹腔镜扶镜手始终是为术者服务的，是术者的眼睛，二者配合的默契程度可以从一个"跟"字体现出来。眼睛是由大脑支配的，手术台上的"大脑"是术者的大脑，无论扶镜手还是助手都必须想术者之所想，时时和术者保持一致，这样的配合才默契，手术才流畅。

因此，扶镜手不能只做到术者做哪看哪，而要有预见性，让镜头向术者下一个术野移动，这对增加术者动作的连贯性至关重要。当然，每位术者的手术习惯不同，因此，要想扶镜手在"跟"字上与术者做到心往一处想就必须让扶镜手在反复观看术者手术录像的前提下固定地长期搭配训练。无固定搭配且认为扶镜手谁都可以做是不能训练出好的扶镜手的。

四、良好的扶镜手的操作要点

（一）清晰的术野

清晰的术野是手术进行的基本条件，造成手术中镜头不清晰的原因主要是水雾和液滴。因此，镜头在第1次进入腹腔前，在60℃左右热蒸馏水中浸泡，提升镜头温度，以免进入腹腔后由于温差导致镜头被水汽覆盖。第1次浸泡时间略长，此后每次擦拭镜头浸泡时间缩短至3～5秒即可。手术开始后，由于超声刀的雾化作用，在对水分含量较高的组织，如大网膜、肠系膜进行分离时会产生雾气，即镜头下观察到的"雪花效应"，此时，需要第二助手给予低流量放气，保持气体流通，带走烟雾。在超声刀工作状态或助手牵拉过程中，镜头经常会被脂肪或血迹遮盖，所以在擦拭镜头前应先用热蒸馏水浸泡，然后用纱布自镜身至镜头擦拭，在镜头处稍用力。擦拭镜头的时机在术中尤为重要，尽量不要随意抽出镜头进行擦拭，镜头被单个水珠或脂肪滴污染时，应暂时偏移镜头，使当前操作继续完成。正确的擦镜时机应该是手术的间歇期、场景转换或更换器械时，错误的时机则是出血、结扎血管、清扫淋巴结等手术的关键步骤时。术中注意由术者指挥镜头，随意暂停手术擦拭镜头会破坏整台手术的连贯性。

（二）正确的术野

正确的术野能够使术者获得正确的手术区解剖层次。术中保持镜头底座水平是获得正确术野的关键，但该项原则也并非绝对。术中由于术者或助手的牵拉，组织或器官有所偏移，得到正确的术野依赖于找到正确的参照物。胃部手术最重要的参照物是肝脏和胰腺这两个相对恒定的器官。右半结肠手术中的参照物是肠系膜上静脉。乙状结肠和直肠的手术中，膀胱和子宫是稳定的参照物。镜头下的视野反映在监视器中，就像一幅摄影作品，扶镜手要注意整个画面的和谐和平衡，画面中的焦点通常是术者的超声刀和操作部位，保持焦点居中会降低视觉疲劳。而在一些特殊的手术视野中，该原则并非绝对，如肥胖患者的低位直肠手术中，游离直肠前间隙视野通常集中在画面的上方，因此，应该根据手术操作部位灵活调整术野。

（三）稳定的视野

稳定的视野不会使术者产生视觉疲劳。由于腹腔镜具有 1 ～ 6 倍的放大效果，因此，要求扶镜手在做出调整时持镜动作要慢而稳，镜头尽量避免剧烈摇晃，否则会使术者和观者产生眩晕感觉。腹腔镜进镜可放大视野，进行精细的操作，如游离血管、清扫淋巴结。腹腔镜退镜则可扩大视野，对于一些富含脂肪组织的部位进行游离时，水雾或飞溅的液滴会污染镜头，在超声刀开始工作时，适时的退镜能够避免镜头污染。其他需要较大视野的场景，包括寻找纱布和观察术野是否有活动性出血。进退镜头时切忌速进速退，调整术野动作一定要慢，快速的进退同样会使人产生眩晕的感觉，此外，如果镜头长度不够或镜头过长时，可以推进或拉出戳卡借以补充。

（四）术野的转换

腹腔镜手术中术者是"大脑"，扶镜手是"眼睛"，扶镜手的动作要有跟随性，紧跟术者的动作，熟练后的扶镜手甚至可以用自己的镜头引导术者下一步的操作，使术者"心有所想，眼有所见"。要达到这些要求扶镜手须熟知手术流程，使镜头有引导性和预判性。腹腔镜胃肠手术中常用的镜头是 30° 镜，镜头前端可以旋转，左旋视野转向右侧，右旋视野转向左侧。胃肠手术中一般不需要旋转镜头，早期接触腹腔镜时对于镜头的旋转可能把握不准，熟练掌握后可以根据术者要求适当旋转镜头。通常需要旋转的场景包括胃网膜左血管的分离和直肠肠管的裸化等。

五、腹腔镜扶镜手的基本注意事项

1. 通过移动镜身调节视野　根据镜头与组织的距离放大或缩小术野。当镜头与组织距离较远时，看到的组织及器官范围广，但不够精细，适于腹腔探查、更换器械和吸引；当镜头与组织较近时，看到的组织及器官范围窄但精细，适于清扫淋巴结、离断血管、缝合、打结等精细操作。

2. 利用调整镜头角度调节视野　角度调整实际与人体扭动脖子看周围环境原理相同，镜身正立视野正视前方，欲视左侧则镜面转向左侧，欲视右侧则镜面转向右侧。此外还需注意扶镜手调节术野时，幅度不宜太大，应柔和渐进，幅度过大会造成术者眩晕，影响手术进程。

3. 应对术中可能出现的反光　反光会影响术者操作，扶镜手此时应适当减弱光源强度，或在不影响术者操作的情况下适当偏移聚焦点，或镜头向后退分散光源，以此保证操作点、面的清晰。

4. 防止与术者器械交叉碰撞　进行精细、复杂手术时，扶镜手可能与术者器械交叉碰撞，这会使术者操作出现失误，影响手术的进行。此时的处理原则应是扶镜手避让术者，但又不能影响术野而使手术中断，此时就考验扶镜手的经验及是否对设备应用炉火纯青。出现上述问题时，扶镜手应转换角度，避开与术者器械的碰撞。

5. 时刻保持清晰的术野　术中造成镜面模糊的原因：①焦距问题，焦距调焦不合适，术者看不清术野，此时应停止操作并调整焦距，直至术者看清术野。②手术器械切割烧灼组织造成烟雾和水雾时，可适当排放烟雾和水雾，或使用吸引器吸出烟雾。③镜面污染导致模糊，如切割烧灼组织时造成组织液、组织残留物、血液等飞溅污染镜面，扶镜手应提示术者停止操作，并快速取出镜头，使用碘伏纱布擦拭（擦拭时应注意顺一个方向，切勿来回磨蹭擦拭，易损坏镜面），此法可使视野变黄。④此外，出现急性大出血污染镜头时，切记不可取出镜头擦拭，因为会失去适宜处理时机，此时使用一些未被污染的脏器浆膜面快速轻柔地擦拭镜头，不要选择脂肪组织较为丰富的系膜、网膜表面，会使镜头沾染上油脂而变得模糊；也不要选择容易损伤的脏器如肝脏、脾脏等。⑤镜头与腹腔存在温差：镜头进入腹腔后，会在镜头上蒙上水雾。一般使镜头退回戳卡内冷却镜面或将观察孔与 CO_2 气流进入孔分开，以减少 CO_2 冷气流与镜头的接触；或在镜头进入腹腔时使用温热水浸泡 2～3 分钟，水温不宜过高，50～70℃即可。浸泡镜头水温过高，当镜头进入腹腔内碰触组织时会造成组织损伤。镜头温度只需略高于腹腔内温度。此法是避免早期镜头起雾最有效的方法，但无法做到持续有效，因此术者使用电刀等器械时，周围温度迅速上升，扶镜手需适当退镜拉大与操作区之间的距离，并且做到不影响手术视野，此间的"度"就需要扶镜手在实践中积累经验来掌握。

6. 对锐器实时追踪　术中使用的剪刀、缝合针等均属于锐器，置入锐器时扶镜手应追踪锐器的行径，避免造成组织器官不必要的损伤。笔者在刚开始扶镜时就曾因未做到追踪锐器，造成缝合针刺入肝脏，虽损伤不大，电凝钩凝血后止血成功，但影响术者心情及手术进度，事后每每回想都感到后怕，如果刺入较深或破口较大无法止血都会造成无法弥补的后果。腹腔镜手术常使用缝合针、剪刀等锐器，操作完毕后取出锐器、病变组织、纱布等操作时，扶镜手均应保持高度集中的注意力，追踪术者的操作。笔者曾于台下见过 1 例腹腔镜直肠癌根治术，手术非常顺利，术毕器械护士核对纱布时发现少一块纱布，最后寻找 1 小时后才找到，显著延长了手术时间。因此作为术者的"眼睛"，扶镜手应将腹腔中的异物、锐器、病变组织，时刻保持在术野中。

六、腹腔镜扶镜手理念总结

（1）熟悉腹腔镜系统视光水电气及影像基础知识、基本原理。

（2）扶镜手姿势：身体直立，直视前方电视屏幕，右手（或左手）轻托摄像头（镜身），手腕自然功能位，左手（或右手）轻靠光纤连接处（切勿提拉光纤）随时准备摆动光纤调整视野角度。

（3）入镜前对白、调焦（以镜面距离实物 4 ～ 5cm 距离调焦为宜），调焦时镜身尽量固定不晃动。

（4）入镜后，镜身正立，镜像不能旋转，始终保持镜像正立。

（5）参照：以腹前壁（天花板）、盆腔后壁（地平面）及两侧圆韧带（水平线）为参照。正常解剖人体前述三平面任何一平面与相应指示方位有夹角均提示镜像已旋转。

（6）角度调整：善于利用光纤（对于有角度的镜子而言），角度调整实际与人体扭动脖子看周边环境同理。镜身正立（立正身体）视野正视前方、前下方；欲视左侧则镜面转向左侧（光纤向右倒），如人体立正时面向左侧；欲视右侧则镜面转向右侧（光纤则向左倒），如人体立正时面向右侧。与此类推可显露 360° 全方位视野（四维立体空间）。

（7）上下左右前后摆动适当及时，以操作视野清晰为宜，始终保持操作点位于视频中央。注意摆动幅度不能太大，要柔和渐进，不影响手术进程。

（8）远近距离以术者视物清晰舒服为宜，实际与扶镜手所视一致，即只要你自己看得清楚舒适，术者及其他观看者也一样看得清楚舒适。

（9）投影聚焦，局部镜像与全景交替以使术者清楚自己的方位及操作部位周围环境是否安全，点面是否精准。

（10）反光处理：适当减弱光源强度，或在不影响操作视野情况下适当偏移聚焦点，或稍后退分散强光束，以保证操作点面清楚为宜。

（11）器械交叉碰撞处理：扶镜目的即显露视野，保证手术顺利，当精细操作聚焦到点时难免腹腔或腹外镜身与术者交叉，原则应扶镜手避让术者，但不能影响视野而使手术中断（此时应巧妙应用光纤调节角度，即换角度）。

（12）镜面模糊处理：首先判断原因，如焦距问题、烟雾影响、冷热相撞、镜面污渍、水雾蒙镜等。焦距变焦则停止操作，定距调焦；烟雾影响则适当排放烟雾；冷热相撞则退镜至套管冷却镜面（频繁出现则适当排气降低腹腔气温或出镜温热水浸泡镜面数秒）；镜面污渍则在相对清洁组织表面轻刮镜面或出镜用微湿纱布擦拭镜面（均顺一个方向擦拭，切勿来回磨蹭，否则镜面易花）；水雾蒙镜则镜面下缘轻触其他物体导下水雾即可。

（13）如何预防镜面模糊：实际镜面模糊防胜于巧妙处理，首先需理解掌握电器械原理、操作要点，巧妙躲避烟雾、热浪直撞镜面，可在产生烟雾、热浪时适当偏移镜面或稍后退远离烟雾热浪，但幅度需掌握，不能影响手术视野。适时排放腹腔烟雾。再则，适时调整腹腔内气温。

（14）熟悉手术步骤，预知下一步操作，以保证紧跟术者节奏，不影响手术流畅性。

（15）做到置身术者角色，投入术程，每一步都似为自己显露视野，似自己想要看哪个位置哪个点，或引导别人（包括术者）到该操作的点面。

腹腔镜手术是一个团队工作，扶镜手的重要性是每一位腹腔镜手术医生都能深刻体会到的，但很少有腹腔镜手术医生重视对扶镜手的培养。在我们看来，腹腔镜手术的扶镜有很多技巧，只有在反复的训练实践中不断地总结才能掌握和提高，也只有这样，才能充分发挥腹腔镜的视觉优势，帮助医生安全流畅地完成每一台腹腔镜手术。

（谢天宇）

第六节　腹腔镜手术常见术中并发症的预防及处理

与传统开放手术比较，腹腔镜手术微创优势显著，但也会由于腹腔镜设备、器械和操作技术等因素出现特异性的并发症。对于刚刚起步的年轻腹腔镜外科医师而言，如果没有扎实的基本功和规范化的操作，通常会把"微创"变成"重创"，不仅没有发挥腹腔镜的优势，反而增加了并发症的发生。因此，初学者在接受过规范的腹腔镜操作技能培训基础上，还应该对腹腔镜手术可能产生的并发症有一定非常清晰的认识，才能够尽可能减少手术并发症的发生。腹腔镜手术常见的术中并发症主要可以分为以下四个方面：①气腹引起的并发症；②手术器械引起的并发症；③术中操作不当引起的大出血、脏器损伤及穿刺孔疝等。本节将从术中并发症的发生、预防及应急处理等方面进行阐述。

一、气腹相关并发症

腹腔镜手术，通常采用 CO_2 建立气腹。气腹压维持在 $10 \sim 14mmHg$，对于高龄老年患者或者心肺功能较差的患者，气腹压维持在 $12mmHg$ 以下更合理。气腹相关并发症主要有以下几种：①低氧血症和高碳酸血症；②皮下气肿；③肩部及季肋区疼痛；④深静脉血栓形成；⑤气体栓塞和气胸。

（一）低氧血症和高碳酸血症

低氧血症和高碳酸血症的形成主要与手术的时长和患者本身心肺功能有关，也是最常见的气腹相关并发症。腹腔镜手术中，高气腹压会引起膈肌上抬，压力向上传递至胸腔，致使肺底受压，肺顺应性下降，影响肺通气功能，引起低氧血症。同时，气腹压促进 CO_2 向血液中弥散，加剧形成高碳酸血症。腹腔镜胃肠手术中，常需要改变患者的体位到较低或者更高的位置，以免进一步加重心肺负担。对于伴有心肺疾病的患者，该并发症会比较显著。这一症状的监测主要依赖于麻醉医师，术中可以通过加大潮气量、应用碱剂等措施来纠正。外科医师和麻醉医师需要在术前严格对患者心、肺功能进行评估，对于需要耗时长而心、肺功能不佳的患者，应果断选择开腹手术，进而降低低氧血症和高碳酸血症的发生概率。在保证手术质量的情况下，尽可能缩短手术时间和患者处于异常体位的时间。术后进行低流量吸氧，密切监测血氧情况。

（二）皮下气肿

皮下气肿常见于皮肤松弛的老年患者，多发生在气腹针穿入腹膜外间隙或者术中反复戳卡滑出和刺入的情况下。此外，也与手术时间过长和气腹压过大有一定的关系。皮下气肿通常表现为戳卡孔附近皮肤出现捻发感。一般的皮下气肿可不予以处理，对于范围较广的气肿，术后可予以腹带进行加压包扎处理。

（三）肩部及季肋区疼痛

腹腔镜术后患者出现肩背部及季肋区疼痛，常需要与急性心脏疾病相鉴别，尤其是中老年患者。因气腹引起的疼痛，血压和心率一般不会出现过度异常波动。在难以把握的情况下，在急查床旁心电图和心肌酶等与心肌梗死相关指标的同时，可先行应用硝酸甘油或单硝酸异山梨酯，防止恶性事件的发生。出现肩背或季肋区疼痛的原因可能是术中横膈扩张及膈神经受到牵拉、术后残余气体引起腹腔张力过大等。预防及处理措施：①手术结束时尽量排空腹腔内的 CO_2 气体，持续吸氧以加速吸收腹腔内残存气体；②进行合理有效的镇痛处理。

（四）深静脉血栓形成

腹腔镜气腹会增加术后患者深静脉血栓的发生概率，大部分表现为无症状的深静脉血栓，但是在有症状的患者中，超过50%的患者会引起肺栓塞，因此，针对这一问题需要加以关注。气腹促进下肢深静脉淤血及血栓，主要与以下两方面因素有关。首先是气腹压所致的机械性因素。气腹压的存在会引起下肢静脉回流减少，尤其是在头高足低体位的手术。同时，气腹压抬高了膈肌，引起胸腔压力增大，下腔静脉及心脏回流均会受到影响，促使下肢淤血和血栓形成。其次，气腹压的存在会引起体内升压激素（肾上腺素、去甲肾上腺素等）分泌增加，也进一步影响了下肢静脉血液的回流。针对这一并发症，术后常规进行凝血指标的监测，对于 D- 二聚体指标连续异常升高，需要继续进行下肢深静脉超声的监测，及时排除血栓的存在。对于有下肢水肿、疼痛等症状的患者，确诊血栓存在后，需尽早进行抗凝治疗，防止恶性情况的发生。

（五）气体栓塞和气胸

腹腔镜手术引起的气体栓塞和气胸比较少见。气体栓塞常见于气腹针误入腹腔内血管，或者术中较大的静脉血管损伤后气体挤压入血，一旦发生气体栓塞，需要立即解除气腹进行抢救，吸入纯氧，同时经中心静脉置管吸出右心房及肺动脉的气体。气胸的发生常见于术中主动脉裂孔或食管裂孔损伤后，气体进入纵隔或者胸膜腔，也可见于先天性肺疾病，因手术而引起肺大疱破裂。术中对于可疑损伤的部位要进行严密探查，若严重影响心脏回流功能，需停止气腹注入，及时进行胸腔闭式引流，维持患者生命体征。

二、器械引起的并发症

腹腔镜手术依赖于各种操作器械，腹腔镜手术器械不断研发和投入使用促进了手术更加微创化，降低了手术难度。有研究表明，超过50%的腹腔镜并发症是由穿刺所引起的。器械相关并发症在腹腔镜手术并发症中占的比例比较高，我们有必要对相关并发症的发生和预防有充分的了解。器械相关并发症可以按照引发器械的不同来进行分类，主要分为戳卡相关并发症、能量器械相关并发症、血管夹及闭合器并发症。

戳卡相关并发症主要由穿刺引起，表现为各种程度的出血。80%的并发症发生于第一个戳卡孔的建立，这与第一个戳卡孔在非可视情况下的建立密切相关。戳卡穿刺出血主要包括腹膜后大血管损伤和腹壁血管损伤。腹膜后大血管损伤中，最常见的是右侧髂总动脉，其次为腹主动脉和下腔静脉，一旦发生损伤，危及生命，需要立即进行开腹处理。引发这一并发症的客观因素主要有以下几点：①患者自身因素，如既往手术史或者腹腔广泛粘连、瘦长型患者伴有内脏下垂等。②血管变异的存在，如腹主动脉和下腔静脉的异位、腹主动脉分叉和髂总静脉分叉变异，患者个体化解剖的不确定性是损伤的一大原因。③术者穿刺时太过暴力，穿刺器进腹腔过程中没有掌握好力度。降低戳卡相关并发症发生率关键点在于对戳卡本身特点的了解和规范化操作。前面章节中已经对戳卡进行了介绍，首先充分了解戳卡的使用方法及穿刺过程中行进方向。一般为了减少阻力，避免需要用难以控制的力度进行穿刺，在进行切口切开时，相比于切开皮肤更重要的是切开阻力最大的筋膜层。这一过程中渗血一般不需要刻意去处理，戳卡的支撑作用一般都能压迫止血。其次是要对血管解剖走行充分掌握。腹腔镜手术第一个穿刺点，尤其是胃肠道手术，多选择在腹正中线上。其中最常选择的是脐孔周围，因为这一位置附近缺乏腹膜前脂肪和肌肉，穿刺层次少，穿刺针容易进入。但是，这一位置通常对应一些大血管。有研究表明，脐孔投影的位置在腹主动脉分叉上方的比例为12%，在腹主动脉分叉重合的比例为53%，在分叉处下方的比例为35%。同时，通过血管三维重建进行统计发现，无论是脐孔上或下1cm、2cm，亦或是脐与剑突中点等常用穿刺点，对应大血管的概率在85%以上。所以选择传统的穿刺点时，更加需要对患者自身情况及穿刺方法进行充分评估。有文献报道，在腹部中线左旁开2cm和脐孔上1～2cm处进行穿刺会相对安全一些。穿刺时患者应该处于平卧位。对于腹部手术史怀疑腹腔粘连者，建议适当延长戳卡切口，逐层切开腹壁，直视下进入腹腔，建立穿刺通道，这样可以避免穿刺器刺入肠管或血管。对于可能出现的损伤血管的情况要有一定的预判和应急处理能力。

戳卡穿刺引起的腹壁血管出血一般较少，对于腹壁薄弱者在腹腔镜的光源照射下，一般都能大致看出腹壁主要血管的走行，从而进行规避。临床上穿刺后小血管出血情况更为多见和隐蔽，主要是由于术中戳卡能压迫周围组织，加上气腹压力的存在，出血通常能够止住。但是在戳卡取出后可能会导致迟发型出血。针对这一情况，需要在术后对戳卡孔进行详细检查，可能的情况下应对戳卡孔皮下筋膜层进行缝合。

此外，除了上述戳卡孔出血的并发症以外，也需要警惕少见的并发症，如戳卡孔疝、戳卡孔感染等。戳卡孔疝的发生主要见于没有对10mm、12mm戳卡进行皮下组织缝合或者缝合不当的情况，特别是术中反复进行戳卡进出、扩大戳卡孔取小标本的患者。所以，直径大于10mm的戳卡孔，必须对深筋膜进行仔细缝合。对于腹壁较厚者，缝合筋膜比较困难，必要时可以在腹腔镜的引导下应用钩针进行戳卡孔关闭。对于因戳卡孔疝引起的肠梗阻，应该积极进行手术治疗。戳卡孔感染发生的原因可能是术中戳卡孔的机械性挤压或污染性胃肠手术未严格消毒。术中对戳卡孔进行钳夹或挤压操作，引起脂肪液化，可以引发无菌性炎性反应。胃肠道手术中，尤其是阑尾切除术，污染性液体或者标本通过戳卡孔，会引起切口感染。所以，应使用标本袋来取出标本，对于戳卡孔应常规使用5%的碘伏进行消毒。

能量器械是以电为能源，通过转换为热能或机械能对组织进行切割或凝固，其引起的并发症主要是电损伤或热损伤，其他还有极少见的肿瘤播散。电损伤较少见，是指电能直接经器械传导至正常组织引起灼伤。可能的原因是手术器械绝缘层损坏或者是操作不当致使电极头接触到其他金属器械引起电流短路或者偶联。热损伤是指热扩散对切割对象相邻的区域造成的热损伤。一般术中不易发现，但是术后组织经历水肿、局部缺血、坏死等过程，在术后数天内出现相应组织的损伤表现。这两种损伤途径的表现主要是腹腔脏器的损伤，对于脏器损伤的处理会在后续进行阐述。能量器械引起的肿瘤播散很少见，主要发生在超声刀的震荡切割的过程中，发生于较晚期肿瘤患者或患有易播散的肿瘤类型，如印戒细胞癌。主要表现在短期内出现满腹腔的种植播散转移，这一过程可能在数周内即会发生。针对上述并发症，难以在术中辨识并且处理，因此要求做好预防措施。

　　能量器械引起的电损伤或热辐射除了与患者组织粘连和解剖变异有关以外，还与医护人员有一定的关系。例如，术前没有仔细对器械的状况进行检查；术者对于多种能量器械的特点及正确使用方法不熟悉，在术中未能选取正确的器械或操作不规范。所以，术前器械护士应认真检查能量器械的工作状况，及时发现绝缘层有破损的器械。外科医生应养成良好的操作习惯，应用能量器械操作过程中或在切割凝闭操作后应将其放置在安全位置，避免与正常组织及其他金属器械碰撞接触。在解剖不清时，不能盲目进行切割或电凝，尽量避免因频繁更换能量器械所引起的切割或电凝不全导致的出血。对于肠粘连，应尽可能使用剪刀进行锐性分离。当然，更为重要的是对常用的能量器械本身的特征要了然于心，才不会出现医源性损伤。

　　常用的能量器械包括电凝钩、双极电凝、超声刀及激光等。电凝钩的工作原理是电流通过器械经由患者身上的负极板形成回路，电凝钩小面积接触组织时因电阻改变产热，进而产生切割或者电凝的效果。与电凝钩不同，双极电凝不需要负极板，电流仅仅在两个电极之间循环。更为智能的电凝设备如 Ligasuer、百科剪等，能够通过感应器感受需要切凝组织的密度，调整参数，释放合适的能量，达到最佳的电凝效果。超声刀是通过高频超声振动产生瞬间冲击加速度，造成高能量来进行切割和电凝。激光是聚集光子成高能量光束而产生切凝效果。只有熟悉能量器械的工作原理，才能尽可能避免医源性损伤。电凝钩的电凝范围广，能向深处及远处热辐射，双极电凝热损伤明显更小。所以，电凝时首先应该尽可能地选择智能双极，其次是普通双极。肠管、输尿管、膀胱、血管等表面止血时尽量避免使用电凝钩。电凝钩在明确解剖的筋膜层切割游离中能够发挥很好的效果。超声刀热传导少，没有电流接触组织，所造成的损伤小，兼具有良好切割和止血效果，应用最为广泛。但是，它对于难以夹持部位的出血点，很难进行良好的止血。激光穿透能力差，即使造成热损伤也局限于组织表层，安全性高，但在腹腔镜手术中应用最少。能量器械各有优点，应该根据外科医生自身习惯和术中所需而科学合理地选用能量器械的类型。当然，对于有经验的术者而言，即使电凝钩引起热损伤可能性大，他们仍然能在术中规避缺点，极度发扬优点，做出赏心悦目的手术。

　　腹腔镜手术常用的器械还有血管夹、切割闭合器及吻合器。血管夹包括钛夹、Hem-o-lok 夹、可吸收夹等多种类型。血管夹相关并发症主要是术中或术后出血。主要的原因有以下几点：①使用之前安装故障或者其本身故障，造成施夹器卡壳、夹子不能闭合或者闭合错位。②血管裸化不充分，一次性夹持的组织过多。③夹持血管的部位过于游离，导致反复触碰过程中发生脱落。我们应该警惕上述情况的产生。术中应该尽量对粗大的血管组织进行裸化，使用夹子进行夹闭止血过程中，需要尽量找到出血点，准确夹闭血管，避免盲目乱夹。为避免夹持部位过于游离，应靠近组织对血管进行夹持，在感觉不安全的情况下，可追加一个血管夹。此外，使用血管夹之前可在镜下进行最后的检查确认，一旦钳夹过程中感觉触感或声音异常，应果断对夹子进行检查及补救。切割闭合器及吻合器故障主要由钉线变形或锁扣异常引起，其中也有器械本身的问题，也可能与术者未正确掌握使用方法有关。造成的结果即吻合口瘘或出血。术中发现器械故障或使用异常，应果断对器械进行更换，对完成切割的血管进行缝合加固或者再次进行切割。

三、术中出血及脏器损伤

腹腔镜手术中发生难以控制出血是中转开腹和其他副损伤的常见原因。对新手而言，通常会在抽吸血液和恢复气腹两个过程中反复循环，这样不仅没有达到确切的止血效果，还可能会因为盲目操作带来更大的副损伤。术中出血除了与患者本身因素有一定的关系以外，更主要的是与术者的操作不规范、解剖不清晰有关。患者本身的因素：凝血功能异常；各种原因引起的血管脆性大；组织水肿和韧性差；既往腹腔手术史致使腹腔粘连严重；病灶血供丰富，与重要血管关系密切。术者的因素：穿刺不当或戳卡引起的血管损伤；术中显露不佳，未能明确辨认血管走行；解剖层次不清晰，未在外科解剖间隙进行操作；未能科学合理地使用能量器械，引起不必要出血。

为尽量避免术中大出血，外科医生应在术前对病情进行充分的评估，通过各种影像学检查明确病灶与主要血管的关系。对于疑似有腹腔粘连的患者，可以选择合适的穿刺孔进行单孔观察，确定是否能继续进行腹腔镜手术。作为术者或者助手，需要对腹腔镜手术操作熟练掌握，能够保持良好的术野显露，了解各种器械的使用方法及技巧。其中，单极电凝适用于细小血管的出血点，双极电凝适用于细小血管的精细止血；氩气刀适用于较大创面的渗血，它能够在创面形成 3mm 厚的焦痂而达到止血的目的；超声刀对于凝固直径 3mm 以下的动静脉，其止血效果是比较确切的。市面上一些产品资料显示对于直径 1cm 以下的血管均可通过超声刀进行凝固，但是为了保证手术安全，仍然不能轻易使用，因为临床上应用的能量器械是反复应用的，止血效果可能大打折扣，应该用血管夹夹闭的情况就一定用血管夹。对于腹部手术而言，血管游离解剖是整个手术的关键一环，当解剖不清晰或者操作不当而造成动脉出血或者止血夹脱落时，瞬间出血可能会较严重。那么，术者必须保持冷静，并快速评估能否在腹腔镜下进行处理，否则应该果断中转开腹手术。遇到出血，先用吸引器及纱布进行血凝块清理并压迫出血点，确认出血大致部位后，可以用分离钳进行钳夹暂时止血，而后再进行电凝或者应用血管夹夹闭止血。静脉出血，一般在远心端进行压迫，能够暂时有效止血，对于较大的血管出血，可将气腹提高到 20mmHg 压迫止血，但是需要警惕气腹相关并发症的发生，也可以与麻醉进行配合，通过调节血压和中心静脉压来降低止血的难度。对于较小的静脉，超声刀或者电凝器械可以尝试进行电凝止血，不安全的情况下可以再次进行缝合或者血管夹夹闭止血。末梢血管出血多表现为手术创面渗血，大部分的出血通过简单纱布压迫和电凝即可止血。对于特殊部位，如吻合口、重要器官表面等，可以用双极电凝夹持出血点进行电凝处理，必要时进行缝合止血。尤其需要注意，对于吻合口或者直线切割闭合的残端出血应谨慎使用电凝止血，因为钉子在高温下融化并导热会造成更大面积的热损伤。电凝操作需要做到稳、精、准，不安全的止血后需要进一步对吻合口进行加固处理。没有双极电凝情况下，也可以使用分离钳进行精准钳夹，用电刀进行传导电凝止血。如果难以找到出血点，或者无法保证良好的视野，可以先放置纱布暂时性压迫，观察一段时间后再次进行处理。

腹腔镜手术中器官损伤主要是因为能量器械的误伤所引起，其次是器械使用不当，如分离钳夹持撕裂或捅伤组织器官所引起。主要有以下几类。

1. 肠管损伤 较轻的肠管损伤术中常被忽视或者难以清楚辨别，常在术后几天出现肠瘘时才得以发现。其中以热损伤最为常见，多发生在术后 5～7 天，表现为腹痛、发热，引流出肠内容物。对于生命体征稳定，抗生素能控制感染的患者，可以采取持续腹腔冲洗保守治疗。一旦效果不明显，应果断采取外科干预，行破损肠管缝合修补和近端肠管预防性造口。对于术中发现的损伤，需要进行缝合修补和加固；对于较严重损伤，需要进行肠段切除吻合术。

2. 输尿管损伤 常发生在结直肠及妇科手术中。术中发现损伤，需要在完成双 J 管植入后，修补损伤处。对于热损伤，常在术后 7～10 天才出现相应症状，需要通过静脉肾盂造影或输尿管镜确诊。一般经膀胱置入双 J 管后，可待自行愈合，如果双 J 管置入困难，则需手术治疗。

3. 膀胱损伤 多发生在粘连严重、局部解剖不清的情况下。术中损伤发现后，及时进行缝合修补即可。热损伤引起的术后膀胱瘘，较小的瘘口可以进行留置尿管保守治疗，较大的瘘口则需要手术进行修补，同时留置导尿管 2 周左右。

4. 实质脏器的损伤 常见于肝脏、脾脏及胰腺。肝脏表面较小的破损，可以进行局部压迫纱布或用电凝钩、电刀或电铲止血，也可用氩气刀进行喷凝处理。脾脏的损伤，较小的损伤可以进行压迫止血或电设备进行止血，如反复尝试止血失败应该果断行脾切除术。胰腺损伤，可应用电设备进行止血，必要时进行缝合止血，局部留置引流管，术后监测引流液淀粉酶及脂肪酶水平。视情况放置空肠营养管给予肠内营养，术后根据情况延长经口禁食、禁水的时间。

（刘　怡）

第七节　腹腔镜影像采集与编辑技巧

如果说电影是人文艺术，手术是生命艺术，那么手术视频就是外科医生的光影艺术。

"工欲善其事必先利其器"，优秀的外科医生总有一两件称手的"兵器"，优秀的手术视频剪辑师也需要好的视频剪辑软件。很多同道一开始都会询问，用哪个编辑软件才能把手术视频编辑好。事实上，手术视频剪辑，需要用到的都是一些最基本的剪辑操作，大部分软件都能胜任。好的手术视频就如同一盘好菜，原材料的优劣直接关系到成品的质量。真正的高手，手术中废动作很少，甚至可以做到"一镜到底"，但是大部分的手术视频都是需要剪辑的，要尽可能通过剪辑把精华展现出来。手术视频是外科手术的影子，一个完美的手术视频不仅可以很好地呈现手术的精彩，还可以让观看手术视频的外科医生有所收获。

Windows 电脑端上常用的视频编辑软件有 Premiere、AE，这是电影、广告等常用的高端软件，并不会那么复杂，个人推荐使用会声会影，简单而方便。苹果电脑端上可以使用 Final Cut Pro 或者自带的 iMovie 软件。iMovie 软件功能最简洁，方便上手，就好似图片处理中的美图秀秀。而 Final Cut Pro 功能全面，可以添加各种转场、特效、字幕等，就好似 Photoshop，全能而专业。视频剪辑的总体原则就是越简单越好。经过剪辑的手术视频，并不需要特别花哨的剪辑技巧和特别酷炫的特效，只需两项基本功能：剪切和转场。

总体来说，不管选用哪款软件，编辑的具体方法都大体相同。主要包括下述步骤。

1. 新建项目　一般选择接近原始视频的分辨率及码率，尽可能减少编辑中画质的丢失。

2. 速度选择　手术视频可以根据术者的动作频率适当调整速度，一般建议加速不超过 1.1 倍，过快的加速会导致画面抖动不稳定、场景切换过快等缺点。

3. 删减废动作　剪辑的第一步，删减掉视频中的一些调整动作、更换器械的过程及无效动作等，即所谓的粗编。"修剪"功能可以做粗略的头尾调整，"范围选择"可以粗略地选择你所需要的整段片段。精细编辑一般选择"切割"工具，选择了切割工具后，光标会变成刀片状，在视频中选择废动作的起点，点击后会出现切割线。继续向后寻找废动作的终点，或者需要动作的起点，再次切割。选中不需要的部分，删除即可。相邻两段之间，可以插入转场特效，特别是手术部位切换的场景，使画面过渡更加自然，建议使用最简单"交叉叠化"特效，重复以上动作，完成视频的粗编。

4. 重点步骤的精编

（1）视频总时长的控制：根据整体视频的要求，对粗编好的视频进行进一步删减，将一些非重要步骤简化，为了避免画面大幅度的变化，建议此时的修改不能大幅度地删减，要"小步快走"，同一场景下的相似动作保留 3 ～ 4 次即可，过少的动作会导致画面一闪而过不够稳定，过多的重复动作又会导致视频索然无味。

（2）关键步骤的突出：突出显示一些手术的关键步骤，或者本段视频需重点突出的步骤，如腹腔镜直肠癌根治术中肠系膜下动脉根部淋巴结清扫、左结肠血管保留、Toldts 间隙拓展、邓氏筋膜切开等关键步骤；腹腔镜右半结肠癌根治术中 Toldts 间隙的拓展、血管的解剖、Henle 干的显露等关键步骤；腹腔镜胃癌根治术中各组淋巴结的清扫和消化道重建方式，以及各类手术最后的总体展示等。这些关键步骤，可以通过一些技术手段来突出，如标注。标注可以选择直接在视频上添加文字注释，Final Cut Pro 有一些基本的字幕功能，可以直接在视频画面上标注，但这个软件要求画面尽可能稳定，如果画面飘忽不定，则标注的效果不佳。笔者推荐一种比较费时但是效果很好的标注方式，仅供参考：在原始视频中需要标注的地方截图，然后使用 Photoshop 在图片上进行编辑，用文字工具标注名称或者画笔工具做一些标示线，可以自行发挥，方法可以自行网络查询，都不复杂，然后在编辑软件中编辑时，找到截图同一位置，原位插入截图及标注好的图片，截图设置 1 秒，标注好的图片设置 3 ～ 5 秒，中间插入转场，这样呈现的效果就是视频到关键步骤后的定格，然后标注展示出来，最后自然过渡回视频状态。

（3）视频的锦上添花：视频的主体编辑完成后，可以在视频前使用文字工具加上标题、病史资料、辅助检查等，特别是一些影像学资料，都可以用图片或者视频的形式插入。完整的视频建议还有一些清晰的手术外景资料，如体位的摆放、戳卡的布局、体外消化道重建的画面等。关键步骤开始前，还可以插入一些手术示意图、解剖图等，使视频内容更加丰富。术后患者的恢复情况和病理结果都可以简单地用文字的形式呈现。最后还可以选择合适的音乐加入音轨，增加视频的观赏性。

（4）知识产权的保护：编辑完成一份好的视频需要耗费很多的精力，编辑好的视频就像自己完成的一件作品，如今网络、微信等传播途径很多也很方便，建议最后给自己的视频加好水印，保护知识产权。水印的添加可以使用文字工具标注好之后，覆盖整个视频的长度，然后将字体的透明度调高即可。

手术视频剪辑是一项既需要耐心、又需要外科专业知识的一门技术，只能是外科医生们亲手完成。虽然一开始编辑手术视频时反复琢磨耗时较久，需要极大的耐心和精力，但是如果你仔细研究好手术中的每个步骤，能够准确地标注出来，这本身就是一个很好的、难得的、深入的学习过程，可以说精编一份手术视频，能抵过现场观摩 10 台手术。这对于年轻医生而言尤其珍贵，所以不要害怕困难，主动编辑手术视频，从中学到的知识终身获益。

一、手术视频的采集

目前，腹腔镜手术的视频采集有着多种多样的方式，腹腔镜机器一般都会自带刻录功能，在腹腔镜系统里的主机上可以直接选择视频采集。还有部分刻录连接在腹腔镜的输出端口，图像可以是三维或者二维模式，文件的格式一般是视频格式。采集的手术视频材料根据清晰度的不同，文件的大小也不同。总而言之，手术视频采集的过程目前已经非常简便和实用。

二、手术视频的编辑

手术视频的剪辑主要包括以下三大原则。

（一）找出良好的视野和操作

手术全程应保证良好清晰的视野，尽量做到：①画面清晰，避免其他因素干扰；②良好视野，保持视野清晰（特别注意 3D 腹腔镜的使用）；③时刻注意视野处理的细节，及时清理镜头；④做好防雾措施（热水和拭镜油）；⑤操作时保持适当距离；⑥要时刻有录制视频的意识；⑦操作居中，重要的解剖结构居中；⑧好视频从扶镜开始，扶镜手对手术流程及要点应了然于心。

（二）发现素材中的桥接点

视频剪辑中应突出重点，有序连接，尽量做到：①流程正确、解剖明确、要点准确；②按照流程化手术进行有序连接；③找准缝合的连接点（进针和出针），删除废动作。

（三）制造旋律和有故事情节

剪辑视频追求更高境界，制造旋律，使视频有节奏感、故事感。尽量做到：①要有完整性，如探查、切除、重建、再吻等步骤；②控制时长，规定时间内完整规定动作；③节奏紧凑，不拖沓，勿冗长。依据笔者的经验而言，可遵循二三八原则：同一位置别两次；同一步骤不过三（次）；同一操作小于八（秒）。

视频的构成元素如下所述。

（1）画面：也就是拍摄视频的场景，如腹腔镜腹股沟疝修补术（TAPP）七步法、腹腔镜全腹腹外腹股沟疝修补术（TEP）七步法等。画面的基础在于前期的拍摄，按照之前设定的要点拍好视频后，剩下的就是剪辑的工作了。网上有很多剪辑软件，如会声会影、imovie、爱剪辑、final cut、EDIUS 等，用法都大同小异，依习惯用即可。剪辑的思路主要是要把 1～2 小时的视频剪成 8 分钟，没有严谨的思路是很难做到的。以腹股沟疝为例，TAPP 七步法或者 TEP 七步法就是一个很好的剧本，按照剧本先初步粗略剪辑，去掉沉冗和非必要的镜头，最终形成 20 分钟的视频。紧接着就是精修，粗略剪辑（就是快速浏览）难免出现一些不合适的镜头，而精修就是要一帧一帧地看，将不和谐的镜头剪掉，这个时候又可以把 20 分钟的视频缩短至 10 分钟左右。

总体来说，画面的剪辑要遵循以下原则：①清晰，即高清才会让大家看得舒服，朦朦胧胧的镜头只会降低视频的质量，即使是表达很重要的信息，宁可剪掉，也不可雾里看花。这就要求在拍摄视频的时候一定要有耐心，重要的画面一定要把镜头擦干净再拍。②构图，即理想的画面构图应该符合黄金分割点的原则，简单来讲，就是焦点要在想表现的物体上，周边不要有过多的杂物，如纱布、操作钳、非重点关注的器官等。③声音，当然在手术视频中一般不需要配音，这里写的声音，可以理解为旁白，也就是视频中必要的文字说明。

（2）蒙太奇：主要包括完整的故事、手术的节奏感及情感的表达。如果说画面更多的时候取决于视频的拍摄，那蒙太奇就是后期剪辑最关键的手段了。

1）故事的完整性：8 分钟的视频也应该被剪辑成完整的故事，应包括病例介绍、手术思路、术中处理技巧及术后情况等细节，应在一个视频里充分展示术者对疾病治疗的策略，而不仅仅是腹腔镜手术的部分。完整的故事性还应包括动作的完整性，而不是一闪而过，马上切换到下一场景。

2）手术的节奏感：要重点突出，主次分明，既要保持故事的完整性，也要保证详略得当。按照七步法剧本，合理安排时间分布，加上片头片尾，就可以把精修后 10 分钟的视频缩短至 8 分钟。例如，一个腹股沟斜疝的视频，重点就要突出疝囊的处理、间隙的游离及层面的展示，对于 TAPP，还要重点展示腹膜的缝合，TEP 要重点展示套管的置入与分布。对于术前术后的资料可以用图片简短展示，这样观众就能够快速知道此手术重点所在。

3）情感的表达：这是在手术视频里最难表达的，主要是在手术操作中要注意爱伤观念及操作细节，如不要钳夹输精管，不要用超声刀工作面对着重要血管和器官，分离钳要垫着纱布推压器官等。这些细节如果能在视频中表现，也是一个很好的选择。

在后期的剪辑中，还需要注意一些什么问题呢？是不是内容越多越好？尤其是做视频比赛里，很容易犯的一个错误，就是把众多的内容都塞到一个视频里。结果，由于时间的限制，就像流水账，重点无法突出，一个问题都没讲清楚，观众也就会产生视觉疲劳。处理方法：重点表现重要部分的处理，其他用几张图展示，这样就能详略得当了。是不是速度越快越好？有些参赛选手由于内容过多，重点难以把握，就干脆给视频加速，殊不知加速的后果只会让观众头晕目眩，自然难以得到好评。虽然很多视频比赛是允许加速 1.1 倍（肉眼分辨不出），但加速仍会带来画面抖动的可能，加速也正好说明了作者对视频的重点掌握不当。因此，笔者的手术视频一般很少加速，基本上都是原速。只有原速，才会更真实，才会更容易体现术者对手术的熟练程度和掌控程度。也有时，笔者不但不加速，反而会减速，什么道理呢？一个动作要在观众脑中留下印象，必须要大于 3 秒。因此一些重要步骤、动作、画面，必须要放慢镜头，刻意让评委看到，才能展现自己的亮点。例如，层面的展示、电凝钩走行的细节等。剪辑后的视频就像破碎的珠子，如果生硬地拼在一起，中间的跳跃，让人觉得太突兀，因此后期的处理，就是要让每一场景的转换更加顺畅。方法：①添加转场，即每一个视频处理软件都有转场这个功能，可以让每个场景的衔接更顺畅，避免跳跃，但也不要使用得太频繁，避免太花哨；②添加叙事文字，即对于跨度较大的场景，可以用文字叙述方式告诉观众，让观众提前做好准备。

对于手术视频剪辑者而言，如何将一台普外科手术浓缩在 15 分钟之内，是对手术步骤熟悉度的极大考验。而其中的诀窍就是参看手术记录，区分哪些是必不可少的手术步骤，哪些是重要的但是迫于时间要求可以选择不加的手术步骤，对于不是很重要的步骤一笔带过或者直接省略，关键步骤前还可插入手术示意图、解剖图等，使视频内容更加丰富。

下面将列举几例具体方法：①夹子类操作剪辑，以游离、夹闭及离断胃左动脉为例，进夹子和退器械的时间不需要太长，时间应留给如何夹闭动脉的操作。直接保留剪刀剪动脉那一幕，剪断后留的时间不超过 1 秒。②闭合器类操作剪辑，以 EN-DO-GIA 离断空肠为例，保留部分调整闭合器的时间，离断时间无需很长，闭合器夹持空肠后 1 ～ 2 秒离断空肠，离断后留置 1 ～ 2 秒离断后情况。③吻合类操作剪辑，以胆肠吻合为例，找准缝合的连接点，第一针和最后一针需全部保留，中间过程可以挑选动作流畅的某一针作为保留，腹腔镜下打结很麻烦，留 1 ～ 2 个打结过程即可。

三、手术视频对于手术学习的意义

剪辑手术视频是年轻医生对于手术过程细致了解的良好手段。对每一个手术部分都会有极为精细的复盘，无论从手术流程、解剖辨认及操作动作等，都有非常好的教学及指导意义。精细的剪辑一台手术也是对于手术思路的最大帮助，他可以让医生更加清晰地认知手术的重点与难点，对手术过程中的缺点也有放大的作用，是一个很好的学习反馈机制，对于青年医生手术曲线的度过有着很大的帮助。

四、实用软件介绍

会声会影（Ulead Video Studio）是一套个人家庭影片剪辑软件。通过它完整强大的编辑模式可以剪辑出个人风格，点缀个人手术影片（图 3-7-1）。

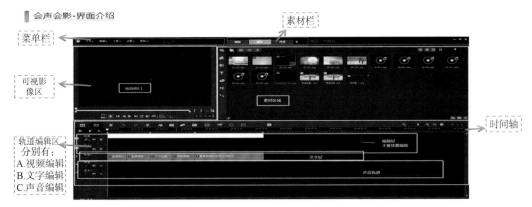

图 3-7-1　会声会影软件界面

1. 项目属性设置　打开会声会影软件，点击设置—项目属性—编辑—常规—标准720×576，显示宽高比，选择宽银屏 16∶9，就是 16∶9 的视频；选择标准屏 4∶3，就是 4∶3 的视频，点击确定（图 3-7-2，图 3-7-3）。

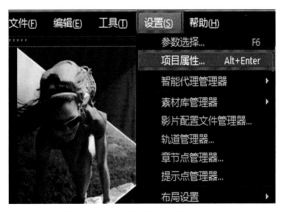

图 3-7-2　项目属性设置（一）

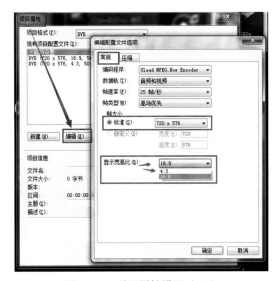

图 3-7-3　项目属性设置（二）

2. 添加视频或照片 在视频轨或者覆叠轨上添加视频（或者照片），右键点击"插入视频"（或者"插入照片"），插入后自动按顺序排好（图3-7-4，图3-7-5）。

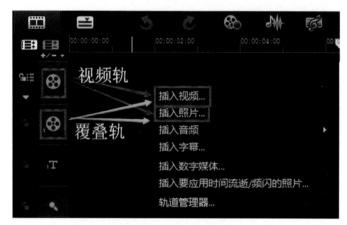

图 3-7-4 添加视频或照片

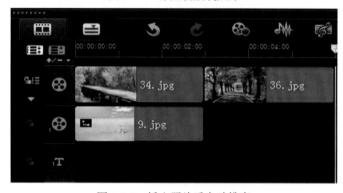

图 3-7-5 插入照片后自动排序

3. 设置照片区间 点击第一张照片，左手按住shift键，鼠标点击最后一张照片，全部选中，在任意一张照片上，右键点击"更改照片区间"，键盘输入"4"或者"5"（默认是"3"，即3秒，是指一张照片播放3秒）（图3-7-6，图3-7-7）。

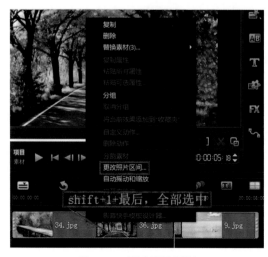

图 3-7-6 更改照片区间

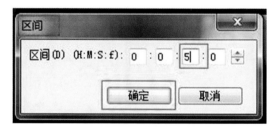

图 3-7-7 设置照片区间

4. 添加转场效果

（1）统一添加转场：在插入照片或者视频前设置转场。打开会声会影软件，点击菜单栏里边的设置—参数选择—编辑—转场效果—默认转场效果的区间，自动添加转场效果打钩，默认转场效果一般情况下选"随机"（随机效果多样），也可以单选一种，那么所有转场都是一样的了，根据自己的喜好设置（注意一般情况下在设置视频转场时，都是用统一的交叉淡化效果，衔接自然，具有电影播放效果）。在添加多种随机转场后，如果有的不喜欢，可以个别更换转场效果。点转场按钮"AB"，选择一种你喜欢的转场，鼠标左键拖拽到你要替换的转场上（图 3-7-8）。

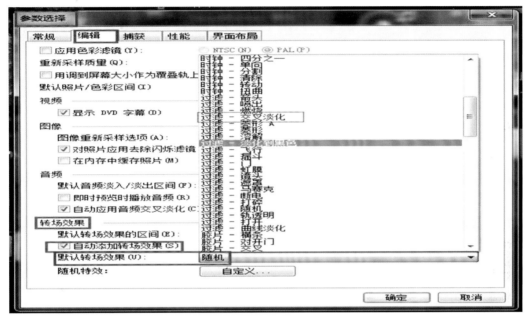

图 3-7-8　添加转场效果

（2）逐一添加转场：打开会声会影软件，点击菜单栏中的设置—参数选择—编辑—转场效果—默认转场效果区间 1 不变，自动添加转场效果不打钩。点击转场按钮"AB"，选择转场效果，一个个拖拽到每两张照片中间位置上即可（图 3-7-9，图 3-7-10）。

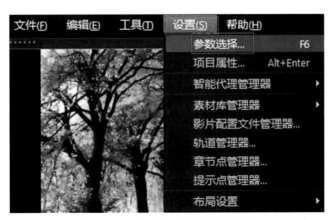

图 3-7-9　逐一添加转场的参数设置

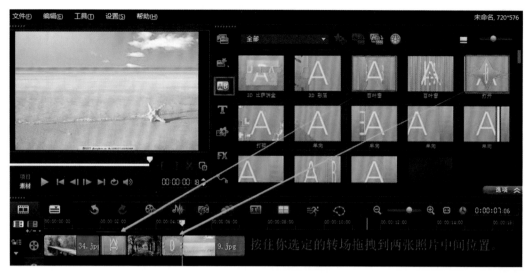

图 3-7-10　逐一添加转场

5. 添加滤镜效果　在视频轨或者覆叠轨上右键插入多张照片，点击第一张照片，左手按住 shift 键，鼠标再点最后一张照片，这样就把这些照片全部选中，变色。然后在任意一张照片上点击鼠标右键，在下拉菜单中，点自动摇动和缩放，这样点击播放按钮，即可看到缩放效果，照片都动起来了。也可以单张设置自动摇动和缩放。不喜欢的滤镜可以点中那张照片，点击鼠标右键，打开"选项面板"，在"选项面板"里点"照片"选项，打开"摇动和缩放"下边的小三角，根据照片选择一种合适的滤镜效果点一下就替换滤镜了（图 3-7-11，图 3-7-12）。

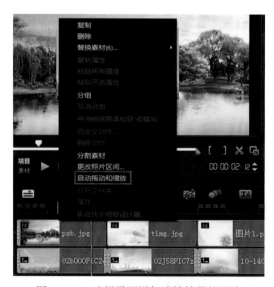

图 3-7-11　选择需要添加滤镜效果的照片

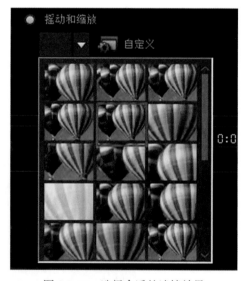

图 3-7-12　选择合适的滤镜效果

6. 插入标题　点击标题按钮"T"，选一种标题效果，直接用鼠标左键拖拽到标题轨上。点击"变色"—"选中"，进入视频窗口，鼠标左键双击，把标题改成自己要添加的文字。在标题选项面板中，调整字号大小、字体、颜色、角度（可旋转）、时间长短等。

7. 插入音频　点击音乐轨右键插入音频到音乐轨，在电脑上找到事先下载好的歌曲，打开，插入，可以插入一首或者多首音乐，也可以在即时项目样本里选择自己喜欢的音频，直接拖拽到音乐轨道。若音乐比视频长要剪切掉，让音乐和视频一样长。在音乐选项面板中，调节音量、淡入、淡出等（图3-7-13）。

8. 添加覆叠轨　有的时候一条覆叠轨不够用，需要添加多条覆叠轨，方法是直接点击轨道管理器按钮，出现一个轨道管理器窗口，打开覆叠轨后面的小三角，一共有20条轨道，根据自己的需要选择，如3条就选3，然后点击确定（图3-7-14）。

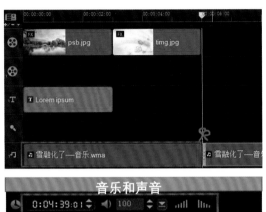
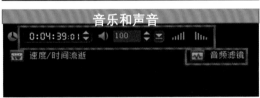

图 3-7-13　插入音频

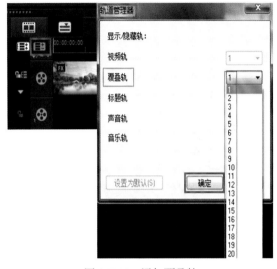

图 3-7-14　添加覆叠轨

9. 添加标题轨　直接点击轨道管理器按钮，出现一个轨道管理器窗口，打开标题轨后面的小三角，一共有两条轨道，根据自己的需要来选，确定，一般情况下一条就够了（图3-7-15）。

10. 选择片头模板　鼠标点击即时项目样本，就会出现开始、当中、结尾、完成、自定义几项选择。点击开始，右边就会出现相对应的片头开始模板，选择喜欢的一个片头模板拖拽到视频轨，这时会发现视频轨还

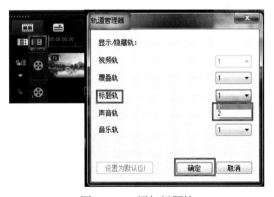

图 3-7-15　添加标题轨

有覆叠轨都有素材，见有一张或者多张带有数字的图片按1、2、3、4、……顺序出现的，先右键点击第一张，在下拉菜单中点替换素材视频或者照片都可以，以此类推替换下去，一个片头就做好了。注意，文字要修改，音乐不需要即删除（图3-7-16）。

鼠标点击即时项目样本，就会出现开始、当中、结尾、完成、自定义几项选择。点击结尾，右边就会出现相对应的片尾模板，选择喜欢的一个片尾模板拖拽到视频轨最后边，有照片的要替换照片，最后输入片尾文字。

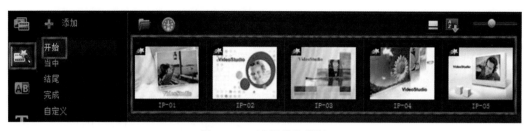

图 3-7-16　选择片头模板

11. 视频剪辑

（1）分割视频：直接将视频剪切为几段。第一种方法是直接使用剪刀图标分割；第二种方法是选中视频剪切位置后，点击鼠标右键中的分割素材；第三种方法是选中视频剪切位置后，使用编辑菜单下的分割素材。

（2）视频（分割后）删除或视频剪短

视频删除：分割视频后，直接单击鼠标左键选中视频，按 Delete 键删除，或者右键删除。

视频剪短：将鼠标光标移至视频结尾处，出现左右箭头时，鼠标左键摁住不放，向左拖动鼠标进行删除（图 3-7-17）。

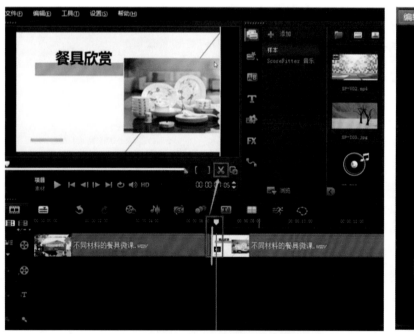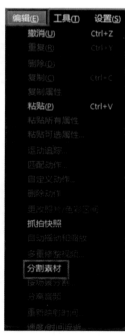

图 3-7-17　视频剪辑

（谢天宇）

参 考 文 献

陈凛，崔建新，卢灿荣，等，2014. 一种免人工气腹球囊检查装置 [P]：CN，CN201420034744. 0.

陈凛，卫勃，2018. 腹部战创伤微创手术学 [M]. 北京：科学出版社 .

陈心足，宋小海，白丹，等，2017. 腹腔镜在急腹症诊疗应用的进展——欧洲内镜外科协会共识解读 [J]. 华西医学，32（12）：1835-1840.

陈春林，段慧，2015. 在体腹盆腔血管数字化三维模型在预防妇科腹腔镜手术大血管损伤中的价值 [J]. 中国实用妇科与产科杂志，31（5）：402-407.

崔满华，许天敏，杨如琳，2015. 与妇科腹腔镜手术常用能量器械相关并发症的防治 [J]. 中国实用妇科与产科杂志，31（5）：407-411.

李晓红，2019. 妇科腹腔镜手术并发症分析及防治 [J]. 中国药物与临床，19（8）：1325-1327.

潘凯，杨雪菲，2016. 腹腔镜胃肠外科手术学 [M]. 2 版. 北京：人民卫生出版社.

吴鹏，方路，雷钧，等，2016. 腹腔镜手术 Trocar 孔大出血的预防及处理 [J]. 山东大学学报（医学版），54（10）：95-96.

中国研究型医院学会机器人与腹腔镜外科专业委员会，中国医师协会内镜医师分会腹腔镜外科专业委员会，中华医学会外科学分会腹腔镜与内镜外科学组，2020. 结直肠癌 4K 腹腔镜手术操作标准专家共识（2020 版）[J]. 中华消化外科杂志，19（5）：465-477.

Attwood S，2001. Diagnostic laparoscopy[J]. Endoscopy，33（1）：55-59.

Dulucq JL，2003. Tips and techniques in laparoscopic surgery [M]. Berlin：Springer.

Garcia-Aguilar J，Kim J，2020. Minimally invasive surgical techniques for cancers of the gastrointestinal tract[M]. 2nd ed. Berlin：Springer.

Huang CM，Zheng ZH，2015. Laparoscopic gastrectomy for gastric cancer[M]. Berlin：Springer.

Katkhouda N，2010. Advanced laparoscopic surgery[M]. 2nd ed. Berlin：Springer.

Lee L，Swanstrom NJS，2015. Mastery of endoscopic and laparoscopic surgery [M]. 4nd ed. Philadelphia：LWW.

Macfadyen BV，Arregui ME，Eubanks S，et al，2003. Laparoscopic surgery of the abdomen[M]. Berlin：Springer Verlag.

Mishra RK，2013. Practical Laparoscopic Surgery[M]. 3nd ed. New York：McGraw-Hill.

Sakai Y，2016. Laparoscopic surgery for colorectal cancer[M]. Berlin：Springer.

第四章 腹腔镜常见临床术式训练和创新技术的应用

第一节 胃肠外科腹腔镜手术常见术式

一、腹腔镜胃穿孔修补术

（一）简介

胃穿孔是指由于各种物理化学因素导致胃壁结构完整性破坏，胃内腔与腹腔连通，导致胃内容物流入腹腔，多发生在 30～60 岁男性。慢性胃溃疡控制不佳致病情恶化是胃穿孔的最常见病因，暴饮暴食和过量饮酒是诱发溃疡穿透肌层、浆膜层，最终导致穿孔的重要因素，临床最为多见。穿孔后可引起多种急性、慢性并发症，如慢性穿孔、多腹腔脏器化学性损伤、脏器粘连、包裹性脓腔。

胃穿孔多为急性起病，胃内容物进入腹腔后会引起尖锐性疼痛，这也是胃穿孔的突出临床表现。疼痛始于上腹部或直接穿孔部位，具体可描述为刀割样或烧灼样疼痛，随着病情加重，疼痛可扩散至全腹部，较为典型。此外，患者可能出现发热、恶心、呕吐等全身症状。

症状体征较轻的空腹胃穿孔，或者穿孔超过 24 小时，腹膜炎已经局限者可采取保守治疗，通过禁食水、留置胃管胃肠减压、肠外营养支持、抑酸药物、抗生素抗感染等治疗痊愈。但是，对于病情较重者需要及时进行外科手术干预。临床上通常采用剖腹探查术、穿孔修补术。随着腹腔镜微创外科手术的广泛开展和普及，腹腔镜胃穿孔修补术也逐渐在临床开展应用。腹腔镜胃穿孔修补术不仅创伤小，而且可以大范围地进行腹腔探查和冲洗。虽然气腹有加重感染扩散蔓延的可能性，但是临床实践和相关研究显示，腹腔镜胃穿孔修补术术中出血量更少、术后疼痛轻、术后胃肠道功能恢复快、术后平均住院时间短，术后中重度并发症发生率也明显下降。

（二）适应证与禁忌证

手术适应证：经过充分病情评估全身情况较好，能够耐受全身麻醉的胃穿孔患者均可以考虑行腹腔镜胃穿孔修补术。

手术禁忌证：①有上腹部手术史存在上腹部广泛粘连者为相对禁忌证。②胃后壁穿孔者。③局部病灶结构紊乱、压迫变形，腹腔镜视野显露不良者。④合并有出血、梗阻或癌性穿孔者。⑤全身情况差，合并难以纠正的凝血功能障碍、严重电解质紊乱，以及合并心、肺等重要器官功能不全而不能耐受全身麻醉者。

（三）术前准备

①同开放手术一样，术前需要禁食禁水，置胃管持续胃肠减压；②纠正水和电解质紊乱；③如有休克，应立即抗休克治疗；④常规给予抗生素抗感染，抑酸药物抑制胃酸分泌；⑤常规备皮。

（四）手术步骤及手术配合

1. 体位摆放和穿刺孔布置　患者取仰卧位、分腿位，头高足低 15°～20°，腹腔镜显示器置于患者头侧，术者站在患者左侧。通常采用 3 孔法，必要时追加辅助孔。首先为脐上或脐下缘切口，用 Veress 针建立气腹，气腹压 10～12mmHg。拔除 Veress 针后放置内径 10mm 或 12mm 穿刺器作为观察孔。在腹腔镜监视下于左腋前线肋缘下放置内径 12mm 穿刺器，作为主操作孔，左锁骨中线平脐处放置 5mm 穿刺器作为辅助孔，必要时可在患者右侧腹部追加一个内径 5mm 穿刺器用于辅助手术操作（图 4-1-1）。

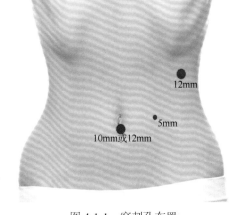

图 4-1-1　穿刺孔布置

2. 腹盆腔探查　胃穿孔患者腹腔内通常可见浑浊腹水和脓苔（图 4-1-2）。穿孔处周围组织明显充血、水肿、发硬，并有胃或十二指肠液溢出。有时穿孔处可能被食物或纤维蛋白渗出物所堵塞，或被大网膜、肝脏、胆囊所覆盖黏着，将这些粘连物分开后即可见到穿孔部位。若前壁未发现穿孔，应打开胃结肠韧带，进入小网膜囊，将胃向上翻开探查胃后壁。操作过程应注意无菌操作，凡接触过穿孔渗出物的器械及纱球视为污染，应与洁净物体区别放置，防止交叉感染。在腹腔镜探查过程中，术者主操作孔置入吸引器，辅助孔置入无创抓钳协助吸引和探查。探查过程中，吸引器吸除肝下、膈下、双侧结肠旁沟及盆腔积液。用吸引器吸净洗净胃内容物、渗液和脓液，穿孔部位多在胃小弯及幽门前壁，在脓苔密集的地方寻找病灶（图 4-1-2）。

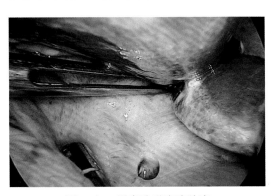

图 4-1-2　胃穿孔后腹腔脓液

3. 穿孔修补　穿孔小、瘢痕小时，可在穿孔两侧沿胃纵轴用 2-0 带针线进行全层间断缝合（图 4-1-3）。近年来，随着倒刺线的临床应用，可以选择倒刺线进行连续缝合。腹腔镜下缝合应在穿孔的一侧进针，从穿孔

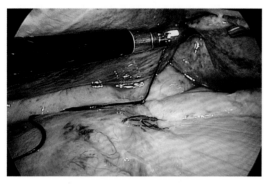

图 4-1-3　胃穿孔处缝合

处出针，然后再从穿孔处进针，从穿孔的另一侧出针，完成一次缝合，此缝合方式增加了缝合口的稳固性。进针要宽而深，一般建议进针位置距离穿孔边缘 5mm 左右，如穿孔过大，该距离酌情增加。结扎时要在放松胃的牵拉下慢慢进行，但又不能扎得过紧，以免缝合的力导致胃壁机械性撕裂。必要时可以再将胃壁浆肌层进行加固缝合。

穿孔较大，周边组织僵硬且有水肿时，组织缝合后不易愈合，应先将溃疡处胃壁剪切修整，然后横行缝合，并覆盖大网膜。疑似肿瘤性穿孔时，将胃溃疡边缘的组织进行切除并送术中快速冰冻病理检查。若病理结果示胃癌侵袭，在患者情况允许时，应按胃癌进行根治性手术。上述情况，在全层缝合完成后，暂不结扎。缝合完成后减掉并取出缝针，留适当长度的线尾向两侧展开，将邻近大网膜牵拉至缝线线结处以预留线进行打结固定。

4. 冲洗腹腔和结束手术　用大量温生理盐水冲洗腹腔、盆腔，尤其应注意膈下及肝下，操作轻柔避免损伤脾脏。通过主操作孔向穿孔附近放置引流管，引出体外并固定，腹腔感染较重者可以增加引流管数量，并在盆腔留置引流管。将气体排净，撤出各穿刺套管，对切口进行逐层缝合，防止切口感染。

（五）术后处理

（1）为明确穿孔原因，建议术后 1 个月行增强 CT 或者胃镜检查明确病因，尤其是排除癌性穿孔的可能。

（2）术后需要通过引流液的颜色和引流量综合评估后决定拔出引流管的时机。术后常规给予抗生素抗感染治疗，肠功能恢复后开始予以口服流质饮食。

（3）如患者全身情况允许，建议患者尽早下地活动，有利于胃肠道功能的恢复，防止肠粘连。

二、腹腔镜阑尾切除术

（一）简介

腹腔镜阑尾切除术是腹部外科最先开展的微创术式之一，也是普通外科医师掌握微创操作技能的基础手术。急性阑尾炎是实施腹腔镜阑尾切除术的最主要适应证。与传统开放性手术相比，腹腔镜阑尾切除术具有创伤小、切口感染发生率低、术后快速康复等优点。随着腹腔镜技术的广泛普及，腹腔镜下阑尾切除术已经成为标准术式之一。

阑尾是附着于盲肠内后侧的条管形器官，一般长 6～8cm，直径 0.5～0.7cm，内含血管、淋巴管和神经，近端开口于盲肠腔，远端为盲管尖端。阑尾尖端可因系膜的宽窄而指向不同方向，包括盲肠内侧位、盲肠下位、盲肠后位、盲肠外侧位等。腹腔镜下视野开阔，可以探查发现高位阑尾或处于隐蔽位置的阑尾，避免了传统开放手术因麦氏点开口寻找阑尾困难，而延长切口的窘境。

特殊的生理构造使得狭长的阑尾管腔常因为粪石、食物残渣、异物被堵塞，周围淋巴细胞明显增生产生炎症反应，从而使得机会致病菌革兰氏阴性杆菌和厌氧菌乘虚而入，导致阑尾的肿胀、化脓，甚至坏疽、穿孔。而且，由回结肠动脉发出的阑尾动脉，是没有交通支的终末血管，结肠解剖位置的移动或扭转可导致阑尾血运障碍，进而发生坏死。

（二）适应证与禁忌证

1. 适应证　①急性单纯阑尾炎；②急性化脓性阑尾炎；③急性坏疽性阑尾炎；④阑尾炎穿孔伴弥漫性腹膜炎；⑤慢性阑尾炎；⑥老年、儿童、妊娠期阑尾炎；⑦阑尾周围脓肿非手术治疗无效者；⑧不能明确诊断为阑尾炎，但具有开腹探查指征的腹膜炎患者。

2. 禁忌证　①因心肺衰竭或功能不全导致无法耐受麻醉者；②下腹部术后腹腔内存在广泛粘连，不能建立气腹空间者；③合并其他器官功能衰竭、水和电解质紊乱、血流动力学不稳定者；④阑尾周围形成脓肿，肿块难以剥离，周围组织粘连严重者。

（三）术前准备

下腹部及会阴区备皮，术前 6 小时禁食水，一般情况下不常规留置胃管行胃肠减压。必要时补液纠正水和电解质紊乱，维持酸碱平衡。术前预防性选择使用 β- 内酰胺类抗生素、头孢菌素及厌氧菌抗生素。若患者处于妊娠期，则应邀请妇产科医师进行会诊，实施专科用药治疗，保证胎儿安全。

（四）手术步骤及手术配合

1. 手术体位及穿刺孔位置选择　患者仰卧于手术台，进行手术时可以根据情况将患者调整至头低左倾体位，以便于充分显露回盲部手术区。术者位于患者左侧，腹腔镜显示器位于患者右侧，扶镜手靠近患者头端位于术者的右侧。沿脐上缘做弧形或纵行切口，长约 1cm（图 4-1-4），术者和扶镜手配合使用布巾钳提起腹壁，在切口处置入气腹针（图 4-1-5），连接 CO_2 建立气腹，待腹压升至 $10 \sim 12mmHg$ 后，拔出气腹针置入内径 10mm 戳卡建立观察孔，随后置入 30° 镜头。在腹腔镜监视下，于左下腹反麦氏点及脐下 5cm 位置分别放置内径 12mm 和 5mm 戳卡作为操作孔（图 4-1-6）。

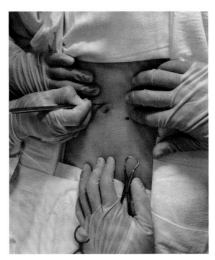

图 4-1-4　沿脐上缘做弧形或纵行切口，
长约 1cm

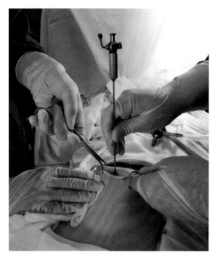

图 4-1-5 使用布巾钳提起腹壁，在脐上缘切口处置入气腹针

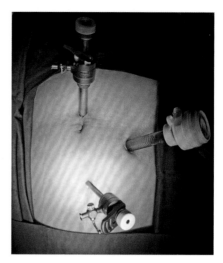

图 4-1-6 穿刺孔布局

2. 腹腔探查 在进行阑尾手术切除之前，应详细观察腹腔情况，了解腹腔渗液、粘连、感染情况，尤其是右侧髂窝和盆腔位置。进一步在腹腔镜直视下，沿盲肠寻找阑尾位置并观察回盲部形态。探查顺序应遵守先全面观察腹腔和盆腔，后重点关注右下腹。若患者进展为化脓性阑尾炎，则可在腹腔镜下观察到局部脓苔增多，存在盲肠、回肠或大网膜包裹覆盖化脓部位的情况。在探查到脓性局部的同时，也要注意是否存在脓液渗出，如有脓液，应使用镜下吸引器尽量吸净脓液后再转移至其他部位探查。使用无创肠钳配合小方纱布钝性分离阑尾粘连，充分显露阑尾尖端及盲肠根部。若患者病情已进展至化脓性或坏疽性阑尾炎，则注意无创肠钳对阑尾夹持力度，避免阑尾破裂造成感染扩散。

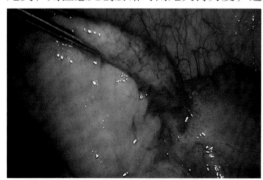

图 4-1-7 术者左手持无创肠钳在阑尾中部轻轻提起阑尾

3. 结扎阑尾系膜 国人阑尾动脉多为一支，由回结肠发出进入阑尾系膜，沿系膜游离缘走行供应阑尾。在阑尾系膜近阑尾盲肠根部为无血管区。术者左手持无创肠钳在阑尾中部轻轻提起阑尾（图 4-1-7），将阑尾系膜伸展并保持一定张力。右手持分离钳，分离钳尖端闭合，紧贴阑尾根部穿过系膜进行开窗，并将约 10cm 的 7 号丝线穿过此孔中，镜下打结闭合并结扎阑尾系膜，距结扎丝线 5mm 处用镜下剪刀剪断或超声刀凝闭离断阑尾系膜。如果术中探查发现阑尾系膜明显水肿，不能准确判断阑尾动脉走行，应对系膜进行分次结扎，或使用超声刀凝闭部分系膜之后再行结扎。

除了丝线结扎阑尾动脉以外，还可以用外科夹、钛夹等器械辅助结扎（图 4-1-8，图 4-1-9）。另外，临床实践证实，在局部粘连严重、阑尾位置隐蔽、系膜较短等特殊情况下，结扎系膜较困难，使用超声刀器械直接凝闭阑尾系膜也是安全可行的，但操作时应注意保持能量设备与肠壁的距离，避免肠管副损伤。

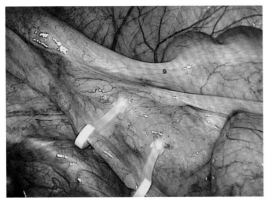

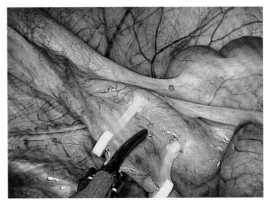

图 4-1-8　使用外科夹夹闭阑尾动脉　　　　图 4-1-9　使用超声刀凝闭阑尾动脉和系膜

4. 离断阑尾　在腹腔镜下使用长度约 10cm 的 7 号丝线在阑尾根部进行结扎。若在探查过程中发现阑尾根部严重水肿、阑尾解剖形态直径较粗或存在坏疽性穿孔时，不适宜采用上述方法，可行"8"字缝合闭合阑尾残端。为防止离断阑尾过程中管腔内容物流出而导致腹腔感染，应在结扎线远端再进行一次结扎。距离阑尾根部大约 5mm 处切除并小心离断阑尾，防止损伤周围血管，电凝烧灼残端的黏膜面。阑尾在离断后应尽快放入标本袋中，防止腹腔污染的扩散。

阑尾断端可在腹腔镜下行"8"字缝合、荷包缝合或浆肌层间断缝合包埋。在荷包缝合完成后，使用分离钳将阑尾残端埋入肠腔内，同时收紧之前缝合的荷包线。若判断阑尾残端结扎较为确实，且断端周围无明显出血等异常情况，无需继续包埋处理。

术者右手持分离钳夹住标本袋，拖动标本袋口进入 12mm 主操作戳卡孔，同时拖动套管和标本袋一同旋转拉出腹腔。如果阑尾过于巨大，无法直接拉出，则可从袋内依次取出。

除了丝线结扎阑尾根部以外，还可以用外科夹、直线切割闭合器等器械辅助离断阑尾（图 4-1-10 ～图 4-1-13）。外科夹多用于阑尾直径不太粗、急性单纯性阑尾炎、慢性阑尾炎非急性发作期，在阑尾根部平行贴近放置 2 枚外科夹，距离这 2 枚外科夹的远处再放置 1 枚外科夹，使用超声刀或电凝钩在外科夹之间离断阑尾。直线切割闭合器多用于严重水肿的化脓性、坏疽性阑尾炎，封闭效果良好。

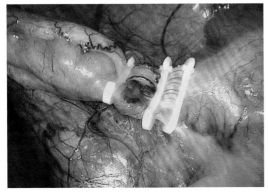

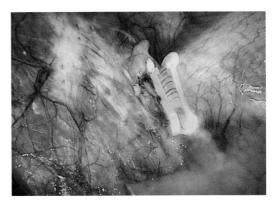

图 4-1-10　使用外科夹夹闭阑尾根部和远端　　　图 4-1-11　使用超声刀离断阑尾后断端

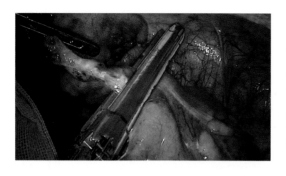

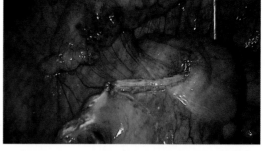

图 4-1-12　使用直线切割闭合器贴近阑尾根部封闭 管腔　　　图 4-1-13　使用直线切割闭合器离断阑尾后断端

5. 手术完毕　在标本取出后，重建气腹，使用镜下吸引器清除腹腔内的残余液体。当腹腔内污染较为严重时，应用温生理盐水充分冲洗手术视野。进一步观察阑尾断端缝合的稳定性，如果根部有巨大脓肿或坏疽，应放置引流管，经过麦氏点穿透皮肤。依次缝合切口各层，结束手术。

三、腹腔镜 – 内镜双镜联合胃肠道间质瘤切除术

（一）简介

胃肠道间质瘤（gastrointestinal stromal tumors，GIST）是胃肠道最常见的间叶源性肿瘤，其生物学特性可表现为良性、交界性或恶性，大多数病例具有 c-kit 基因或血小板源性生长因子受体 α（platelet-derived growth factor receptor alpha，PDGFRA）基因突变。60% 左右的 GIST 发病于胃，根据其发育形式可分为壁外发育型与胃腔内发育型。壁外发育型胃 GIST 在腹腔镜下易于观察、相对容易操作，可采用腹腔镜直线型切割吻合器（Endo-GIA）行腹腔镜下单纯楔形切除术（laparoscopic simple wedge resection）。对于胃腔内发育型 GIST，尤其是贲门、幽门、胃小弯后壁等"困难部位"，单纯腹腔镜探查难以判断瘤体的整体情况，为尽量避免切除过多胃壁，造成术后胃腔变形、狭窄，术中建议通过内镜指引，确定切缘。腹腔镜 - 内镜双镜联合手术（laparoscopy endoscopy cooperative surgery，LECS），可分别通过胃镜、腹腔镜观察胃腔内外的病变范围，从而整体正确掌握肿瘤的大小、形态，确定适当的胃壁切缘，既完整切除肿瘤，又最大限度地避免术后狭窄发生。本部分主要介绍胃腔内发育型 GIST 的 LECS 治疗。

（二）适应证与禁忌证

胃 GIST 的 LECS 治疗适应证一般推荐：①肿瘤直径 2 ~ 5cm；②肿瘤位于腹腔镜下相对困难的操作部位（如贲门、幽门、胃小弯、胃后壁等）；③超声内镜提示肿瘤边界清晰，质地均匀，呈腔内发育型间质瘤，无胃外侵犯和腹腔转移征象的原发局限性的胃 GIST。绝对禁忌证：①严重的心、脑血管疾病及心肺功能不全；②严重的凝血功能障碍、血液病；③膈疝。相对禁忌证：①既往腹部手术史，腹腔内粘连严重，腹腔镜操作困难者；②巨大

肿物，需要较大切口取出标本者；③肿瘤侵犯周围脏器，镜下操作容易导致瘤体破裂、需要联合脏器切除者。

（三）术前准备

与胃癌手术的术前准备相同：①术前完善检查，包括血常规、尿常规、血型、凝血筛查、肝肾功能、电解质检查、血清学检查、心电图、胸部X线片及腹部CT扫描，并评估心肺功能，术前伴有消化道出血、贫血等合并症的患者给予对症处理，改善一般状况。②通过胃镜、超声内镜结合CT检查结果判断病变的部位、大小及性状等。判断病灶位于前壁还是后壁，是腔内发育还是壁外发育。普通内镜活检有时难以明确组织学诊断，有条件时应行穿刺细胞学诊断。另外，胃外脏器压迫也可出现类似GIST表现，需鉴别诊断。③术前常规备皮、肠道准备。手术相关风险及潜在并发症与腹腔镜胃癌手术相同。

（四）手术基本步骤

1. 体位　患者取平卧分腿位，术者站在患者右侧，助手站在患者左侧，扶镜手站在患者双腿之间，将内镜显示器和腹腔镜显示器置于患者头部左侧，使腹腔镜术者和内镜术者均可看到两个显示器。

2. 麻醉　全身麻醉。

3. 气腹　使用全自动高流量气腹机和CO_2气体，气腹压维持在$12 \sim 14mmHg$。

4. 戳卡孔分布　同腹腔镜胃癌手术的常规"五孔法"，即观察孔选定在脐下，于左季肋下、左季肋与观察孔之间分别插入内径5mm戳卡，此孔作为助手操作孔。于右季肋下插入内径5mm的穿刺器，在其与观察孔之间插入内径12mm的穿刺器，此孔作为术者操作孔。

5. 肝左叶的悬吊　胃GIST多见于胃体中部至上部，肝脏覆盖于其上，常影响手术操作和术野。可以用荷包针线和Hem-o-lok夹悬吊肝胃韧带边缘，悬吊肝左叶，以确保上腹部的术野，准确定位肿瘤部位（图4-1-14）。

6. 常规探查盆腹腔　确定无种植转移病灶后，利用腹腔镜和内镜确认肿瘤的位置、大小和形状。术中实际观察到的腹腔内情况与术前诊断可能并不相同。通过浆膜层的颜

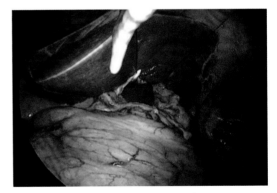

图4-1-14　悬吊肝左叶

色差异、隆起部位弹性、硬度和活动度的镜下"触感"，多可确认肿瘤的存在，若判断有困难则利用胃镜辅助观察。以腔内发育为主的GIST是LECS的良好适应证。切除肿瘤前，腹腔镜先使用超声刀处理拟切除部位周围的脂肪组织和血管，为胃壁切除做好准备。术中应注意"无菌""无瘤"操作原则，避免副损伤和瘤体包膜损伤导致的肿瘤细胞播撒、种植转移。

7. 本节以胃体后壁胃腔内发育型GIST为例，先使用超声刀于胃网膜血管弓外切开大

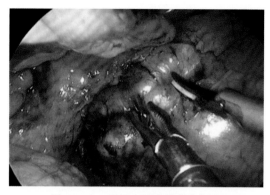

图 4-1-15　胃镜 – 腹腔镜联合探查

网膜进入小网膜囊，联合胃镜确定肿瘤的位置、大小及形态（图4-1-15）。在内镜下观察，以肿瘤黏膜外 2 ~ 3mm 处为切缘，Dual 刀全周标记，并切开 1/4 圈，与腹腔镜操作汇合。以腹腔镜钳子牵拉胃壁浆膜侧，按照内镜下黏膜标记线应用超声刀精准切除肿瘤（图4-1-16）。切除标本不能接触腹腔脏器，将其放入标本取物袋后封口放置于左上腹（图4-1-17）。

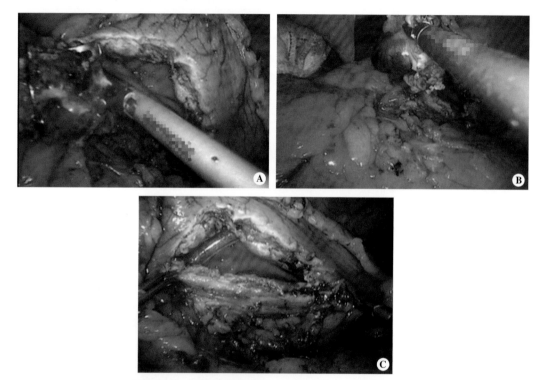

图 4-1-16　胃镜辅助确定切缘，腹腔镜下完成肿物切除

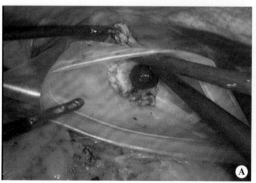

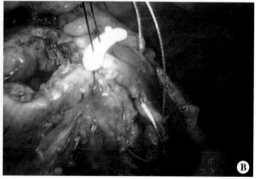

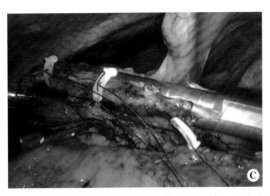

图 4-1-17　切除标本放入标本取物袋后封口放置于左上腹

8. 胃壁的悬吊　切除肿瘤后避免胃内容物溢入腹腔，并注意充分消毒，建议设计闭合的起点和终点，并在此两处缝合悬吊线。为减少切除缝合后胃壁变形，将缝合闭锁方向设计为垂直或近似于垂直胃长轴的方向。镜下通过 3-0 薇乔线间断全层缝合悬吊的胃壁，Hem-o-lok 夹辅助结扎提拉（图 4-1-17B，图 4-1-17C）。并用 Endo-GIA 将悬吊的胃壁进行 2 ～ 3 次激发关闭胃腔（图 4-1-18A，图 4-1-18B），同法将切除标本放入取物袋后封口。一次性腔内切割闭合器关闭创口后，应用倒刺线连续缝合加固吻合口（图 4-1-18C）。

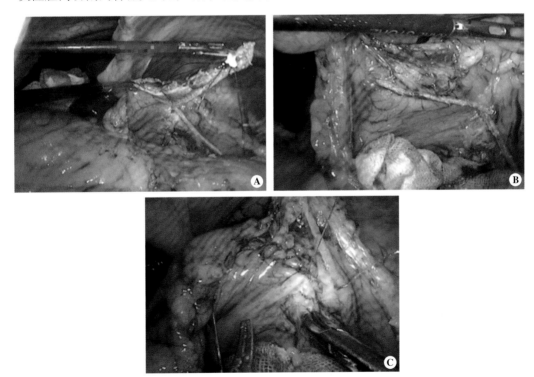

图 4-1-18　直线切割闭合器关闭创口，并应用倒刺线加固闭合口

9. 经戳卡孔移除标本　标本较大者从脐部扩大切口取出标本。充分注意，取出肿瘤时要防止肿瘤碰到腹壁或脏器，同时避免胃内容物溢入腹腔。使用 3-0 倒刺线对吻合线进行

全层或 Lembert 缝合，起到止血和加固作用（图 4-1-18C）。最后用 1000ml 生理盐水充分冲洗腹腔，撤出悬吊装置，留置引流管，终止气腹。脐部切口以 1-0 鱼骨线连续缝合关闭，12mm 穿刺孔用 Endo-Close 缝合腹膜，皮下、真皮以 4-0 可吸收线进行包埋缝合，结束手术。

（五）术后处理

术后管理与普通胃切除术相同。术后临床路径：手术后第 1 天开始饮水、下床活动，术后第 3 天开始进食。一般术后 72 小时撤除引流管。若无特殊情况，通常术后 1 周左右出院。与普通胃切除术一样，术后一段时间内需要给予适量的、容易消化的饮食。该术式可能发生腹腔感染、闭合口漏、伤口感染等并发症，应注意并发症及其处理与胃癌手术相同。LECS 胃部分切除术与根治性胃切除术不同，因不伴有淋巴结清扫，故很少发生胰瘘，但大多数不处理胃的主要滋养血管。因此胃壁内的血运是否丰富，应充分注意断端的出血。需要注意的是，术后胃排空障碍。对于胃小弯侧 GIST（尤其是胃食管结合部 GIST），在保证切缘阴性的前提下，尽量保留迷走神经的完整性。

四、腹腔镜小肠切除术

（一）简介

小肠起自幽门，后接于盲肠，全长 5 ~ 6m，由十二指肠、空肠和回肠组成，是消化道中最长的部分，也是吸收食物脂类和营养成分的主要部位。小肠居于肠道中间位置，属于检查的"盲区"，腹腔镜技术的普及为小肠病变的探查、诊断、治疗提供了新型微创性手段。借助腹腔镜下的清晰视野，可以较为清晰地观察小肠血供和肠管活力，也可以根据十二指肠悬韧带和回盲部快速定位小肠起始。小肠切除术是肠道手术的基本术式之一，也是腹腔镜的入门学习内容之一，熟练掌握腹腔镜小肠切除术，是普通外科医师腹腔镜进阶的必备素质。

（二）适应证与禁忌证

1. 适应证　①各种原因导致的缺血性肠坏死；②各种原因导致的小肠肠腔狭窄；③小肠良、恶性肿瘤；④腹部外伤致小肠破裂无法修复；⑤小肠瘘行瘘管闭合、肠管还纳术。

2. 禁忌证　①因心肺衰竭或心肺功能不全导致无法耐受麻醉者；②经探查腹腔内存在广泛粘连者；③合并其他器官功能衰竭、水和电解质紊乱、血流动力学不稳定者。

（三）术前准备

小肠切除术的适应证非常广，应在手术前详细了解患者情况，根据症状体征、实验室和影像学检查等做出初步诊断和鉴别诊断，制订手术方案，同时需要排除腹腔广泛粘连等腹腔镜手术禁忌证。行小肠切除术前，应做好常规腹部手术准备，禁食水，必要时进行胃肠减压，纠正水、电解质紊乱和酸碱失衡，预防性使用抗生素。小肠慢性疾病的患者通常具有营养不良，需要在围手术期行肠外或肠内营养支持。

（四）手术步骤及手术配合

1. 手术位置及套管摆放　患者平卧于手术台，术者根据患者的具体病变部位和个人习惯选择站位，腹腔镜显示器位于术者对侧。在术中可调整患者体位，充分显露手术视野，方便术者进行手术。在脐周放置套管作为观察孔，操作孔放置的数量和位置应根据腹腔探查的具体情况灵活调整，常用部位包括麦氏点、反麦氏点、锁骨中线平脐处等（图4-1-19）。既往具有腹部手术史的患者，观察孔应尽量远离原切口。

2. 小肠探查　肠腔狭窄有很多原发性病因，因此在探查过程中一定要仔细观察肠管颜色和肠壁形状，可使用器械对肠管施压，感受肠腔的质感，判断肠腔内狭窄的具体情况和病灶部位是否具有增厚、僵硬、不连续蠕动等情况（图4-1-20）。探查应使用无损伤肠钳或无损伤抓钳，从十二指肠悬韧带开始逐段检查，最终至肠回盲部为止。

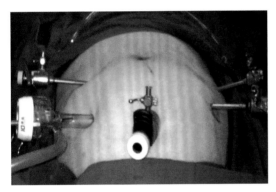

图4-1-19　腹腔镜小肠肿物切除术戳卡孔布置示例

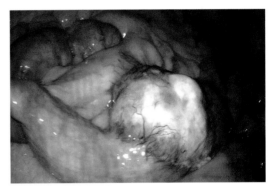

图4-1-20　腹腔镜探查小肠肿物

3. 肠段游离　选择病灶远近端至少5cm处肠管位置，用超声刀按扇形区域游离拟切除肠段小肠系膜，粗血管用钛夹或结扎锁夹闭后切断（图4-1-21）。

4. 直线切割闭合器离断肿瘤近远端肠管　应用无创抓钳加持肠管合并调整位置，将拟离断部位的肠管与主操作孔方向垂直。从主操作孔进入直线切割闭合器，夹闭拟离断肠管并激发（图4-1-22）。同样方式，离断肿瘤远端的肠管。

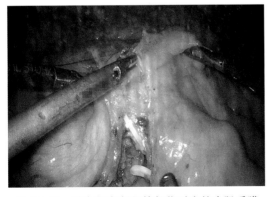

图4-1-21　游离拟离断肠管部位对应的小肠系膜

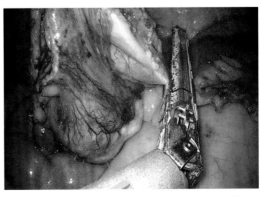

图4-1-22　直线切割闭合器夹闭并离断肠管

5.肠肠吻合 应用无创抓钳摆放近、远端肠管，使近端肠管断端朝向主操作孔，使远端肠管断端背向主操作孔，近、远端肠管平行靠拢摆放。应用能量器械在近端肠管断端对系膜侧部位打孔至肠腔，在远端肠管距离断端约8cm对系膜侧用能量器械切开肠腔，切口大小以能插入直线切割闭合器前端一支为宜。然后，将直线切割闭合器前端两支分别插入近远端肠腔，术者左手器械和助手器械共同将闭合部位的肠管拉直、展平，使闭合器充分插入肠腔，并将肠管对系膜缘置入闭合范围。压榨10秒后，激发直线切割闭合器，行小肠侧侧吻合。通过共同开口检查吻合口是否有出血。采用可吸收线缝合共同开口（图4-1-23～图4-1-26）。

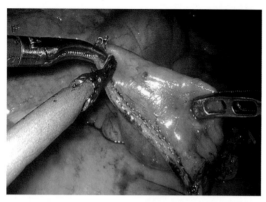

图 4-1-23 应用超声刀在近端肠管断端对系膜侧部位打孔至肠腔

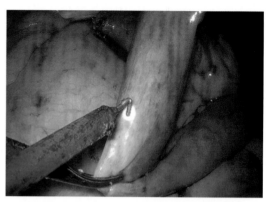

图 4-1-24 用电凝钩在远端肠管距离断端约8cm左右对系膜侧切开肠腔

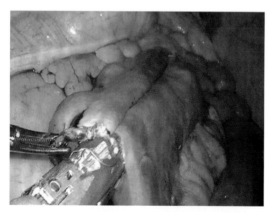

图 4-1-25 将直线切割闭合器插入近远端肠管、夹闭并切割形成侧侧吻合

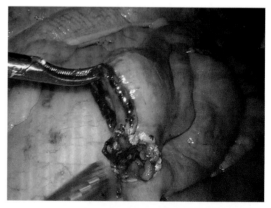

图 4-1-26 通过共同开口检查吻合口情况

6.结束手术 使用可吸收缝线闭合肠系膜的裂孔处，操作过程中注意不要损伤血管。将标本放入标本袋，而后经套管孔取出标本。缝合取标本口，重建气腹之后进一步探查肠管的吻合稳定性，排除活动性出血。关闭气腹，撤去套管，依次缝合腹壁，结束手术（图4-1-27）。

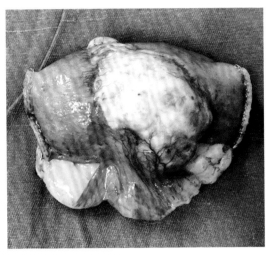

图 4-1-27　取出标本

（曹　博　杜俊峰　张珂诚　崔建新　郗洪庆）

第二节　泌尿外科腹腔镜手术常见术式

一、腹腔镜膀胱修补术

（一）膀胱手术的应用解剖

膀胱为盆腔内器官，作为一个空腔器官，其形态、大小、位置和壁的厚度都随着充盈状态的改变而有所变化。膀胱空虚时，处于盆腔深处，受周围肌肉、骨盆及筋膜保护，除自发性破裂、医源性损伤及骨盆骨折外，不易受损伤。膀胱可分为顶、底、体、颈四部分，各部分之间分界不明显。膀胱顶朝向耻骨联合，借脐部正中韧带与脐部相连；膀胱底朝后下，呈三角形，俗称"膀胱三角"，两个外角有输尿管接入，下角接尿道。顶底之间为膀胱体，膀胱体与尿道相接处为膀胱颈。充盈的膀胱为卵圆形，可上升至耻骨联合上缘以上，伸入腹前壁的腹膜与腹横筋膜之间。成人的正常膀胱容量为 350 ～ 500ml，过度充盈的膀胱可达 1000ml 以上。膀胱处于充盈状态后，张力增高、膀胱壁变薄，受外力作用后易发生膀胱破裂；临床根据腹膜与膀胱破裂口的关系将其分为腹膜外型、腹膜内型及混合型三种。

（二）适应证和禁忌证

1. 适应证　自发性膀胱破裂、医源性膀胱损伤及外伤性腹膜内型膀胱破裂，不适合保守治疗，能够耐受全身麻醉均可尝试腹腔镜膀胱修补术。

2. 禁忌证　合并严重心、肾、肝等器官功能障碍者；多器官损伤，不适合腹腔镜探查的情况等。

（三）手术步骤

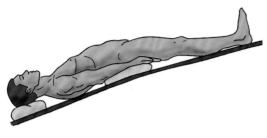

图 4-2-1　腹腔镜膀胱修补术患者体位

1. 麻醉和手术体位　气管插管下全身麻醉，患者取仰卧位，30°～40° 头低足高位，双上肢内收于躯体旁，肩部置挡板，术者立于患者左侧，助手立于患者右侧（图 4-2-1）。监视器位于患者足部。术区消毒（包括会阴部），常规铺无菌巾，台上留置 F20 三腔气囊尿管。

2. 气腹制备及放置套管　首先在脐部做小切口，以 Veress 针穿刺入腹腔，连通气腹机，充入 CO_2 气体至压力 12～15mmHg，置入 10mm 或 12mm 穿刺套管，放入 30° 腹腔镜（图 4-2-2，图 4-2-3）。在腹腔镜的监视下，分别于左右腹直肌旁脐下两指穿刺置入 5mm 和 12mm 穿刺套管，根据术中情况，必要时于右髂前上棘水平靠中线两指处置入 5mm 穿刺套管作为辅助孔。

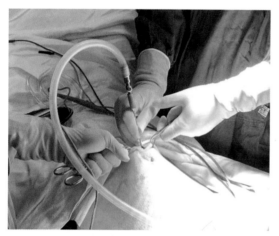

图 4-2-2　在脐周取口，刺入气腹针建立气腹

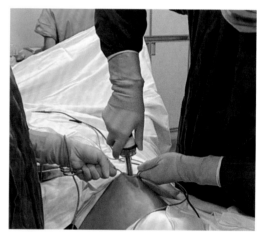

图 4-2-3　建立气腹后，置入 12mm 穿刺器作为观察孔

3. 腹腔镜下吸尽尿液，探查膀胱受损情况及腹腔其他脏器有无合并损伤，明确膀胱裂口形状、大小、位置、数量等情况。用腹腔镜专用剪刀或超声刀修剪膀胱裂口周围挫伤组织，用 2-0 可吸收倒刺线连续全层缝合膀胱裂口（图 4-2-4），由于用倒刺线可以免于打结，膀胱壁也很容易缝合紧密。通过尿管向膀胱注水 150ml，观察有无尿外漏。盆腔留置引流管，拔出各穿刺套管，缝合伤口，术闭。

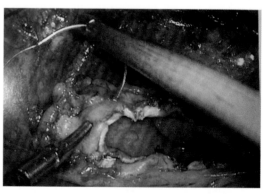

图 4-2-4　可吸收倒刺线连续全程缝合膀胱裂口

（四）术后处理

盆腔引流管于术后 24 ～ 48 小时，观察引流量小于 100ml 可拔除，留置三腔气囊尿管，如有血性尿液可持续膀胱冲洗，术后 10 ～ 14 天行膀胱造影确定膀胱愈合后可拔出尿管。

二、腹腔镜前列腺切除术

（一）前列腺手术的应用解剖

前列腺是男性生殖器附属腺中最大的实质性器官，由腺体组织和纤维肌性组织组成，位于膀胱与尿生殖膈之间，包绕尿道根部，外形似板栗，位于真骨盆的下部，耻骨联合下缘和耻骨弓的后方，直肠的前方。前列腺上端宽大，下端尖细，前列腺体的后面平坦，贴近直肠，前面隆凸。前列腺体部后方邻近膀胱处有双侧精囊腺，开口于精阜。前列腺的周围有三层重要的筋膜，第一层是紧贴耻骨背侧面及前列腺尖部两侧的盆内筋膜，两者深面为阴茎背深静脉的两个主要分支——左右侧静脉丛；第二层筋膜是前列腺包膜，是盆内筋膜延续过来覆盖于前侧表面的盆筋膜脏层；第三层筋膜是前列腺后方和直肠前方的 Denonvilliers 筋膜。

（二）适应证和禁忌证

1. 适应证　局限性前列腺癌，临床分期在 T1 ～ T2c 的患者；预期寿命 10 年以上，健康状况良好可以耐受手术。

2. 禁忌证　患有显著增加手术危险性的疾病，如严重心血管疾病、肺功能不良等；患有严重出血倾向或血液凝固性疾病；已有淋巴结、骨骼、内脏转移，预期寿命不足 10 年。

（三）手术步骤

1. 麻醉与体位　气管插管下全身麻醉，患者取仰卧位，头低足高，髋关节稍外展，膝关节稍屈曲，双上肢内收于躯体旁，肩部垫软垫并用肩托固定。术者站于患者左侧，助手站于患者右侧，扶镜手位于患者头侧。

2. 手术过程　取脐下缘正中纵行切口长约 2cm，切开皮肤、皮下、腹直肌前鞘，分开腹直肌，显露腹直肌后鞘，于腹直肌后鞘外用手指向下钝性分开腹膜外盆腔间隙。用腹膜外扩张器扩张盆腔腹膜外间隙。置入 10mm 套管，缝合切口，充入 CO_2 气体，气腹压力 14mmHg。置入腹腔镜，在其监视下于左右两侧腹直肌旁第一套管下两指水平放置 5mm 和 10mm 套管，右髂前上棘内侧放置 5mm 套管作为辅助孔。

分离 Retzius 间隙，清除前列腺表面脂肪：充分扩展耻骨后间隙，清除前列腺前表面、膀胱颈前壁及盆内筋膜表面的脂肪结缔组织，显露盆内筋膜、耻骨前列腺韧带和耻骨弓等解剖标志（图 4-2-5）。

切开盆内筋膜和耻骨前列腺韧带：将前列腺推向右侧，使左侧盆内筋膜保持一定张力，切开盆内筋膜，推开肛提肌，切断耻骨前列腺韧带；同法将前列腺推向左侧，切开右侧盆内筋膜和右侧耻骨前列腺韧带（图 4-2-6）。

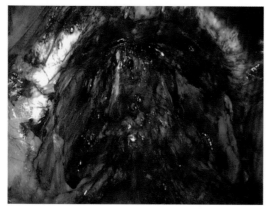

图 4-2-5 分离 Retzius 间隙，清除前列腺表面脂肪

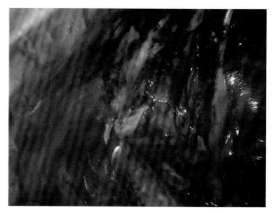

图 4-2-6 切开盆内筋膜和耻骨前列腺韧带

结扎阴茎背深静脉复合体（dorsal vascular complex，DVC）：用 2-0 可吸收线或 2-0 可吸收倒刺线缝扎阴茎背深静脉复合体（图 4-2-7）。

离断膀胱颈部尿道：通过牵拉导尿管观察气囊位置判断膀胱颈和前列腺的分界，在前列腺和膀胱颈交界处 12 点方位横行切开，仔细辨认膀胱颈肌纤维和前列腺体之间的界限，进行锐性和钝性分离，切断膀胱颈部尿道，完整游离出前列腺底部（图 4-2-8）。

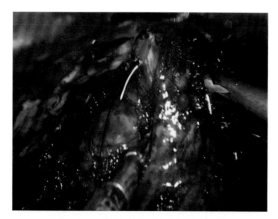

图 4-2-7 结扎阴茎背深静脉复合体

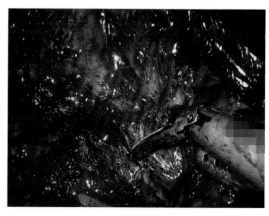

图 4-2-8 离断膀胱颈部尿道

分离输精管和精囊：于膀胱颈 5 ~ 7 点钟方位垂直向下切开，可见纵行的肌纤维，横行切开纵行肌纤维，即可见输精管和精囊，将输精管于精囊尖部离断，充分游离双侧精囊（图 4-2-9）。

切开 Denonvilliers 筋膜，分离前列腺背侧：在精囊基底部水平分开 Denonvilliers 筋膜，显露脂肪提示进入正确平面，沿直肠前间隙向深处分离直至前列腺尖部（图 4-2-10）。

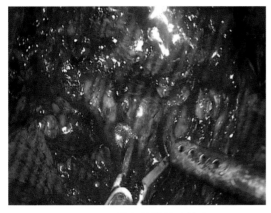

图 4-2-9　分离输精管和精囊

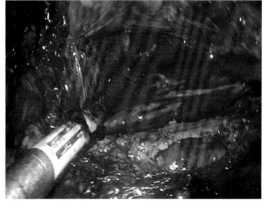

图 4-2-10　切开 Denonvilliers 筋膜，分离前列腺背侧

处理前列腺侧韧带：抓住输精管和精囊向上牵拉，显露前列腺侧血管蒂，用 Hem-o-lok 夹闭，超声刀锐性和钝性结合，紧贴前列腺包膜离断推开前列腺侧血管蒂，直至前列腺尖部（图 4-2-11）。

离断前列腺尖部及尿道：将前列腺往下压，用超声刀切断前列腺尖部和 DVC 之间的前列腺前纤维基质，充分游离尿道，锐性切断前列腺尖部尿道。完整切除前列腺及精囊（图 4-2-12）。

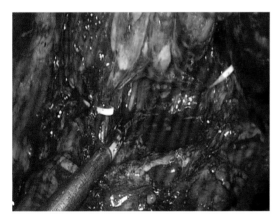

图 4-2-11　处理前列腺侧韧带

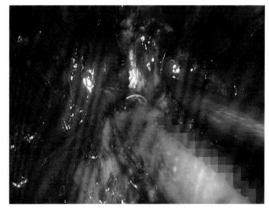

图 4-2-12　离断前列腺尖部及尿道

膀胱尿道吻合：用两根 3-0 可吸收倒刺线从膀胱颈 6 点方位分别延逆时针和顺时针方向连续缝合膀胱颈部和尿道（图 4-2-13），留置双腔气囊尿管，吻合完毕后，气囊注水 30ml，并自导尿管注入 200ml 生理盐水，检查有无吻合口漏。留置盆腔引流管，扩大脐部切口取出标本，拔出套管缝合切口，术闭。

（四）术后处理

1. 饮食与体位　术后可给予短期肠外营养支持，一般在术后肛门排气或肠鸣音恢复后即可进食。若术中有直肠损伤，则应延迟进食。患者术后麻醉清醒，生命体征稳定，则取头高足低仰卧位，以利于渗出液的引流。

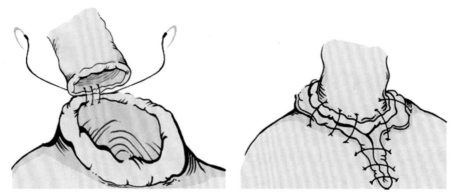

图 4-2-13　膀胱尿道吻合

2. 预防感染　术后需给予预防性的抗感染药物，根据手术是否顺利、手术时间长短及患者的自身情况而决定，一般 3 ～ 5 天。若手术中有直肠损伤，则需大剂量应用抗厌氧菌和需氧菌的药物。

3. 预防下肢深静脉血栓形成　鼓励患者术后早期主动或被动活动，必要时患者可穿下肢加压服，以预防此类并发症的发生。

4. 引流管的拔除　术后持续引流，待引流液基本消失可拔除。若手术中有直肠损伤则应延迟拔管。术后若有持续的吻合口漏尿则应待漏口愈合后再拔管。

5. 导尿管留置时间　一般根据手术中膀胱颈是否完整保留及膀胱尿道吻合技术而定，若膀胱颈保留完整且吻合满意，可早期拔管。若手术后出现了吻合口瘘，则需待瘘口闭合后再拔管。一般尿管留置 3 ～ 4 周。

（五）并发症及处理

1. 手术中出血　常源自背深静脉丛和前列腺侧血管蒂。术中紧贴耻骨离断耻骨前列腺韧带可避免损伤背深静脉丛的浅表支；"8" 字缝合背深静脉丛能有效防止出血。处理前列腺侧血管蒂时，用超声刀或 Hem-o-lok 紧贴前列腺包膜离断，可有效减少出血。

2. 消化系统并发症

（1）直肠损伤：有两个步骤易发生直肠损伤：分离前列腺尖部和 Denonvilliers 筋膜和直肠之间的平面时，由于 Denonvilliers 筋膜靠近直肠，分离间隙狭小，特别是在有肿瘤浸润或既往经尿道前列腺切除术（TURP）包膜穿孔时易发生；另外在切开 Denonvilliers 筋膜时，由于切口过于接近直肠而远离前列腺后面精囊基底部而发生直肠损伤。一旦损伤直肠，应先清除伤口边缘的污染组织，分两层缝合破损处，并用大量抗生素溶液冲洗，保持术后引流的通畅，术后坚持应用广谱抗生素，做膀胱尿道吻合时线结置于尿道内，以避免吻合口瘘或尿道直肠瘘的发生，手术结束时适当扩张肛门括约肌，一般不需做近段结肠造口。术后适当延迟进食及拔出导尿管的时间，保持尿液的通畅引流。Guillonneau 报道了 1000 例经腹腔根治性前列腺切除术，共发生直肠损伤 13 例（1.3%）。11 例术中发现予以修补，其中 9 例痊愈。Guillonneau 认为术中直肠损伤，分两层仔细缝合大多可使患者免于结肠造口；在做不保留神经血管束的腹腔镜前列腺癌根治手术时，分离尖部时要尤其谨慎小心。

（2）腹膜炎（腹腔感染）：肠道损伤引起，如回肠损伤，结肠、乙状结肠、直肠穿孔等，主要是由于电凝热损伤造成，也有报道称是在通过脐部切口取出手术标本时夹伤回肠。一般请专科医师协助，按照相应的损伤原则处理。

3. 泌尿系统并发症

（1）吻合口尿漏：术后 24 小时内耻骨后引流管有数毫升的尿液引流比较常见。Guillonneau 认为在确保膀胱引流通畅的前提下，如果有尿液经耻骨后引流持续 6 天以上即可诊断为尿漏。Mochtar 系统回顾了 4091 例接受腹腔镜根治性前列腺切除术的患者，有 396 例出现吻合口尿漏，平均发生率为 9.7%（3.2% ～ 33%）。通常是由于吻合技术原因所导致，亦可能由于术后吻合口破裂，有些是由于术后导尿管早期脱落。应适当延长导尿管留置时间，保持尿液引流通畅，直至膀胱造影显示尿漏停止。若术后导尿管早期脱落应尽可能重新留置导尿管并妥善固定。大部分病例在吻合口周围引流 12 天左右（6 ～ 30 天）自动愈合。

（2）膀胱损伤：通常发生在分离 Retzius 间隙时，横断脐正中韧带时位置不够高，过于接近膀胱顶部。因此“U”形切口应尽量远离膀胱顶部。膀胱穿孔一旦发生，则应用可吸收线修补缝合，并适当延长导尿管留置时间，保持尿液引流通畅。

（3）输尿管损伤：通常发生在膀胱后壁及三角区的分离时，由于前列腺后间隙分离时，膀胱直肠陷凹腹膜反折切口过高，将输尿管误认为输精管。处理时需放置双 J 管，损伤处修补缝合。因此要仔细辨认解剖结构，必要时于输精管跨越髂血管处找到输精管，再循输精管向下分离，直至壶腹部及精囊。

（4）尿道狭窄：吻合口狭窄的发生率很低，多为吻合口瘢痕挛缩所致。可以经尿道电切处理。

（5）术后完全性尿失禁及阳痿：盆腔脏器切除术后发生性功能障碍的发生率为 25% ～ 100%，排尿功能障碍的发生率为 23% ～ 65%，主要是手术损伤了盆腔神经丛及其分支所导致。根治性前列腺切除术后对患者影响最大的是完全性尿失禁，若术中破坏了盆底肌及膀胱颈的完整性，则更加容易发生。保留性神经的根治性前列腺切除术减少了其发生率，但是若操作不当或肿瘤浸润性神经束，则仍然将导致阳痿的发生。由于海绵体神经与尿道腔仅 3 ～ 4 mm，术中极容易损伤，即使手术中未损伤海绵体神经，术后渗出物、出血、炎症及继发的纤维化也可导致阳痿。

（6）切缘阳性（positive surgical margin，PSM）：临床上 PSM 分为两种，一是真阳性，即前列腺肿瘤包膜外浸润，术中已无法彻底切除肿瘤。二是假阳性，即无包膜外肿瘤浸润，PSM 是由于前列腺解剖切除困难或技术尚不熟练，尤其是前列腺尖部或后侧的包膜裂开所造成。评估前列腺 PSM 的标准方法是将整个切除标本墨染和固定。前列腺包膜为包裹前列腺腺体的致密纤维组织，表面光滑，膜通常由约 1mm 的疏松结缔组织和脂肪组织所包绕。一旦肿瘤穿透包膜，局部即可被墨染。切除标本的墨染缘存在癌细胞即定义为 PSM。PSM 最常见部位为前列腺尖部和后侧，少见部位为后外侧和神经血管束区域。PSM 患者的生化复发、局部复发和远处转移的发生率较高。切缘阳性患者的癌症特异死亡率为 40%，而阴性者为 10%，切缘阳性者与阴性者的病变进展率存在显著性差异。切缘阳性率与诊断时肿瘤体积、肿瘤期别、PSA 水平、穿刺活检组织 Gleason 评分等因素有关。

Guillonneau 等报道了腹腔镜下前列腺癌根治术 1000 例资料，临床分期为 T1a 到 T2b 期。术后 pT2a、pT2b、pT3a 和 pT3b 的 PSM 率分别为 6.9%、18.6%、30.0% 和 34.0%。目前认为，手术技巧对避免 PSM 也很重要。手术解剖时误入包膜甚或在包膜内解剖，尤其是尖部解剖困难或解剖不够细致导致残留、未能正确进入 Denonvillier 筋膜解剖层面和保留过多神经等操作层面的问题都会导致外科切缘阳性率高。Alsikafi 等报道的切缘阳性率仅为 11%，认为不是由于病例选择较好，而是归功于手术技巧的改进，包括在前列腺尖部远端 10 ～ 15 mm 处离断背深静脉丛、锐性切断尿道直肠肌、前列腺侧面有结节时做神经血管束的广泛切除及膀胱颈离断时在前列腺近端切除 5mm 膀胱颈组织。

4. 其他并发症

（1）血栓栓塞性并发症：主要是由于这类手术涉及三个风险因素：肿瘤手术，盆腔部位的手术和腹腔镜手术。以前认为手术前即应预防性应用抗血栓药物。最近一项多中心研究结果显示，5951 例腹腔镜前列腺癌根治手术中，有 31 例患者发生静脉血栓栓塞症（0.5%，31/5951）；其中 22 例出现深静脉血栓栓塞，4 例出现肺静脉血栓栓塞，5 例兼而有之。他们认为腹腔镜前列腺癌根治手术围手术期静脉血栓栓塞症总的发病率很低，没必要预防使用抗血栓药物。

（2）闭孔神经损伤：通常是在淋巴结清扫过程中，由于热损伤或意外切断所导致。术中若发现，应用细的不可吸收线缝合。

（许　勇）

第三节　妇产科腹腔镜手术常见术式

一、腹腔镜附件切除术

（一）简介

19 世纪 50 年代，腹腔镜技术首次应用于妇科手术，因其创伤小，术中出血少，术后住院时间短，恢复快的特点，迅速得到广泛应用，并实现了飞跃式发展，其与开腹手术、阴式手术成为妇科手术的三大基本技术。手术范围也从简单的腹腔镜检查术、附件手术，扩展到广泛全子宫切除术、盆腔淋巴结清扫术，甚至更复杂的手术。

子宫附件包括卵巢和输卵管。卵巢是女性生殖腺，主要功能是分泌激素及产生卵子，是重要的内分泌器官，位于盆腔内，左右各一，呈扁椭圆形，前缘有卵巢系膜附着，中部有一凹陷称为卵巢门，血管、淋巴管和神经由此出入；卵巢后缘游离，外侧以骨盆漏斗韧带连于骨盆壁，内侧以卵巢固有韧带与子宫相连。输卵管呈细长而弯曲的管道，为卵子与精子相遇并完成受精的场所，受精后的受精卵由其内向子宫腔运输。输卵管行于阔韧带上缘前后叶之间，内侧与子宫角相通连，外侧游离，接近卵巢上端，开口于腹膜腔，全长 8 ～ 14cm，由内至外分为四个部分，分别为间质部、峡部、壶腹部及伞部。

附件手术是最早应用于腹腔镜技术的妇科手术，且随着手术技术及各种新型电外科器械及手术材料的应用，附件区的多种病变均可采用腹腔镜手术，术式的选择则主要取决于患者的年龄、肿瘤性质、肿瘤大小等多种因素。对于生育年龄女性，一般倾向于保留器官，对于绝经后女性，则考虑一侧或双侧附件切除。目前，腹腔镜手术已成为附件切除术的首选术式。

（二）适应证与禁忌证

1. 主要适应证 ①绝经后附件良性肿瘤；②卵巢囊肿蒂扭转伴有组织坏死；③卵巢囊肿过大，正常组织很少而对侧卵巢正常；④卵巢子宫内膜异位症或附件炎症合并盆腔重度粘连难以分离；⑤一级亲属患有卵巢癌，35 岁后切除附件；⑥其他需切除附件的情况或疾病。

2. 绝对禁忌证 ①严重的心、脑血管疾病及心肺功能不全；②严重的凝血功能障碍、血液病；③膈疝。

3. 相对禁忌证 ①因有手术史，广泛盆腹腔内粘连或腹壁广泛瘢痕；②巨大附件肿物；③过度肥胖。

（三）术前准备

术前需完善相关准备工作：①完善术前检查，如血尿常规、血型、凝血筛查、肝肾功能、电解质检查、血清学检查（乙型肝炎、丙型肝炎、梅毒、HIV）、心电图、胸部 X 线片及妇科超声检查。必要时需完成心肺功能、超声心动图、宫颈细胞学、妇科肿瘤标志物、阴道分泌物及盆腹腔 MRI 和 CT 检查等。②皮肤准备，即按照腹部及会阴部手术常规，备皮，特别注意脐部清洁。③阴道准备：术前可酌情行阴道冲洗。④肠道准备，即术前 1 天口服泻药，必要时灌肠或清洁灌肠，术前禁食 6 小时以上。⑤膀胱准备，即排空膀胱，留置导尿。

（四）手术基本步骤

1. 体位 平卧位或改良膀胱截石位，必要时可放置举宫器和肩托，术中取头低足高位。

2. 麻醉 首选全身麻醉。

3. 气腹的建立 一般使用全自动高流量气腹机，使用 CO_2 气体，腹腔内压力维持在 $12 \sim 14mmHg$。

4. 切口选择与穿刺套管置入 第一穿刺孔一般位于脐部，脐部切口可选择脐上、下缘或脐部正中央切口。一般先用气腹针建立气腹，再用直径 10mm 的穿刺套管穿刺。气腹建立后，在脐部做一与套管穿刺针直径大小相符合的皮肤切口，用布巾钳向上方提起腹壁，外科医生手握套管穿刺，与腹壁皮肤呈 90° 进针，通过筋膜和腹膜时，有两个突破感，当穿破腹膜有第二个突破感时，再向腹腔内进入 2 ~ 3cm，拔除套管针芯，打开套管针上的充气阀开关，有二氧化碳气体溢出证明套管针已进入腹腔，连接气腹管。

在腹腔镜直视下于下腹两侧穿刺置入 2 个直径分别为 5mm、10mm 的穿刺套管，腹壁的主要血管包括腹壁下动脉、腹壁浅动脉、旋髂深动脉、旋髂浅动脉，并有同名静脉伴行，在腹腔镜灯光照射下清晰可见，穿刺时应注意避开。因手术范围一般在下腹进行，因此常规选择左右下腹部麦氏点及反麦氏点做第二个和第三个穿刺点，也可根据手术操作部位及术者习惯进行相应调整。原则上，进入腹腔的器械部分应该是器械长度的 1/2 ～ 2/3，各穿刺孔之间的距离应大于 8cm，以便于手术操作。

5. 常规探查盆腹腔 必要时收集腹腔积液或冲洗液送细胞学检查。

6. 将附件暴露于子宫前方 可先将子宫拨向膀胱方向，用无创钳从附件后方向宫底拨出，拨至近子宫上方时，使子宫向子宫直肠陷凹方向倒下，这样容易将附件显露于子宫前方（图 4-3-1），用手术器械将附件扶持并固定在一定的位置，开始进行切除手术。

7. 处理骨盆漏斗韧带 ①电凝法：提起患侧附件，显露骨盆漏斗韧带，于近卵巢侧以双极电凝钳钳夹该韧带，电凝，使卵巢动脉、静脉完全闭合，剪断（图 4-3-2）。②缝扎法：向上提起卵巢，由患侧操作孔进入持针器在骨盆漏斗韧带处进行缝合后打结，确认结扎牢固，于缝扎线内侧近卵巢处切断韧带。

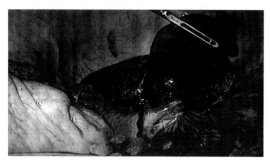

图 4-3-1　右侧骨盆漏斗韧带扭转 720°

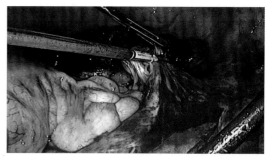

图 4-3-2　电凝并剪断右侧骨盆漏斗韧带

8. 切断卵巢固有韧带及输卵管 将附件向上提起，显露卵巢固有韧带并使组织有一定张力，双极电凝输卵管峡部后剪断，电凝卵巢固有韧带使组织发白，沿电凝线剪断（图 4-3-3）。

9. 取出标本 自 10mm 穿刺口放入标本袋，将附件完整置入标本袋中，如囊肿过大，可使用穿刺针在标本袋内穿刺，吸引囊内液体，吸净将袋口拉出腹壁，在袋内将肿瘤缩小后取出（图 4-3-4）。注意操作过程中遵循"无瘤原则"。

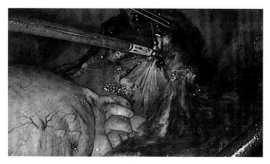

图 4-3-3　贴近右侧卵巢电凝并切断阔韧带至右侧宫角

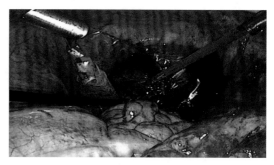

图 4-3-4　以取物袋取出标本

（五）术后处理

（1）术后按腹腔镜手术护理常规，酌情决定进食、下床活动、留置导尿时间。

（2）根据手术情况酌情给予止血、对症及支持治疗、使用抗生素预防感染。

（3）监测体温，观察手术切口、皮下血肿或气肿、排气或排便情况及体征变化，及时发现和处理术后并发症，必要时监测外周血常规等指标。

（4）术后上腹部及肩部疼痛一般不需特殊处理，必要时可予镇痛药物。

二、腹腔镜卵巢囊肿剥除术

（一）简介

卵巢良性囊肿是育龄女性生殖系统的常见肿瘤，主要包括卵巢子宫内膜异位囊肿、生殖细胞来源的成熟性畸胎瘤及上皮细胞性卵巢肿瘤，后者又可分为卵巢浆液性肿瘤和卵巢黏液性肿瘤。主要的治疗方法均为手术切除。手术方式可采用开腹手术、阴式手术及腹腔镜手术，而腹腔镜手术因其微创性、可操作性强、易于掌握的独特优势成为卵巢囊肿剥除术的首选手术方式。

（二）适应证与禁忌证

1. 手术适应证　①40岁以下需保留卵巢的良性卵巢囊肿患者；②可逆性组织缺血的良性卵巢囊肿蒂扭转需保留卵巢者。

2. 绝对禁忌证　①严重的心、脑血管疾病及心肺功能不全；②严重的凝血功能障碍、血液病；③膈疝；④术前可疑或已确定为卵巢恶性肿瘤者。

3. 相对禁忌证　①因有手术史，广泛盆腹腔内粘连或腹壁广泛瘢痕；②巨大附件肿物；③过度肥胖。

（三）术前准备

术前准备同腹腔镜附件切除术。

（四）手术步骤

1. 步骤 1～6　同腹腔镜附件切除术（图 4-3-5）。

2. 切开正常卵巢组织　避开血管，在卵巢组织表面适宜剪开处电凝至组织发白（图 4-3-6），用剪刀沿电凝处剪开正常卵巢组织，使用弯组织剪，弯度朝上，分离囊肿与正常卵巢组织，并扩大剪开卵巢切口，与肿瘤直径等长（图 4-3-7）；若卵巢囊肿包膜菲薄或术者操作不熟练时，也可用冲洗管向切口内加压注水分离后再扩大切口。

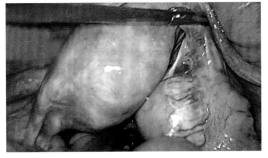

图 4-3-5　显露卵巢囊肿

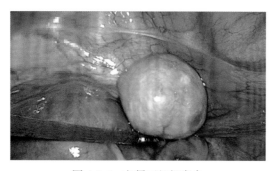

图 4-3-6　电凝至组织发白

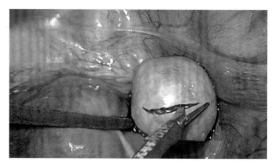

图 4-3-7　钳夹右侧卵巢囊肿并剪开正常卵巢皮质

3. 分离囊肿与正常卵巢组织　以两把夹持钳各夹持卵巢切口边缘，沿卵巢外形向相反方向用力，将正常卵巢组织从囊肿上剥脱下来。难剥离时，可以用持钳钳夹卵巢切口边缘一侧，用钝头拨棒在囊肿与正常卵巢组织间进行分离，或用双极电凝后再钝性剥离。当囊肿较大，难于剥离时，可先穿刺囊肿，抽出囊内容物，以持钳夹住穿刺口，向上提起囊肿，另一持钳钳夹卵巢组织从囊肿包膜上撕脱下来（图 4-3-8）。

4. 卵巢剥离面止血　该步骤应在剥除卵巢囊肿同时进行，剥离囊肿过程中如发现剥离面有明显出血点时，应用双极电凝止血后再继续剥离。若不及时止血不但造成术野不清，而且在囊肿剥除后，卵巢组织难以完全展平或位于较深的剜腔内造成止血困难（图 4-3-9）。

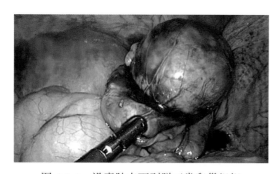

图 4-3-8　沿囊肿表面剥脱正常卵巢组织

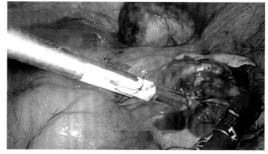

图 4-3-9　对卵巢剥离面出血点进行电凝止血

5. 卵巢修整　一般不主张对卵巢进行缝合。对不整齐的，组织菲薄的卵巢边缘可进行剪除修整，电凝卵巢囊肿剥离面，卵巢边缘可向内卷曲自动闭合。

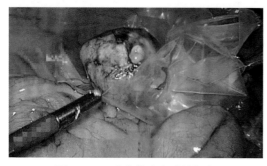

图 4-3-10　取物袋取出囊肿标本

6. 取出标本与盆腔冲洗　自 10mm 穿刺口放入标本袋，将附件完整置入标本袋中（图 4-3-10），如囊肿过大，可使用穿刺针在标本袋内穿刺，吸引囊内液体，吸净将袋口拉出腹壁，在袋内将肿瘤缩小后取出。生理盐水冲洗术侧卵巢，检查剥离面是否存在活动性出血。如果剥除良性畸胎瘤的过程中，囊肿破裂，需用大量生理盐水冲洗，直至盆腔内干净。

（五）术后处理

术后处理同腹腔镜附件切除术。

（田　爽）

第四节　肝胆外科腹腔镜手术常见术式

一、腹腔镜胆囊切除术

世界第一例腹腔镜胆囊切除术（laparoscopic cholecystectomy，LC）是由德国医生 Mühe 于 1985 年 9 月 12 日完成的。我国自 1991 年 2 月云南曲靖地区第二医院荀祖武医生完成 LC 之后，该类手术迅速发展，很快成为胆囊切除术的"金标准"。目前，LC 在美国每年约进行 100 万例。中国缺乏全国性的统计数据，但按照人口基数计算，保守估计应该在 200 万例 / 年以上，是应用极其广泛的术式。

（一）手术指征

LC 应用于各种胆囊疾病的治疗，主要有结石、息肉、肿瘤三大类疾病。在一些更复杂的手术中，LC 是作为手术的一个步骤进行，如腹腔镜右半肝切除术，腹腔镜胆肠吻合术等。

结合欧洲肝病学会（EASL）对胆囊结石病的治疗指南，欧洲多个医学会对胆囊息肉的管理治疗联合指南及急性胆囊炎诊治的东京指南，结合笔者中心的经验，胆囊切除术的手术指征总结如下。

1. 胆囊结石相关　①发作 72 小时之内的急性胆囊炎，强调由有经验的技术精湛的术者实施。②有症状的胆囊结石（结石性慢性胆囊炎）。③结石性胰腺炎。④胆囊结石并胆囊息肉者，无论有无症状。⑤年龄 > 65 岁，尤其合并高血压、冠心病、糖尿病等慢性疾病者，无论有无症状。⑥瓷化胆囊。⑦无快速到达医疗机构条件的特殊人群（军人、执行特殊任务者）。⑧需行腹部其他器官的手术，同时合并有胆囊结石者。

2. 胆囊息肉相关　①直径 > 1cm 的胆囊息肉。②超声、CT 或 MRI 考虑为腺瘤性息肉，无论大小。③合并原发性硬化性胆管炎（PSC）的胆囊息肉，无论大小。

（二）手术前准备

LC 前需按照常规手术评估患者的全身情况。若患者合并有严重的心肺肾等重要生命器官的基础疾病，则需要请相关专科谨慎评估耐受手术的能力，权衡手术收益和手术风险。

常规的手术前检查包括心电图、胸部 X 线平片、血常规、肝肾功能、电解质、凝血功能、血型检验，以及乙型肝炎、丙型肝炎、梅毒、艾滋病等传染病检查。根据术前检查的结果，在有异常的患者，尤其是高龄患者，应注意适时进一步检查超声心动图、24 小时动态心电图、肺部 CT、呼吸功能检测、血气分析等。对于手术风险较高的患者，应当请相关专科和麻醉科进行讨论，取得专家团队的协助。

外科医生应特别注意凝血功能和肝炎相关标志物的检查，以及上腹部的影像学检查。对乙型肝炎或丙型肝炎标志物呈阳性的患者，或有其他原因可能造成肝硬化的患者（包括非酒精性脂肪肝、自身免疫性肝炎、胆汁性肝硬化、酒精性肝硬化、药物性肝损害等），要着重注意腹部的影像学检查，排查是否有门静脉高压症。有门静脉高压症的患者，必要时应加做增强 CT，仔细评估肝十二指肠韧带的血管情况。若发现肝十二指肠韧带区域有明显的静脉曲张，因可能造成镜下无法控制的剧烈出血，需对是否行 LC 要非常谨慎。

常规的术前准备中，目前已经不需要进行肠道准备，术前无需阿托品类药物注射，也无需放置胃管。除非是出血风险极高的患者，一般也不需要备血，仅给予腹部皮肤准备、抗生素皮试和常规的禁食、禁水即可。

（三）手术方法和要点

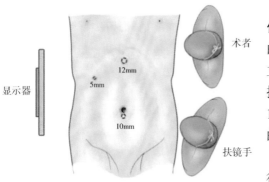

图 4-4-1　腹腔镜胆囊切除术的术者站位和戳卡分布

1. 患者体位，腹腔镜的摆放和术者的站位　患者一般取平卧位，腹腔镜摆放于患者的右侧，术者站立于患者的左侧，扶镜手站立于患者的足侧（图 4-4-1）。当气腹建立，摄像镜头进入腹腔后，改变体位为头侧抬高 15°～30°，右侧抬高 15° 左右，以增加胆囊的显露。

2. 穿刺孔的布局和穿刺器的选择　国外行 LC 术，一般推荐四孔法。解放军总医院肝胆外科常规采用三孔法进行操作，可以完成 95% 以上的 LC，在手术进行困难的时候改用四孔法进行操作。随着技术进步，亦有采用单孔腹腔镜和机器人（Robotic surgery）进行操作的方法，但在术后的疼痛评分、恢复时间、并发症、手术费用方面并无明显优势，不作为常规推荐。

穿刺孔一般选在脐周，常在脐下、脐上或脐右侧做 1cm 的小切口，进镜观察效果差别微小，具体选择视患者情况和术者习惯而定。主操作孔一般选在剑突下正中线或偏右侧的位置。具体位置的高低应观察肝脏的边缘位置，一般位于圆韧带与肝实质结合部的偏足侧 1cm 较为适宜。如果选点太高，器械位于胆囊三角的头侧太多，就会感到来自肝脏的阻力，不利于操作进行。如果选点太低，器械无法将肝脏边缘挡起，则不利于胆囊三角的显露。左手的辅助孔一般位于锁骨中线肋缘下，以能够提起胆囊壶腹，充分展开胆囊三角为宜。若有必要，则在腋前线肋缘下加做小切口，置入辅助穿刺器，帮助吸引或显露。

穿刺器方面，镜孔和主操作孔使用 10mm 直径的穿刺器，辅助孔使用 5mm 的穿刺器即可。穿刺器分为一次性穿刺器和可反复使用的金属穿刺器。从成本上来讲，使用金属穿刺器最为节省，但金属穿刺器不利于进行一些复杂的操作。若预见到手术有一定难度，可能使用多块纱布、缝合技术等情况，主操作孔使用一次性穿刺器会非常方便。

3. 建立气腹的方法和关键点　没有腹部手术史的患者，常规用气腹针穿刺建立气腹并无困难。一般于脐周切口竖直向下穿刺，感到落空感后，即可开始注入气体。气腹压力一般掌握在14mmHg,在老年人,可采用低压气腹(10mmHg)完成手术,以减轻对心肺的影响。

对于有腹部手术史的患者,尤其是上腹部手术史,既往认为是腹腔镜手术的相对禁忌证。近年来随着手术技术的进步和手术经验的增加,约80%的有腹部手术史的患者,可以采用腹腔镜完成再次手术。此类患者在建立气腹和置入第一个穿刺器时,最重要的是避免损伤肠管。因现有的影像学检查无法提示腹壁的粘连情况,所以只能通过一些经验性的技术方法来提高成功率。

在采集病史的时候,对于既往有腹部手术史的患者要着重询问既往手术的详情,包括前次手术距现在的时间,手术的大致情况,术后是否有消化液漏,广泛的腹膜炎等情况。一般而言,距离本次手术时间越长,腹腔的炎症粘连越稳定,越有可能进行腹腔镜手术。前次手术如果出现了消化液瘘,或者因为消化道穿孔造成广泛的腹膜炎,则腹腔内可能出现广泛致密的粘连,则腹腔镜手术成功的可能性降低。对于既往有腹部手术史的患者,如果医患双方达成一致,尝试本次采用腹腔镜手术方式切除胆囊,也需要对中转开腹、损伤肠管等情况做充分的说明,并取得患者的知情同意。

对于此类患者,在建立气腹时,切口一般选择距离既往手术切口5cm以远的地方,以保证安全。若反复尝试不能成功建立气腹,则应中转开腹手术,也可以考虑采用开放法建立气腹,相对安全性更高。置入第一枚穿刺器后,在镜头的监视下打孔,仔细游离粘连,直至完全游离粘连后,再按照腹腔镜胆囊切除术的要求布孔,进行手术。

4. 胆囊三角的显露和解剖要点　在解剖学上,胆囊三角被定义为胆囊管、肝总管和肝脏下缘构成的三角形区域,也称为Calot三角。其中有胆囊动脉走行,也可能有副肝管、肝右动脉等结构。

左手持器械提起胆囊壶腹,向右侧展开,即可充分显露胆囊三角。以电凝钩打开胆囊三角前方浆膜,而后细致分离胆囊三角内的结缔组织,即可逐渐显露出胆囊动脉和胆囊管。

以左手器械提起胆囊壶腹,向左上方展开,所显露的胆囊三角的右侧面,习惯上称为胆囊"后三角"(图4-4-2)。提前将后三角的浆膜充分打开,会有利于胆囊三角内结构的解剖。

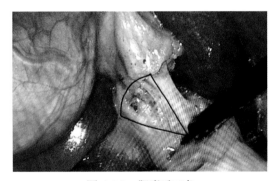

图4-4-2　胆囊后三角

在分离胆囊三角时,有一些手术技巧可以分享:①前三角的浆膜应充分打开,直至到胆囊左侧的中部,均充分打开,这样可以充分松解胆囊三角的张力,有利于细致解剖的进行;②提倡用电凝钩进行分离解剖操作。对于手术熟练的医生,也有使用超声刀的情况。但相比较而言,超声刀解剖不够精细灵巧,对于细微结构的把握不及电凝钩;③解剖时每次离断少许组织,切忌大束组织的结扎离断,以免损伤管道。

5. 避免胆管损伤的要点　胆管损伤是腹腔镜胆囊切除术最严重的并发症。在美国,约1/3的医疗诉讼与胆囊切除术有关,而其中80%的诉讼涉及胆管损伤。胆管损伤后,患者几乎不可避免地要接受开腹手术,而且远期死亡风险增加,生活质量下降。因此,预防胆管损伤，是腹腔镜胆囊切除术的重中之重。胆管损伤的原因可以归为三大类：病理性因素、解剖性因素和术者因素。病理性因素指胆囊病变造成解剖困难，手术难度提高，常见的原因有急性胆囊炎、亚急性胆囊炎、萎缩性胆囊炎、胆囊颈部或胆囊管结石等。解剖性因素指局部解剖学变异导致的胆管损伤，如胆囊管汇合点异常，低位汇合的右前/后肝管，副肝管等。术者因素指缺乏经验的、不熟练的术者造成的损伤。尽量减少病理性因素所造成的损伤，主要在于对手术指征和手术时机的把握。既往认为，急性胆囊炎是 LC 的相对禁忌证。随着手术技术的提高和经验的积累，目前认为对于发病 72 小时之内的急性胆囊炎，由有经验的术者实施手术，不增加胆管损伤的发生概率，甚至这个时间可以延长至 7 日内。但对于 7 ～ 30 日的亚急性期胆囊炎，笔者主张要慎重实施手术。因此时期的胆囊炎处于消退期，但消退不完全，胆囊三角组织质韧，解剖间隙不明显，容易出现胆管损伤和血管损伤。对于胆囊颈部结石和胆囊管结石的情况，胆囊三角的解剖存在一定困难。因结石的压迫，胆囊颈部和胆囊管通常紧贴胆总管、右肝管等结构。解剖时要非常小心，掌握好解剖间隙，必要时采用逆行切除的方法，保证胆管的安全。减少解剖性因素造成的胆管损伤，需要术者在主观上做到：①熟知胆管解剖和变异的形式，能够辨认各种胆管解剖学形式；②手术细致小心，离断胆囊管前反复确认解剖学的正确性，避免解剖学误认；③熟练应用术中超声，必要时应用术中超声辅助判断胆管解剖。在胆囊三角内结构的离断顺序上，有些术者习惯先离断胆囊管，而后顺行向上解剖，寻找并离断胆囊动脉。但结合本中心的手术经验和文献经验，我们建议采用关键安全视野技术（critical view of safety，CVS）游离胆囊三角区（图 4-4-3），并向上略微游离胆囊，完全显露胆囊三角内结构后，再行离断操作。这种做法有几个优点：①避免对胆管的解剖学误认，因可充分辨明胆囊管 - 肝总管 - 胆总管的关系。先行离断胆囊管是有风险的，因胆总管可能被误认为胆囊管而先行离断。提起

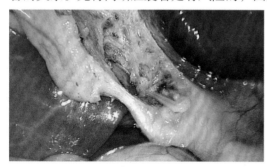

图 4-4-3　CVS

离断胆囊动脉后，充分游离胆囊壶腹，明确胆囊三角内没有异常管道

断端向上继续解剖，通常会发现上段胆总管的存在，并将上段胆总管误认为"副肝管"再次离断，造成胆总管长段缺损。有些肝管的汇合异常，可能右后肝管或副肝管汇合进入胆囊管（2%），先行离断胆囊管则不可避免上述胆管的损伤。②避免血管撕脱伤。先行离断胆囊管后，向上提起游离，如果左手力量过大，可能会将胆囊动脉撕脱，造成较为严重的出血。

6. 困难解剖、意外情况的解决方法　困难解剖，指的是胆囊三角部位的解剖游离遇到的困难情况，包括严重的炎症导致的解剖游离困难，以及管道结构的解剖学辨认困难。

如果遇到严重致密的粘连，强行以电凝钩进行胆囊三角内结构的游离，则增加胆管、血管损伤的风险，此时可尝试使用吸引器刮吸法实施钝性游离。对于水肿较明显病例，钝性游离更可能成功。若粘连致密，钝性游离也有很大困难，则应改变手术方式及借助更好的设备。

常见的备选手术方式是胆囊逆行切除和胆囊大部切除。逆行游离胆囊，最后分离胆囊

三角的结构，并注意紧贴胆囊操作，可降低损伤胆管的概率。对于炎症特别严重的病例，胆囊板无法与胆囊壁分离，强行全部切除可造成较难控制的肝实质出血。此时可采用胆囊大部切除的方法，远离胆总管走行区域直接离断胆囊三角，缝合胆囊管断端并放置引流，但需注意不要在胆囊管残端内残留结石。胆囊大部切除术后，常规使用能量器械将肝床侧剩余胆囊的黏膜破坏，其效果与胆囊切除术类似。

对于管道解剖结构辨认困难的情况，一般使用胆囊逆行切除的方法进行辅助。术中超声是一个好的解决方案。使用超声连续追踪胆总管的走行，并观察拟解剖区域有无异常动脉、胆管的存在。在超声的引导下，可以比较安全地进行一些高难度的胆囊切除术。另一个解决方案是使用荧光腹腔镜。吲哚菁绿（indocyanine green，ICG）在静脉注射后15分钟，99%经过胆道排泄。在804nm波长光线激发下，会发出明亮的绿色荧光。因此术中注射ICG，使用荧光腹腔镜，可显示胆总管、左右肝管的解剖。

意外情况，主要包括两个方面，即出血和胆瘘。一般性的渗血，使用电凝比较容易止血。困难的情况在于血管性的出血。胆囊动脉的撕裂出血是较为常见的情况，此时切忌盲目地电凝和使用各种夹子，以免损伤胆管。一般而言，用分离钳直接夹住胆囊三角的左侧边，将肝右动脉阻断，即可止血。助手使用吸引器清理局部血块并冲洗后，在分离钳的控制下，可以较为容易地明确出血点。此时用左手分离钳夹闭出血点，右手轻柔分离，将胆囊动脉的根部分出并用可吸收夹夹闭即可。剥离胆囊床时，如果将胆囊板全部剥离，则可能出现较多量的渗血。虽然用电凝可以有效止血，但是需注意在胆囊板的中部Cantile线上，通常在肝实质内距离表面很浅的地方有肝中静脉的末梢走行。如果电器械深入肝实质内部，则可能损伤肝静脉的末梢造成剧烈出血。此时的处理方法应当是镜下缝合止血。

术中发现的胆瘘要仔细辨别胆汁的来源。如果是胆囊床上的小胆汁瘘，通常来自于迷走的Lusca胆管，可以直接电凝封闭。如果是来自于一个较为明显的管道，则可能已经出现了胆管损伤，此时需要确认胆树系统的完整性。确认胆树系统的解剖最佳的方法是术中胆道造影（intraoperative cholangiography，IOC），术中超声和ICG荧光显像也是可以使用的方法。

术中发现胆管损伤，最佳的方案是即时修复，但需要强调的是需要专科的胆道外科医生来实施。如果医疗机构不具有胆道专科医生，则适宜的方案是放置引流，并将患者转送至专科治疗中心。

7. 手术结束后的检查确认　胆囊切除后，结束手术前，需要确认术野的情况。检查是否有出血、胆瘘，以及确认胆总管的完整性。如果术中胆囊破裂，胆汁流到腹腔内，需仔细冲洗干净。胆囊炎症重、胆囊大部切除术或术中出血较多的情况，建议放置1根腹腔引流管。一般的胆囊切除术不需要放置引流管。

（四）术后处理

1. 快速周转手术　LC是一个成熟的、创伤小、但有一定风险的手术。对于成功实施的LC，术后可快速恢复饮食和活动。一般术后6小时即可开始进水和流食，次日即可恢复正常饮食。若患者无特殊不适，术后次日即可出院，将切口的换药维护要点和注意事项向患者家属充分说明即可。

对于术中有特殊情况、高龄、术后反应重而恢复较慢的患者，可适当延长住院时间。按照以上的处理策略，14 张病床的胆囊快速周转病房，1 年可实施约 1000 例的 LC。

2. 并发症及处理 条件较好的患者，成功实施的 LC，一般并发症发生率很低，且并发症程度轻微。但 LC 仍是一个有潜在风险的手术，有发生严重并发症的可能。对术后常见的几种并发症和处理在此做一概述。

接受 LC 的患者相当比例是高龄患者（年龄＞ 65 岁），常合并心血管疾病、糖尿病等慢性代谢疾病。若进行手术，需治疗团队密切注意心脑血管并发症、血栓性并发症的问题。有些患者术前使用抗凝药物，一般需停用口服药物，用低分子肝素进行桥接治疗。口服阿司匹林的患者，至少停药 5 日后才可进行手术。术前 1 天停用低分子量肝素，术后 24 小时后，若无出血性并发症，即可恢复低分子量肝素的使用。出现心脑血管并发症，需请专科医生协助处理。

外科相关的术后并发症包括出血、胆瘘、黄疸和残留结石。

如果术中已将血管妥善处理，术后的出血发生率极低。术后出现内出血征象，一般先给予止血支持治疗，并给予紧密观察。如果是突然发生的动脉出血，则应考虑是否血管的结扎夹脱落或形成了假性动脉瘤破裂，此时一般需要手术探查止血。

术后的胆瘘和梗阻性黄疸，都预示着胆管损伤的可能性。此时需要确认胆树结构的完整性，推荐行磁共振胆管水成像（MRCP）检查。若发现胆管损伤，则按照胆管损伤的处理原则进行。若胆树系统结构完整，小量的胆瘘可引流后自愈，较大量的胆瘘一般来自于胆囊管断端，需要行十二指肠镜下鼻胆管引流（ENBD）或塑料支架置入，以减少胆瘘的量，促进愈合。

梗阻性黄疸可能的原因还包括残余结石。结石可能是术前检查未能发现，甚至是术前检查后 - 术中这段时间中掉落入胆总管的。梗阻性黄疸的患者均推荐行 MRCP 检查，若发现胆总管结石，则行内镜下取石治疗。若为阴性发现，则应考虑是否为内科原因引起的黄疸，可给予药物保肝和降黄治疗。

二、腹腔镜胆管空肠吻合术

胆管空肠吻合术（choledochojejunostomy）是肝胆外科常用的基础手术之一，通常以开腹的方式完成。近年来，部分腹腔镜技术熟练的医生尝试用腹腔镜实施胆肠吻合术，也取得了不错的效果。

传统意义上，胆管空肠吻合术的适应证：①先天性胆管扩张症，切除囊肿后重建胆肠通路；②胆管下段狭窄或松弛，如缩窄性乳头炎或行乳头切开取石术后出现复发性胆管炎、胆管结石等情况；③胆管的良性狭窄或医源性狭窄，尤其是胆总管长段缺损，无法行对端吻合修复者；④肝胆管结石病，需切除病变的肝外胆管者；⑤胆管自身或波及胆管的肿瘤性病变导致梗阻性黄疸者；⑥胰腺、十二指肠或胆管严重外伤，需切除部分肝外胆管者；⑦肝移植手术，因供受体胆管不匹配或吻合张力过大，无法行胆管对端吻合者；⑧先天性胆管闭锁症。以腹腔镜完成胆管空肠吻合术，第 6 ～ 8 适应证不适宜，因此，该术式主要用于第 1 ～ 5 适应证。

有以下情况者，不宜以腹腔镜完成该术式：①患有严重心肺疾病或其他基础疾病，不能耐受腹腔镜手术者。②既往腹部手术史，尤其是肠道手术史，肠管有明显粘连者。③胆管待吻合处直径不足 1cm 者。

与胆囊切除术不同，胆肠吻合术术前应行肠道准备，术晨留置胃管，以免麻醉时气体吹入胃中，影响操作。

（一）手术方法和要点

1. 患者体位，腹腔镜的摆放和术者站位　患者取平卧位或分腿位，推荐使用分腿位，可减少扶镜手体力消耗，改善手术视野。显示器一般摆放在患者的头侧。如果有接扩展显示器的条件，那么采用双显示器的方法也是很好的选择。术者一般居于患者的右侧进行操作。但国内有些术者因手术习惯的问题，习惯居于患者的左侧进行操作，也能够顺利完成手术。一助与术者相对而立，扶镜手居于分腿位患者的两腿之间或立于助手侧进行手术。

2. 穿刺孔的布局　胆管空肠吻合术与胰十二指肠切除术的穿刺孔布局相同。镜孔位于脐下或脐右侧，主操作孔位于右侧锁骨中线肋缘下 8cm 左右，辅助孔位于右侧腋前线肋缘下，根据镜下的位置调整，一般位于胆囊壶腹稍靠足侧的位置。助手的布孔与术者侧呈对称分布（图 4-4-4）。

3. 胆管的解剖和准备　于脐周切口穿刺建立人工气腹，进腹腔镜，于腹腔镜监视下置入各穿刺器进行操作。肝门区域的显露是一个基础而重要的步骤。单纯行胆管空肠吻合术，可不离断肝圆韧带。笔者习惯用一根荷包线，从腹壁穿入，而后贯穿圆韧带两侧的肝实质缝合，再从腹壁穿出。从腹壁外将荷包收紧，即可将肝脏抬起，显露肝门区域。

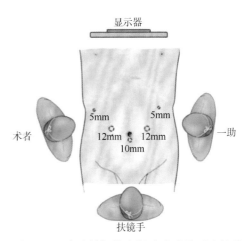

图 4-4-4　腹腔镜胆管空肠吻合术的医生站位和戳卡分布

首先切除胆囊，而后分离胆总管两侧腹膜，小心地以直角钳分离通过胆总管后方，游离胆总管。在合适的位置横断胆总管，远端以可吸收夹或外科夹夹闭，也可以缝合关闭。对于不同疾病的远端胆管，采取的处理方式也不同。对于胆总管结石患者，需注意远端胆管勿残留结石。对于先天性胆管囊状扩张症的患者，需特别注意是否有胆胰管汇合异常的问题。胆胰管汇合异常，常导致胰液反流入胆管。此种情况的远端胆管若没有很好地封闭，胰液可能从胆管断端溢出，造成胆管空肠吻合口裂开、出血等情况。另外，对于先天性胆管囊状扩张症的患者，应尽量切除远端胆管，否则可能在远端胆管残端形成结石，远期有癌变的问题。近端胆管一般稍做游离抬起，以利于吻合。对于胆管较细的病例，可以向左肝管横部剪开左肝管，形成一个较大的开口以利于吻合。

4. 吻合技术要点　简单起见，胆管空肠吻合一般采用结肠前式。先做胆肠吻合口，而后做肠肠吻合口。提起横结肠，确认空肠起始部。将空肠肠袢提起到肝门，以 4-0 的 Prolene 线将空肠浆膜与圆韧带固定一针，以利于吻合。在合适的部位于空肠对系膜缘侧壁打孔，而后以 4-0 的可吸收线行胆肠连续吻合（图 4-4-5）。

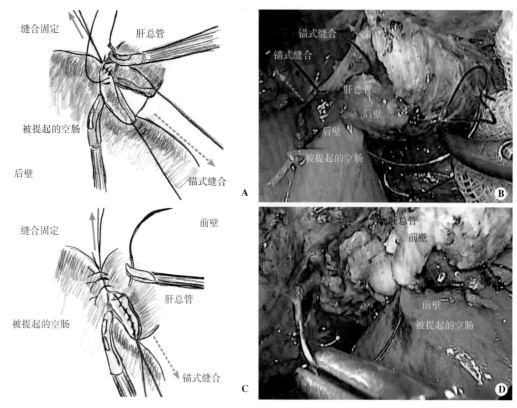

图 4-4-5　腹腔镜胆管空肠吻合术

引 自：Hori T，Aisu Y，Yamamoto M，et al，2019. Laparoscopic approach for choledochojejunostomy[J]. Hepatobiliary Pancreat Dis Int，18（3）：285-288

　　胆肠吻合完成后，在胆肠吻合口的近 Tritze 韧带侧，以超声刀贴肠壁离断 2 ～ 3cm 的空肠系膜。一般情况下，以超声刀的小功率档可以安全地离断近肠壁侧的系膜血管。若有出血的情况，可以外科夹加固或者缝合止血。

　　从打开的系膜孔，垂直于肠管的方向，向肠系膜根部方向小心地离断空肠系膜。其中横行的血管弓需要以外科夹两端夹闭后离断。打开足够长度的肠系膜后，以腹腔镜直线切割闭合期离断空肠，近端向下拉，准备行肠肠吻合术。

　　从胆肠吻合口开始向下 50cm 左右，是肠肠吻合的部位。在腹腔镜下，一般采用侧侧吻合的方式。将两段肠管并拢后，于肠管侧壁缝合一针，请助手将缝线向左上腹方向提起，以利于后续吻合的进行。

　　于两侧肠壁的对系膜缘打孔，插入直线切割闭合器，掌握吻合口的宽度为 4 ～ 5cm。闭合器击发后，空肠侧侧吻合即完成。退出切割闭合器，以缝线连续缝合关闭肠管开口，吻合即完成（图 4-4-6）。

　　对于腹腔镜下缝合技术好的医生，用纯手工缝合的方法也能进行空肠侧侧吻合。助手将悬吊缝线提起至左上腹后，两侧空肠的浆膜层以连续或间断缝合对拢。而后将两侧空肠的肠壁纵行切开约 4cm，以可吸收线行连续侧侧吻合。缝线上推荐倒刺线，提紧之后不会松开，可以避免需要额外提拉，有利于吻合的进行。

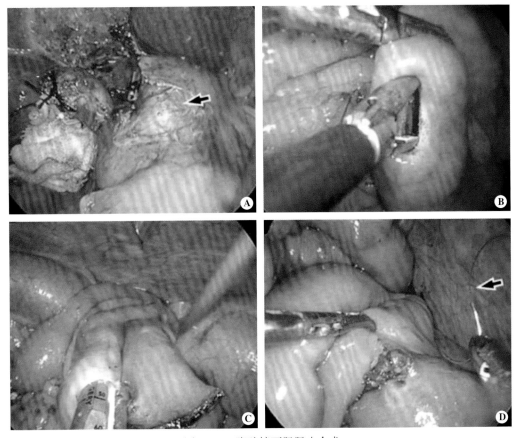

图 4-4-6　腹腔镜下肠肠吻合术

A. 显露胆总管；B. 空肠侧壁打开小孔；C. 直线切割闭合器行侧侧吻合；D. 可吸收风险连续缝合关闭小肠开口

对于肠系膜孔，建议以缝线间断缝合关闭。亦有术者不予理会，但有形成内疝的风险。建议于胆肠吻合口后方放置引流管 1 根，术后 2～3 天若无胆瘘，即可拔除。

（二）术后处理

术后处理方面，按照胆肠吻合口术后处理即可。若无异常情况，第 2 天即可拔除胃管进水或清流食，而后逐步恢复饮食。2～3 天若无胆瘘，即可拔除腹腔引流管。

（孟翔飞）

第五节　免气腹悬吊腹腔镜技术的临床应用

自 1987 年法国妇科医生首次完成腹腔镜下胆囊切除术以来，腹腔镜技术作为微创外科的代表在世界范围得以广泛应用。目前腹腔镜手术多以 CO_2 气体作为建立气腹的载体充盈腹腔，灌注压力一般为 12～15mmHg，利用气体向四周的压力建立合适的腔内操作环境。

然而，由于 CO_2 体内弥散能力强，相关并发症也随之而来。①对循环系统的影响：腹腔压力增高影响静脉回流增加前负荷及高碳酸血症引起的交感兴奋，主要表现为心排血量、心率、血压变化，且有引起空气栓塞、心搏骤停的风险；②对呼吸系统的影响：增大的腹内压易致膈肌抬高，肺气体交换量减少，循环阻力增加，可能引起膈疝、膈肌穿孔、气胸、纵隔及皮下气肿、高碳酸血症等；③对其他脏器的影响：可引起下肢深静脉淤血和血栓形成、肝肾功能不全、肩部疼痛等；④对肿瘤的影响：因气腹穿刺孔的"烟囱效应"，存在促进戳孔处肿瘤种植转移的可能性。鉴于气腹所带来的诸多并发症风险，尤其是战场救治条件下气腹机携带、二氧化碳气体的储存运输不便等因素，免气腹悬吊腹腔镜技术得以研发并具有较大的应用前景。

免气腹装置与常规气腹装置的主要区别在于前者主要依靠外力作用将前腹壁提拉或悬吊形成手术空间，对腹腔密闭性没有要求，且由于无需 CO_2 气腹，显著降低了气腹相关并发症的发生率。术者在操作中无需担心腹腔压力变化进行吸引烟雾、出血或液体。麻醉方式可选择硬膜外麻醉。1991 年，日本 Nagai 等首次利用免气腹装置完成腹腔镜下胆囊切除术，悬吊装置主要依靠钢条穿过腹壁皮下，通过机械联动提拉前腹壁，效果较好。同一时期，美国、欧洲相继开展此类手术并得以迅速推广。经过十余年的发展，免气腹腹腔镜技术已逐步拓展应用于各种复杂手术，如结直肠癌根治术、胃切除术、卵巢肿瘤切除术、肾切除术等。

然而，目前现有的腹壁悬吊装置存在腹壁塌陷严重、显露空间狭小等实际问题，需改良现有悬吊器械以保证手术的顺利进行。我中心于 2015 年设计研发了新型免气腹悬吊装置，采用分体式设计便于从腹壁微创切口置入、固定并实施悬吊，4 个延伸向外的扩展扇叶拉钩可扩大牵拉范围，展示手术操作空间更广，邻近扇叶加宽平面设计减少腹壁塌陷。该技术在动物及临床试验中的初步应用均得到良好效果（图 4-5-1）。我们设计的产品也在临床上得以转化应用，并成功用于老年急腹症、胃肠道肿瘤的腹腔镜手术（图 4-5-2，图 4-5-3）。研究显示，免气腹悬吊装置腹腔镜技术可以减少 CO_2 对老年患者呼吸和循环的影响，减少并发症，加速康复；该项技术的成功应用满足了老年患者行腹腔镜微创手术的需求。

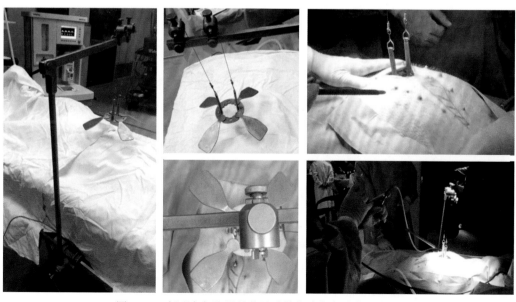

图 4-5-1　新型免气腹悬吊装置及其在动物实验中的应用

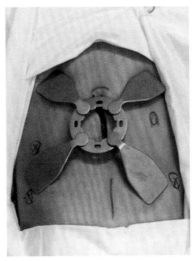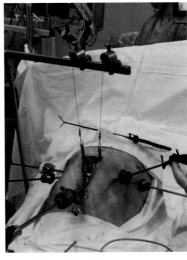

图 4-5-2　新型免气腹悬吊装置临床应用

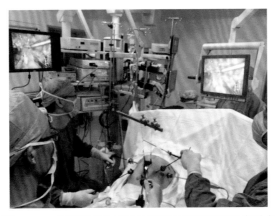

图 4-5-3　应用新型免气腹悬吊装置行腹腔镜胃癌手术

张凯等研发的免气腹内置充气式术野形成装置（laparoscopic operation field formation，LOFF）在动物实验中也取得了一定成果。将来，随着免气腹装置的不断改进完善，其在临床应用的前景也将更加广阔。

（崔　昊）

第六节　腹腔镜在腹部创伤外科中的应用

一、创伤的快速评估与探查

腹部创伤是临床常见急腹症致病原因之一，依据受伤部位是否与外界相通可分为开放性腹部创伤及闭合性腹部创伤。其中闭合性腹部创伤由于损伤部位和损伤机制的不同，临床表现多变，病情进展迅速，早期创伤评估与诊断具有重要意义。许多腹部闭合性损伤患者，腹腔内出血或肠管破裂的症状、体征通常出现较晚，且可能因休克掩盖了症状与体征，传统检查如CT、诊断性穿刺、B超等均具有一定局限性。此外，长时间临床观察有一定风险，可能延误病情。近年来，腹腔镜探查技术已逐步应用于腹部闭合性损伤的诊断中。其具有创伤小、视野直观清晰、可镜下操作等特点。Lin等的研究证实腹腔镜检查对血流动力学稳定的腹部创伤患者的诊断和治疗安全可行，具有较高的敏感度与特异度。Kaban等研究也证实腹腔镜探查可使58%的患者免于开腹手术，显著降低了开腹手术的创伤性打击，减少了术后并发症的发生率。由此可见，应用腹腔镜探查进行创伤评估与检查具有潜在价值。

严格的腹腔镜探查适应证是手术安全的重要保障。欧洲内镜外科协会（EAES）于2011年制订的腹腔镜急腹症应用共识中规定：对开放性腹部外伤，腹腔镜可在血流动力学稳定且有明确或可疑的前腹壁穿通的患者中选择应用（推荐级别B级）。在血流动力学稳定的腹部闭合性外伤患者中，若怀疑腹腔内脏器损伤且影像学发现不能确定者，或辅助检查为阴性结果但临床表现高度考虑腹腔脏器损伤者，应考虑腹腔镜探查（EAES推荐级别C级）。术者需具备丰富的腹腔镜操作经验，可熟练处理术中大出血等突发问题。手术通常选择三孔入路法以最大限度保证探查敏感性，探查顺序自右上腹开始，顺时针方向进行，充分显露腹腔脏器，顺序为先实质脏器后空腔脏器，明确有无膈肌破裂，消化道穿孔及腹腔活动性出血。对于腔镜下无法处理或多次阴性探查结果，应果断迅速中转开腹，确保手术安全。

尽管腹腔镜探查优势众多，但目前尚无前瞻性随机对照研究支持其安全、可行性，创伤性的检查方式也为患者及家属带来了一定的顾虑。因此，外科医生需谨慎选择，合理应用，在保证镜下探查安全的前提下有效发挥腹腔镜固有优势，降低中转开腹率，提升诊疗效果。

二、基于损伤控制的腹腔镜腹部创伤救治

长期的医学实践中，外科医生发现，一味地激进干预常使患者预后不佳，甚至因为过度救治带来的副作用超过了原创伤，降低了患者的生活质量和生存率。为了实现完美"修复"，损伤控制理念应运而生。损伤控制理念的雏形早在19世纪末就已经产生。据报道，部分医生开始提倡改变传统及早开腹修复肝脏破裂的方法，替代以纱布填塞肝脏止血，待患者情况稳定后再进行手术。1993年，Rotondo等回顾总结了22例腹部严重穿透性损伤，发现其中13例先行控制出血，暂时关闭损伤的空腔脏器，减轻污染，避免加重进一步损害，待患者情况稳定后再做进一步处理，患者生存率较之前明显提高。自此，损伤控制理念广泛应用于急、重、难性损伤救治中。

损伤控制的核心思想：在救治严重创伤患者时，改变以往早期进行复杂、完整手术的策略，而采用快捷、简单的操作，但又能控制伤情的进一步恶化，保留进一步处理的条件，使患者获得复苏的时间，有机会进行完整、合理的再次或分期手术，提升患者生存率和术后生活质量。腹腔镜由于其"微创"的独特优势，其在腹部创伤急症患者的损伤控制救治中的应用价值主要体现在以下方面：①腹腔镜相比传统开腹手术切口小，患者耐受程度更高，降低腹腔暴露外界所带来的感染等风险，其在腹部创伤手术中的应用是近年来的研究热点。Saurav等回顾性分析了25例腹部创伤行腹腔镜手术患者，结果显示经验丰富的外科医生可通过腹腔镜检查有效、安全地治疗血流动力学稳定患者的腹部创伤。主要优势包

括降低发病率，减轻疼痛和缩短住院时间。季涛等对 92 例患者进行了分析，其中腹腔镜与传统开腹手术组各 46 例，结果表明基于损伤控制理念下腹腔镜在急腹症中的应用效果突出，在术中出血量，术后排气和住院时间，下床活动时间及手术切口长度方面具有显著优势。在脾脏创伤救治方面，Gregory 等的一项研究表明，腹腔镜脾切除术可用于保守治疗无改善且没有其他损伤而不能进行腹腔镜检查的钝性创伤患者，其术中失血量和输血次数，明显少于开放组。由此可见，腹腔镜在腹部创伤手术中的应用安全有效，实现最大限度地损伤控制。②术后康复是决定患者生存预后与生活质量的重要环节，结合加速康复外科与损伤控制理念，可全面综合地为患者术后康复保驾护航。前期，笔者团队开展了一项对北京市三家著名医院的腹部创伤患者行腹腔镜手术的研究，结果显示，腹腔镜检查具有减轻术后疼痛和恢复更快的优点，这表明腹腔镜技术不仅在常规手术中具有加速康复的优势，在腹部创伤术后康复方面同样具有较好表现。目前，长期疗效对比研究鲜有报道。然而腹腔镜在腹部创伤外科的应用仍不失为一种可替代传统开腹手术的良好手段，在明确适应证的基础上值得更加合理地推广并得到高级别循证医学证据支持。

（崔　昊　郄洪庆）

第七节　腹腔镜创新技术的临床应用

一、3D 腹腔镜与 4K 腹腔镜的临床应用

立体高清的手术视野可为外科医生带来更为直观的操作体验。然而，传统腹腔镜为二维成像，缺乏层次感，使术者对距离感知减弱，且图像分辨率较低，无法满足腹腔镜外科精细化手术操作的需求。随着数字化成像技术的不断发展，在传统腹腔镜基础上结合现代成像技术衍生的 3D 腹腔镜及 4K 腹腔镜逐步成为日前先进腹腔镜技术的主流代表，被广大外科医生所青睐。本文我们将对两种新型腹腔镜技术的临床应用做简要介绍。

3D 腹腔镜与传统腹腔镜本质的区别在于其具有独特的三维视野。1998 年，Hanna 等首次以随机对照（RCT）研究形式比较 3D 腹腔镜与 2D 腹腔镜的差异，结果显示 3D 腹腔镜可弥补二维图像在空间定位和辨认解剖结构等方面的不足，提高手术视野立体感与空间纵深感。然而，由于当时技术主要以主动快门式显示系统为主，易造成术者视觉疲劳，头痛及面部不适。经过 20 余年的发展，现在临床使用的 3D 腹腔镜多采用偏光式三维技术，显著减少了视觉不适及笨重头盔所带来的不适体验。此外，Dodgson 等于 2008 年首次将裸眼 3D 技术运用至腹腔镜手术中，在呈现三维视野的同时摆脱对眼镜的束缚，提高术者舒适度（图 4-7-1）。目前，3D 腹腔镜在外科手术中的应用已逐步走向成熟，国内外

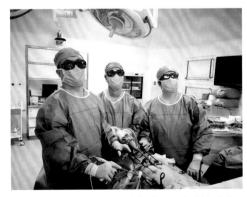

图 4-7-1　佩戴 3D 眼镜完成 3D 腹腔镜手术

多项临床试验已证实其在淋巴结清扫、术中出血量、手术时间等方面具有显著的优势。此外，3D 腹腔镜的应用可缩短青年医师培养与实践中的学习曲线。基于此，中华医学会外科学分会腹腔镜与内镜外科学组于 2019 年制订了《3D 腹腔镜手术技术中国专家共识（2019版）》，旨在更好地指导 3D 腹腔镜手术在我国的顺利开展。

4K 腹腔镜是 4K 显像技术（BT.2020 色彩标准，3840×2160 以上的图像分辨率）与传统腹腔镜有机结合的产物，其主要优势在于具有超高清的手术画面，对腹腔镜各解剖层面及血管辨识度显著增强，极大程度弥补了传统腹腔镜在影响描述方面的不足，使术野更加清晰真实，为术者带来更好的视觉体验（图 4-7-2）。既往研究表明，4K腹腔镜相较 3D/2D 腹腔镜在狭小空间操作更占优势，误操作发生率更低，术者主观感受显示 4K 腹腔镜可提供更好视角操作协度、视敏度、颜色分辨率等，具有较广阔的发展与应用前景。然而，由于 4K 腹腔镜投入临床使用时间较短，目前相关研究有限，仍需前瞻性多中心临床研究支持其推广应用。

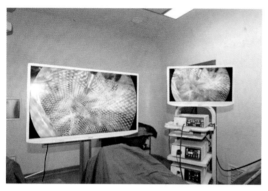

图 4-7-2　4K 腹腔镜呈现超高清视野

先进的医疗设备是实现科学精准诊疗的关键。4K 与 3D 腹腔镜的研发使用很大程度上改善了手术医生的操作视觉体验，为手术的平稳顺利进行保驾护航。未来，超高清与三维立体腹腔镜手术或许将逐步成为当代腹腔镜外科的发展主流。

二、荧光腹腔镜的临床应用

传统腹腔镜虽可直观观察腹腔内脏器及组织，但无法对原发肿瘤、微小病灶、淋巴结转移病灶等部位进行精确判定，可造成淋巴结清扫不彻底、盲目扩大手术范围、肿瘤切缘阳性等情况发生，影响手术疗效。因此，亟须一种腹腔镜下导航技术指导外科医生更加精准的操作，在此背景下荧光腹腔镜应运而生。该系统具有腹腔镜成像系统和荧光血管造影成像系统的双重功能，借助荧光显影剂与血液中蛋白质结合并代谢排泄，后借助特殊成像设备发射特定波长光并与血液中特定蛋白成分结合发生光反射，经光电转换反馈染色图像。其可提供不同部位的病灶检查，同时对微小病变或肉眼无法判断的关键组织结构进行色差对比，便于医生实现肿瘤更彻底的切除，减少并发症的发生风险（图 4-7-3）。

目前常用的荧光标记物主要包括原生荧光物质如吲哚菁绿（ICG），与其他荧光物质结合产生荧光的物质如抗体荧光染料及本身无荧光但代谢产物可产生荧光的物质，如5-ALA。而这其中，以吲哚菁绿近红外荧光腹腔镜应用最为广泛。Boni 等对 108 例患者行吲哚菁绿引导下腹腔镜手术，证实该技术的安全有效性。近年来吲哚菁绿荧光腹腔镜逐步拓展应用于腹部微创外科的各个领域。①胃肠外科：进行肿瘤定位，胃肠周围淋巴结显影，结直肠吻合口血供测定等；②肝胆外科：解剖性肝切除标记断肝平面及荷瘤肝段，肝内外胆道造影，术中胆瘘检查等；③妇产科：前哨淋巴结检查及确定子宫内膜异位切除范围等；④泌尿外科：术中显示血管及分支，辨识肿瘤边界和阻断血管后标记肾缺血范围及淋巴引流，鉴别区域淋巴结引流帮助泌尿系统肿瘤的准确分期，尤其有利于双侧盆腔淋巴结清除术。

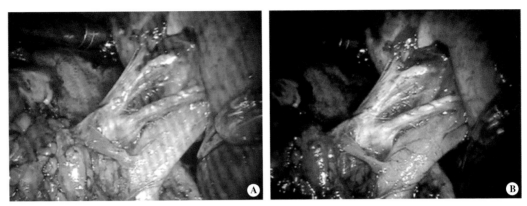

图 4-7-3 腹腔镜正常白光视野图（A）和荧光腹腔镜下手术视野（B）

然而，荧光腹腔镜目前仍存在一定不足，如对较厚组织穿透能力弱，淋巴结显影存在假阴性可能，学习曲线较长，示踪剂注射易外泄影响观察判断，示踪剂过敏反应等。因此，外科医生在应用该技术时应做好充分的术前准备与技术培训，确保手术安全性基础上借助荧光腹腔镜技术实现精准操作，最大化发挥技术优势。

三、减孔腹腔镜的临床应用

手术切口是决定微创程度的重要因素，随着手术技术的成熟与腹腔镜器械的研发改良，外科医生更加追求极致的微创化甚至无创化手术。在此背景下，减孔腹腔镜应运而生。减孔腹腔镜相比传统腹腔镜穿刺孔数目减少，不仅一定程度可减少术后疼痛及加速患者康复，同时兼顾美观效果，近年来得以推广使用（图 4-7-4）。

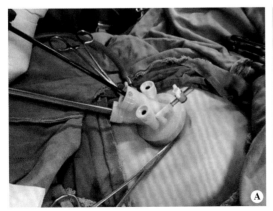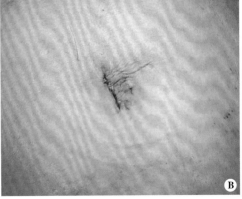

图 4-7-4 经脐单孔腹腔镜器械及术中操作（A）；经脐切口术后表现美观（B）

单孔腹腔镜是减孔腹腔镜技术进展的主要代表，被认为是传统腹腔镜手术向经自然腔道内镜手术的过渡阶段。1969 年，Wheelees 率先报道经脐单通道输卵管绝育术，标志着单孔腹腔镜在妇科领域的首次应用。随后，该技术被逐步拓展应用于输卵管、卵巢、子宫良性病变的手术切除，在部分恶性妇科肿瘤手术中也得到初步尝试。未来，单孔腹腔镜与辅助生殖技术的联合应用也将具有较为广阔的发展前景。

单孔腹腔镜在普通外科领域应用较晚。1992 年，Pelosi 等首次报道单孔腹腔镜阑尾切除术；5 年后，Navarra 等在单孔腹腔镜下完成胆囊切除术。此后，单孔腹腔镜逐步应用于胃癌，结直肠癌根治术等普通外科复杂术式。Omori 等对比单孔与多孔腹腔镜下远端胃癌根治术近远期疗效，结果表明，单孔腹腔镜组手术失血量明显减少，术后恢复较快，在淋巴结清扫数目，5 年总生存率方面无显著性差异。Sangstar 等回顾性分析比较行传统及单孔腹腔镜结直肠癌手术 626 例患者的近期疗效，结果显示单孔腹腔镜术后 60 天并发症率显著低于传统腹腔镜组，在降低手术部位感染相关并发症方面优势明显。然而，目前仍缺乏大规模多中心研究支撑其广泛应用。

泌尿外科领域，单孔腹腔镜同样具有不俗表现。自 2005 年 Hirano 等首次完成单孔腹腔镜下后腹腔入路肾上腺切除术以来，单孔腹腔镜在泌尿外科的应用发展迅猛，基于单孔腹腔镜下根治性膀胱全切除术、根治性前列腺切除术、肾输尿管全长切除术、双侧肾部分切除术、膀胱阴道瘘修补术、根治性肾切除加肾静脉瘤栓取出术等高难度手术的报道不断涌现；另外，在小儿泌尿外科领域也先后开展了多种术式，取得良好效果。

基于单孔腹腔镜的诸多优点，该技术在我国已逐步普及应用，相关研究数量也呈现快速增长。然而，单孔腹腔镜相比传统腹腔镜仍存在一定缺陷，具体表现在：①可操作空间狭窄，易导致术中器械间互相干扰，视野出现盲区，影响手术操作，目前，单孔多通道平台及可活动镜头的应用一定程度上可降低空间受限所带来的影响；②对于穿刺孔正下方深部组织游离及淋巴结清扫（如胃癌根治术中 11p 组淋巴结清扫）操作具有一定困难，增加

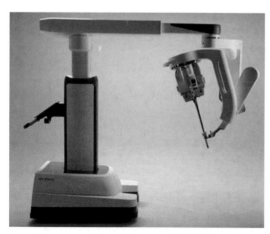

图 4-7-5　单孔达芬奇 SP 机器人操作系统

手术风险，因此，需要研发更加灵活的可弯曲腔镜器械投入临床使用；③对于盆腔位置较深，空间狭窄区域器械长度可能存在不足，且根据杠杆原理，操作幅度与器械深入腹腔长度成正比，限制了狭小空间的精细操作，容易误伤盆底神经，输尿管等重要结构。随着最新一代达芬奇 SP（单孔手术机器人）投产使用（图 4-7-5），单孔腹腔镜与机器人技术的完美结合最大限度地保证在有限空间提高操作精度，降低手震颤，并通过三维成像提高术者空间感知能力，是未来单孔腹腔镜的发展方向。

四、机器人技术的临床应用

机器人是基于腹腔镜技术发展而来的更为先进的外科手术系统。自 1998 年 12 月第一

个商业版本的机器人应用于临床以来，机器人技术在 21 世纪初期得到快速发展。我国机器人手术开展略晚，2006 年，解放军总医院引进我国第一台手术机器人操作系统，历经近 15 年的飞速发展，截至 2019 年 12 月，我国机器人装机量已达到 135 台，累计完成机器人手术超 10 万例次。

目前应用于临床的机器人主要为以达芬奇机器人系统为代表的进口机器人操作系统（图 4-7-6）。近年来随着我国科学技术水平的进步与自主创新水平的提高，以"妙手"为代表的国产机器人手术操作系统方兴未艾。机器人手术操作系统主要由高清成像系统、医师操控台及机械臂台车三部分组成，外科医生借助操控台手柄实现对机械臂的灵活控制，通过成像系统反馈的高清三维可放大影像对术野进行精准判断，实现手术更加精准化的操作。正因如此，外科医生借助机器人的独特优势开拓创新新型术式，挑战传统外科领域最棘手的操作难点，不断刷新对未知领域的探索。

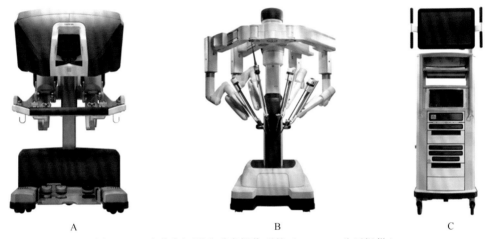

A   B   C

图 4-7-6　达芬奇机器人手术操作系统（Intuitive 公司提供）
A. 医师操控台；B. 手术机械臂；C. 高清成像系统

近年来，国内外多家中心相继开展有关机器人与传统腹腔镜或开腹手术近远期疗效的对比研究，文献报道也呈现指数型增长趋势。机器人在腹部外科如胃肠外科、肝胆胰外科、泌尿外科、妇产科等多学科领域发展迅速。在普通外科领域，机器人广泛应用于消化道肿瘤如胃癌、结直肠癌根治术、减重手术、胃食管反流病手术等（图 4-7-7）。既往多项研究结果表明，机器人相比腹腔镜在淋巴结清扫、镜下消化道重建、控制出血量等方面具有一定优势，操作安全可行，远期疗效与腹腔镜或开腹手术相当。在肝胆胰外科领域，机器人已应用于左右半肝切除、肝门部胆管癌、胆囊癌、胰腺癌根治术等复杂术式，在解剖困难部位，胆肠、胰肠手工缝合等方面优势明显，且机器人可提升微创大范围肝切除比率，一定程度可提高远期生存获益。机器人在妇科良、恶性肿瘤手术中由于其可狭小空间的灵活操作，盆腔重度粘连的充分游离，大血管游离及淋巴结清扫等优势得到外科医生的认可，应用较广。泌尿外科是目前机器人应用最为广泛的专科科室，在机器人辅助下可完成肾部分切除术、前列腺癌、膀胱癌、肾癌根治术，肾盂成形术，自体肾移植术，腔静脉癌栓取出术等复杂术式，显著拓宽了微创泌尿外科的手术可操作领域，使患者受益。

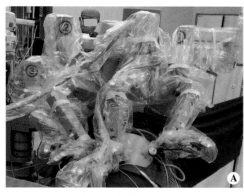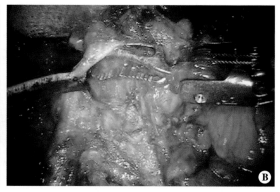

图 4-7-7　达芬奇机器人胃癌根治术（A）；机器人视野下裸化胃周血管（B）

　　虽然机器人技术近年来不断发展成熟，然而机会与问题并存。机器人系统装机设备、耗材及手术费用昂贵，缺乏触觉反馈，学习曲线较长等固有缺陷一定程度限制了其在我国更为普及的应用。因此，我们需要大力加强自主创新，将国产机器人操作系统尽早推广临床应用，实现"产 - 研 - 用"一体化，同时加强机器人培训中心建设，建立规范化培训标准体系，开展多中心临床研究，为机器人技术在我国未来的普及发展奠定坚实基础。

五、腹腔镜与前沿技术的交叉融合应用

　　高新技术的发展与信息化的进步使以腹腔镜为代表的微创外科进入全新的时代。随着虚拟与增强现实技术，5G 远程网络等前沿技术的逐步应用，腹腔镜与人工智能的交叉融合将极大推动创新微创外科的发展进程。

　　在人工智能背景下，以虚拟现实（virtual reality，VR）为基础的增强现实（augmented reality，AR）技术是虚拟现实技术发展最快的一个分支。AR 技术借用虚拟现实技术，利用光学投射和实时计算的方法，将信息叠加到使用者的视野中，增强了使用者与外界交互的感受，逐渐成为近几年医学领域的新兴关键技术。AR 与腹腔镜技术的巧妙结合主要体现在：①可快速定位手术病灶及解剖结构，缩短介入时间、降低感染风险；②直观地显示手术场景与 B 超、CT、MRI 图像进行比对，方便医生集中精力高效地完成手术；③以虚拟模型的方式显示术前规划好的需切除病灶的轨迹和病灶边缘，实现精准切除；④提升视觉空间感，使腹腔镜下视野更加立体清晰，降低误操作发生概率。然而，由于腹部脏器位置并非恒定不变，难以在组织器官不断移动的前提下保持场景准确性。针对此问题，目前，基于生物光子技术的 AR 技术及基于腹腔镜图像处理的"自增强"技术可弥补此不足。

　　随着我国 5G 建设的逐步开展，其高数据速率，减少延迟，大规模设备连接等突出优势为更加优质地实现网络远程手术提供了可能。2018 年 12 月，解放军总医院第一医学中心肝胆外科医学部刘荣教授完成基于动物实验的世界首例 5G 远程手术，2019 年 3 月，解放军总医院第一医学中心神经外科同解放军总医院海南分院神经外科，成功实施世界首例基于人体的 5G 远程帕金森病"脑起搏器"植入术，为临床医学、机器人学和信息交叉工程的融合发展奠定坚实基础。同年 6 月，北京积水潭医院田伟教授团队在世界首次利用

5G 技术同时远程操控两台天玑骨科手术机器人完成远程手术，取得良好效果，并总结了 12 例手术的初步经验。由此可见，基于 5G 与人工智能机器人背景下的网络远程手术将在保证手术安全性的同时缩短地域间的限制，加强医院协同发展，提高患者救治能力，为偏远地区患者享受优质医疗服务提供机会。

新技术的不断涌现为腹腔镜外科的发展带来无限机遇，多学科交叉融合推动着精准，智慧医疗的快速前行。正因如此，外科医生应紧紧把握时代脉搏，以传统微创外科为基础，结合前沿高新技术，大胆投身临床实践，充分挖掘腹腔镜外科的发展潜能，实现"人工智能 + 医疗"的全面发展。

（崔　昊　卫　勃）

参 考 文 献

崔建新，卢灿荣，卫勃，等，2015. 新型免气腹悬吊装置研制及应用 [J]. 中国医学装备，12（11）：21-23.

冯云，李学银，赵孟玲，等，2020. 达芬奇机器人手术系统在妇科疾病中的应用进展 [J]. 中国妇产科临床杂志，21（2）：222-224.

何建行，2017. 裸眼 3D 显示系统在腔镜手术中的应用 [J]. 实用医学杂志，33（10）：1537-1539.

季涛，蒋志龙，程志荣，等，2019. 基于损伤控制理念下腹腔镜在急腹症中的应用 [J]. 临床医药文献电子杂志，6（91）：31.

贾斐，王雪梅，汪卫国，2019. 5G 通信技术在远程医疗中的应用 [J]. 信息通信技术与政策，（6）：92-95.

刘洪，熊玮，冉清，2019. 吲哚菁绿荧光实时显影技术在泌尿外科手术中的应用 [J]. 实用医院临床杂志，16（3）：243-246.

刘荣，2019. 机器人肝胆胰手术操作指南 [J]. 临床肝胆病杂志，35（7）：1459-1471.

卢翠云，杨柳，赵红霞，2019. 单孔腹腔镜手术在妇科领域的应用进展 [J]. 继续医学教育，33（12）：57-60.

苗发陈，任庆芹，张波，等，2015. 腹腔镜下修补腹膜内型膀胱破裂的可行性与安全性分析 [J]. 腹腔镜外科杂志，20（7）：500-502.

索晓鹏，田远虎，张克明，2020. 吲哚菁绿荧光导航用于腹腔镜肝胆手术的研究进展 [J]. 中国微创外科杂志，20（5）：455-458，462.

吴东波，2011. 腹腔镜免气腹技术的研究进展 [J]. 中国临床新医学，4（2）：186-189.

徐继玲，田继海，2019. 荧光腹腔镜的工作原理及应用 [J]. 世界最新医学信息文摘（连续型电子期刊），19（33）：238.

杨明智，巫华生，陈有挺，等，2019. 上腹部手术史 117 例患者的腹腔镜肝胆手术 [J]. 中国现代普通外科进展，22（1）：33-35.

杨周，闵志均，全应军，2018. 荧光腹腔镜技术在腹部肿瘤手术中应用进展 [J]. 中国实用外科杂志，38（9）：1077-1080.

叶青，王文军，陈云虹，等，2018. 增强现实技术在医学教育和临床实践中的应用及展望 [J]. 医疗卫生装备，39（12）：100-103，108.

余佩武，李政焰，2020. 中国胃癌机器人手术开展的现状与思考 [J]. 中华胃肠外科杂志，（4）：332-335.

张凯，胡海，赵刚，等，2018. 新型免气腹腔镜术野形成装置的研制及应用 [J]. 同济大学学报（医学版），39（1）：14-17.

张珂诚，陈凛，2018. 3D 腹腔镜应用于胃癌手术的评价和展望 [J]. 中华外科杂志，56（8）：583-585.

张旭，傅斌，2005. 腹腔镜前列腺癌根治术的现状与展望 [J]. 中国医刊，40（12）：18-21.

张旭，李宏召，马鑫，等，2015. 泌尿外科腹腔镜与机器人手术学 [M]. 2 版. 北京：人民卫生出版社.

张旭，王超，2008. 腹腔镜前列腺癌根治性切除术 [J]. 临床外科杂志，2：98-100.

张旭，王少刚，叶章群，等，2004. 腹腔镜前列腺癌根治术治疗早期前列腺癌的临床经验（附 10 例报告）[J]. 临床泌尿外科杂志，19（9）：516-519.

中华医学会外科学分会腹腔镜与内镜外科学组，中国医师协会外科医师分会微创外科医师委员会，2019. 3D 腹腔镜手术技术中国专家共识（2019 版）. 中国实用外科杂志，39（11）：1136-1141.

中华医学会外科学分会腹腔镜与内镜外科学组，中国医师协会外科医师分会微创外科医师委员会，2019. 4K 腹腔镜手术技术中国专家共识（2019 版）. 中国实用外科杂志，39（11）：1142-1144.

邹晓峰，江波，张国玺，2017. 泌尿外科单孔腹腔镜手术的临床应用 [J]. 临床泌尿外科杂志，32（3）：163-169.

Agresta F，Ansaloni L，Baiocchi GL，et al，2012. Laparoscopic approach to acute abdomen from the Consensus Development Conference of the Società Italiana di Chirurgia Endoscopica e nuove tecnologie （SICE），Associazione Chirurghi Ospedalieri Italiani （ACOI），Società Italiana di Chirurgia （SIC），Società Italiana di Chirurgia d'Urgenza e del Trauma （SICUT），Società Italiana di Chirurgia nell'Ospedalità Privata （SICOP），and the European Association for Endoscopic Surgery （EAES）[J]. Surg Endosc，26（8）：2134-2164.

Akladios C，Gabriele V，Agnus V，et al，2020. Augmented reality in gynecologic laparoscopic surgery：development，evaluation of accuracy and clinical relevance of a device useful to identify ureters during surgery[J]. Surg Endosc，34（3）：1077-1087.

Bollens R，Vanden Bossche M，Roumeguere T，et al，2001. Extraperitoneal laparoscopic radical prostatectomy. Results after 50 cases[J]. Eur Urol，40（1）：65-69.

Boni L，David G，Mangano A，et al，2015. Clinical applications of indocyanine green （ICG）enhanced fluorescence in laparoscopic surgery[J]. Surg Endosc，29（7）：2046-2055.

Chakravartty S，Sarma DR，Noor M，et al，2017. Laparoscopy has a therapeutic role in the management of abdominal trauma：A matched-pair analysis[J]. Int J Surg，44：21-25.

Cosentino F，Vizzielli G，Turco LC，et al，2018. Near-infrared imaging with indocyanine green for detection of endometriosis lesions （Gre-endo trial）：A pilot study[J]. J Minim Invasive Gynecol，25（7）：1249-1254.

European Association for the Study of the Liver （EASL），2016. EASL clinical practice guidelines on the prevention，diagnosis and treatment of gallstones[J]. J Hepatol，65（1）：146-181.

Gao Y，Li S，Xi H，et al，2020. Laparoscopy versus conventional laparotomy in the management of abdominal trauma：a multi-institutional matched-pair study[J]. Surg Endosc，34（5）：2237-2242.

Guillonneau B，Gupta R，El Fettouh H，et al，2003. Laparoscopic [correction of laproscopic] management of rectal injury during laparoscopic [correction of laproscopic] radical prostatectomy[J]. J Urol，169（5）：1694-1696.

Guillonneau B，Vallancien G，1999. Laparoscopic radical prostatectomy：initial experience and preliminary assessment after 65 operations[J]. Prostate，39（1）：71-75.

Hanna GB，Shimi SM，Cuschieri A，1998. Randomised study of influence of two-dimensional versus three-dimensional imaging on performance of laparoscopic cholecystectomy[J]. Lancet，351（9098）：248-251.

Hasan WA，Gill IS，2004. Laparoscopic radical prostatectomy：current status[J]. BJU Int，94（1）：7-11.

Hirano D，Minei S，Yamaguchi K，et al，2005. Retroperitoneoscopic adrenalectomy for adrenal tumors via a single large port[J]. J Endourol，19（7）：788-792.

Hori T，Aisu Y，Yamamoto M，et al，2019. Laparoscopic approach for choledochojejunostomy[J]. Hepatobiliary Pancreat Dis Int，18（3）：285-288.

Huang GS，Chance EA，Hileman BM，et al，2017. Laparoscopic splenectomy in hemodynamically stable blunt trauma[J]. JSLS，21（2）：e2017.00013.

Jarnagin WR，2016. Blumgart's surgery of the liver biliary tract and pancreas[M]. 6th ed. New York：Saunders.

Jell A，Vogel T，Ostler D，et al，2019. 5th-generation mobile communication：Data highway for surgery 4.0[J]. Surg Technol Int，35：36-42.

Jihad H. Kaouk，Raj K，et al，2008. Single port laparoscopic radical prostatectomy[J]. J Urol，72（7）：1190-1193.

Kaban GK，Novitsky YW，Perugini RA，et al，2008. Use of laparoscopy in evaluation and treatment of penetrating and blunt abdominal injuries[J]. Surg Innov，15（1）：26-31.

Lau LW，Liu X，Plishker W，et al，2019. Laparoscopic liver resection with augmented reality：A preclinical experience[J]. J Laparoendosc Adv Surg Tech A，29（1）：88-93.

Li T，Tuerxun K，Keyoumu Y，et al，2020. Laparoscopic versus open Roux-en-Y choledochojejunostomy：A single-institute experience with literature review[J]. Surg Laparosc Endosc Percutan Tech，31（3）：321-325.

Lin HF，Wu JM，Tu CC，et al，2010. Value of diagnostic and therapeutic laparoscopy for abdominal stab wounds[J]. World J Surg，34（7）：1653-1662.

Nagai H，Kondo Y，Yasuda T，et al，1993. An abdominal wall-lift method of laparoscopic cholecystectomy without peritoneal insufflation[J]. Surg Laparosc Endosc，3（3）：175-179.

Navarra G，Pozza E，Occhionorelli S，et al，1997. One-wound laparoscopic cholecystectomy[J]. Br J Surg，84（5）：695.

Omori T，Fujiwara Y，Moon J，et al，2016. Comparison of single-incision and conventional multi-port laparoscopic distal gastrectomy with D2 lymph node dissection for gastric cancer：A propensity score-matched analysis[J]. Ann Surg Oncol，23（Suppl 5）：817-824.

Park YM，Kim DH，Moon YM，et al，2019. Gasless transoral robotic thyroidectomy using the DaVinci SP system：Feasibility，safety，and operative technique[J]. Oral Oncol，95：136-142.

Pelosi MA，Pelosi MA 3rd，1992. Laparoscopic appendectomy using a single umbilical puncture（minilaparoscopy）[J]. J Reprod Med，37（7）：588-594.

Raboy A，Ferzli G，Albert P，1997. Initial experience with extraperitoneal endoscopic radical retropubic prostatectomy[J]. Urology，50（6）：849-853.

Rassweiler J，Sentker L，Seemann O，et al，2001. Laparoscopic radical prostatectomy with the Heilbronn technique：an analysis of the first 180 cases[J]. J Urol，166（6）：2101-2108.

Reynolds W Jr，2015. The first laparoscopic cholecystectomy[J]. JSLS，5（1）：89-94.

Rotondo MF，Schwab CW，McGonigal MD，et al，1993.'Damage control'：an approach for improved survival in exsanguinating penetrating abdominal injury[J]. J Trauma，35（3）：375-382.

Sangster W，Messaris E，Berg AS，et al，2015. Single-Site laparoscopic colorectal surgery provides similar clinical outcomes compared with standard laparoscopic surgery：An analysis of 626 patients[J]. Dis Colon Rectum，58（9）：862-869.

Schuessler WW，Schulam PG，Clayman RV，et al，1997. Laparoscopic radical prostatectomy：initial short-term experience[J]. Urology，50（6）：854-857.

Secin FP，Jiborn T，Bjartell AS，et al，2008. Multi-institutional study of symptomatic deep venous thrombosis and pulmonary embolism in prostate cancer patients undergoing laparoscopic or robot-assisted laparoscopic radical prostatectomy[J]. Eur Urol，53（1）：134-145.

Strasberg SM，2018. Tokyo guidelines for the diagnosis of acute cholecystitis[J]. J Am Coll Surg，227（6）：624.

Thomas BW，Avery MJ，Sachdev G，et al，2017. Laparoscopic repair of a traumatic bladder rupture[J]. Am Surg，83（9）：e347-e348.

Tian W，Fan M，Zeng C，et al，2020. Telerobotic spinal surgery based on 5G network：The first 12 cases[J]. Neurospine，17（1）：114-120.

Uranüs S，Dorr K，2010. Laparoscopy in abdominal trauma[J]. Eur J Trauma Emerg Surg，36（1）：19-24.

Watanabe J，Ishibe A，Suwa Y，et al，2020. Indocyanine green fluorescence imaging to reduce the risk of anastomotic leakage in laparoscopic low anterior resection for rectal cancer：a propensity score-matched cohort study[J]. Surg Endosc，34（1）：202-208.

Wheeless CR Jr，Thompson BH，1973. Laparoscopic sterilization. Review of 3600 cases[J]. Obstet Gynecol，42（5）：751-758.

Wiles R，Thoeni RF，Barbu ST，et al，2017. Management and follow-up of gallbladder polyps：Joint guidelines between the European Society of Gastrointestinal and Abdominal Radiology（ESGAR），European Association for Endoscopic Surgery and other Interventional Techniques（EAES），International Society of Digestive Surgery-European Federation（EFISDS）and European Society of Gastrointestinal Endoscopy（ESGE）[J]. Eur Radiol，27（9）：3856-3866.

Yu J，Huang C，Sun Y，et al，2019. Effect of laparoscopic vs open distal gastrectomy on 3-year disease-free survival in patients with locally advanced gastric cancer：The CLASS-01 randomized clinical trial[J]. JAMA，321（20）：1983-1992.